全国中医药行业高等教育"十四五"规划教材
全国高等中医药院校规划教材（第十一版）

推拿手法学

（新世纪第五版）

（供针灸推拿学、康复治疗学等专业用）

主　编　周运峰

中国中医药出版社

·北　京·

图书在版编目（CIP）数据

推拿手法学/周运峰主编.—5版.—北京：
中国中医药出版社，2021.6 （2024.10重印）
全国中医药行业高等教育"十四五"规划教材
ISBN 978-7-5132-6795-3

Ⅰ.①推…　Ⅱ.①周…　Ⅲ.①推拿—中医学院—教材
Ⅳ.① R244.1

中国版本图书馆 CIP 数据核字（2021）第 052077 号

融合出版数字化资源服务说明

全国中医药行业高等教育"十四五"规划教材为融合教材，各教材相关数字化资源（电子教材、PPT 课件、
视频、复习思考题等）在全国中医药行业教育云平台"医开讲"发布。

资源访问说明

扫描右方二维码下载"医开讲 APP"或到"医开讲网站"（网址：www.e-lesson.cn）注
册登录，输入封底"序列号"进行账号绑定后即可访问相关数字化资源（注意：序列号
只可绑定一个账号，为避免不必要的损失，请您刮开序列号立即进行账号绑定激活）。

资源下载说明

本书有配套 PPT 课件，供教师下载使用，请到"医开讲网站"（网址：www.e-lesson.cn）认证教师身份
后，搜索书名进入具体图书页面实现下载。

中国中医药出版社出版

北京经济技术开发区科创十三街 31 号院二区 8 号楼
邮政编码　100176
传真　010-64405721
河北品睿印刷有限公司印刷
各地新华书店经销

开本 889×1194　1/16　印张 14.25　字数 378 千字
2021 年 6 月第 5 版　2024 年 10 月第 5 次印刷
书号　ISBN 978-7-5132-6795-3

定价　64.00 元
网址　www.cptcm.com

服 务 热 线　010-64405510　　微信服务号　zgzyycbs
购 书 热 线　010-89535836　　微商城网址　https://kdt.im/LIdUGr
维 权 打 假　010-64405753　　天猫旗舰店网址　https://zgzyycbs.tmall.com

如有印装质量问题请与本社出版部联系（010-64405510）
版权专有　侵权必究

全国中医药行业高等教育"十四五"规划教材
全国高等中医药院校规划教材（第十一版）

《推拿手法学》
编 委 会

主　审

赵　毅（上海中医药大学）

主　编

周运峰（河南中医药大学）

副主编（以姓氏笔画为序）

王继红（广州中医药大学）　　　　　　吕立江（浙江中医药大学）

李江山（湖南中医药大学）　　　　　　李进龙（河北中医学院）

张　欣（长春中医药大学）　　　　　　陆　萍（上海中医药大学）

薛卫国（北京中医药大学）

编　委（以姓氏笔画为序）

于志国（黑龙江中医药大学）　　　　　马惠昇（宁夏医科大学）

王　列（辽宁中医药大学）　　　　　　王　琦（内蒙古医科大学）

王金淼（河南中医药大学）　　　　　　朱　俊（成都中医药大学）

朱怀宇（重庆医科大学）　　　　　　　李永平（青海大学）

李红岩（海南医学院）　　　　　　　　李志宏（云南中医药大学）

杨　硕（贵州中医药大学）　　　　　　张　玮（江西中医药大学）

陈　军（陕西中医药大学）　　　　　　陈朝晖（安徽中医药大学）

范　青（天津中医药大学）　　　　　　赵彬元（甘肃中医药大学）

贾元斌（吉首大学）　　　　　　　　　韩国伟（山西中医药大学）

曾庆云（山东中医药大学）　　　　　　廖　军（福建中医药大学）

熊　英（南京中医药大学）　　　　　　樊　云（湖北中医药大学）

学术秘书

雷　洋（河南中医药大学）

《推拿手法学》
融合出版数字化资源编创委员会

全国中医药行业高等教育"十四五"规划教材
全国高等中医药院校规划教材（第十一版）

主　审
赵　毅（上海中医药大学）

主　编
周运峰（河南中医药大学）

副主编（以姓氏笔画为序）

王继红（广州中医药大学）　　　　　　吕立江（浙江中医药大学）

李江山（湖南中医药大学）　　　　　　李进龙（河北中医学院）

张　欣（长春中医药大学）　　　　　　陆　萍（上海中医药大学）

薛卫国（北京中医药大学）

编　委（以姓氏笔画为序）

于志国（黑龙江中医药大学）　　　　　马惠昇（宁夏医科大学）

王　列（辽宁中医药大学）　　　　　　王　琦（内蒙古医科大学）

王金淼（河南中医药大学）　　　　　　朱　俊（成都中医药大学）

朱怀宇（重庆医科大学）　　　　　　　李永平（青海大学）

李红岩（海南医学院）　　　　　　　　李志宏（云南中医药大学）

杨　硕（贵州中医药大学）　　　　　　张　玮（江西中医药大学）

陈　军（陕西中医药大学）　　　　　　陈朝晖（安徽中医药大学）

范　青（天津中医药大学）　　　　　　赵彬元（甘肃中医药大学）

贾元斌（吉首大学）　　　　　　　　　韩国伟（山西中医药大学）

曾庆云（山东中医药大学）　　　　　　廖　军（福建中医药大学）

熊　英（南京中医药大学）　　　　　　樊　云（湖北中医药大学）

学术秘书
雷　洋（河南中医药大学）

匡海学（黑龙江中医药大学教授、教育部高等学校中药学类专业教学指导委员会主任委员）

吕志平（南方医科大学教授、全国名中医）

吕晓东（辽宁中医药大学党委书记）

朱卫丰（江西中医药大学校长）

朱兆云（云南中医药大学教授、中国工程院院士）

刘　良（广州中医药大学教授、中国工程院院士）

刘松林（湖北中医药大学校长）

刘叔文（南方医科大学副校长）

刘清泉（首都医科大学附属北京中医医院院长）

李可建（山东中医药大学校长）

李灿东（福建中医药大学校长）

杨　柱（贵州中医药大学党委书记）

杨晓航（陕西中医药大学校长）

肖　伟（南京中医药大学教授、中国工程院院士）

吴以岭（河北中医药大学名誉校长、中国工程院院士）

余曙光（成都中医药大学校长）

谷晓红（北京中医药大学教授、教育部高等学校中医学类专业教学指导委员会主任委员）

冷向阳（长春中医药大学校长）

张忠德（广东省中医院院长）

陆付耳（华中科技大学同济医学院教授）

阿吉艾克拜尔·艾萨（新疆医科大学校长）

陈　忠（浙江中医药大学校长）

陈凯先（中国科学院上海药物研究所研究员、中国科学院院士）

陈香美（解放军总医院教授、中国工程院院士）

易刚强（湖南中医药大学校长）

季　光（上海中医药大学校长）

周建军（重庆中医药学院院长）

赵继荣（甘肃中医药大学校长）

郝慧琴（山西中医药大学党委书记）

胡　刚（江苏省政协副主席、南京中医药大学教授）

侯卫伟（中国中医药出版社有限公司董事长）

姚　春（广西中医药大学校长）

徐安龙（北京中医药大学校长、教育部高等学校中西医结合类专业教学指导委员会主任委员）

高秀梅（天津中医药大学校长）

高维娟（河北中医药大学校长）

郭宏伟（黑龙江中医药大学校长）

唐志书（中国中医科学院副院长、研究生院院长）

彭代银（安徽中医药大学校长）

董竞成（复旦大学中西医结合研究院院长）

韩晶岩（北京大学医学部基础医学院中西医结合教研室主任）

程海波（南京中医药大学校长）

鲁海文（内蒙古医科大学副校长）

翟理祥（广东药科大学校长）

秘书长（兼）

陆建伟（国家中医药管理局人事教育司司长）

侯卫伟（中国中医药出版社有限公司董事长）

办公室主任

周景玉（国家中医药管理局人事教育司副司长）

李秀明（中国中医药出版社有限公司总编辑）

办公室成员

陈令轩（国家中医药管理局人事教育司综合协调处处长）

李占永（中国中医药出版社有限公司副总编辑）

张峘宇（中国中医药出版社有限公司副总经理）

芮立新（中国中医药出版社有限公司副总编辑）

沈承玲（中国中医药出版社有限公司教材中心主任）

编审专家组

组　长

余艳红（国家卫生健康委员会党组成员，国家中医药管理局党组书记、局长）

副组长

张伯礼（天津中医药大学教授、中国工程院院士、国医大师）

秦怀金（国家中医药管理局副局长、党组成员）

组　员

陆建伟（国家中医药管理局人事教育司司长）

严世芸（上海中医药大学教授、国医大师）

吴勉华（南京中医药大学教授）

匡海学（黑龙江中医药大学教授）

刘红宁（江西中医药大学教授）

翟双庆（北京中医药大学教授）

胡鸿毅（上海中医药大学教授）

余曙光（成都中医药大学教授）

周桂桐（天津中医药大学教授）

石　岩（辽宁中医药大学教授）

黄必胜（湖北中医药大学教授）

前　言

为全面贯彻《中共中央 国务院关于促进中医药传承创新发展的意见》和全国中医药大会精神，落实《国务院办公厅关于加快医学教育创新发展的指导意见》《教育部 国家卫生健康委 国家中医药管理局关于深化医教协同进一步推动中医药教育改革与高质量发展的实施意见》，紧密对接新医科建设对中医药教育改革的新要求和中医药传承创新发展对人才培养的新需求，国家中医药管理局教材办公室（以下简称"教材办"）、中国中医药出版社在国家中医药管理局领导下，在教育部高等学校中医学类、中药学类、中西医结合类专业教学指导委员会及全国中医药行业高等教育规划教材专家指导委员会指导下，对全国中医药行业高等教育"十三五"规划教材进行综合评价，研究制定《全国中医药行业高等教育"十四五"规划教材建设方案》，并全面组织实施。鉴于全国中医药行业主管部门主持编写的全国高等中医药院校规划教材目前已出版十版，为体现其系统性和传承性，本套教材称为第十一版。

本套教材建设，坚持问题导向、目标导向、需求导向，结合"十三五"规划教材综合评价中发现的问题和收集的意见建议，对教材建设知识体系、结构安排等进行系统整体优化，进一步加强顶层设计和组织管理，坚持立德树人根本任务，力求构建适应中医药教育教学改革需求的教材体系，更好地服务院校人才培养和学科专业建设，促进中医药教育创新发展。

本套教材建设过程中，教材办聘请中医学、中药学、针灸推拿学三个专业的权威专家组成编审专家组，参与主编确定，提出指导意见，审查编写质量。特别是对核心示范教材建设加强了组织管理，成立了专门评价专家组，全程指导教材建设，确保教材质量。

本套教材具有以下特点：

1.坚持立德树人，融入课程思政内容

将党的二十大精神进教材，把立德树人贯穿教材建设全过程、各方面，体现课程思政建设新要求，发挥中医药文化育人优势，促进中医药人文教育与专业教育有机融合，指导学生树立正确世界观、人生观、价值观，帮助学生立大志、明大德、成大才、担大任，坚定信念信心，努力成为堪当民族复兴重任的时代新人。

2.优化知识结构，强化中医思维培养

在"十三五"规划教材知识架构基础上，进一步整合优化学科知识结构体系，减少不同学科教材间相同知识内容交叉重复，增强教材知识结构的系统性、完整性。强化中医思维培养，突出中医思维在教材编写中的主导作用，注重中医经典内容编写，在《内经》《伤寒论》等经典课程中更加突出重点，同时更加强化经典与临床的融合，增强中医经典的临床运用，帮助学生筑牢中医经典基础，逐步形成中医思维。

3.突出"三基五性"，注重内容严谨准确

坚持"以本为本"，更加突出教材的"三基五性"，即基本知识、基本理论、基本技能，思想性、科学性、先进性、启发性、适用性。注重名词术语统一，概念准确，表述科学严谨，知识点结合完备，内容精炼完整。教材编写综合考虑学科的分化、交叉，既充分体现不同学科自身特点，又注意各学科之间的有机衔接；注重理论与临床实践结合，与医师规范化培训、医师资格考试接轨。

4.强化精品意识，建设行业示范教材

遴选行业权威专家，吸纳一线优秀教师，组建经验丰富、专业精湛、治学严谨、作风扎实的高水平编写团队，将精品意识和质量意识贯穿教材建设始终，严格编审把关，确保教材编写质量。特别是对32门核心示范教材建设，更加强调知识体系架构建设，紧密结合国家精品课程、一流学科、一流专业建设，提高编写标准和要求，着力推出一批高质量的核心示范教材。

5.加强数字化建设，丰富拓展教材内容

为适应新型出版业态，充分借助现代信息技术，在纸质教材基础上，强化数字化教材开发建设，对全国中医药行业教育云平台"医开讲"进行了升级改造，融入了更多更实用的数字化教学素材，如精品视频、复习思考题、AR/VR 等，对纸质教材内容进行拓展和延伸，更好地服务教师线上教学和学生线下自主学习，满足中医药教育教学需要。

本套教材的建设，凝聚了全国中医药行业高等教育工作者的集体智慧，体现了中医药行业齐心协力、求真务实、精益求精的工作作风，谨此向有关单位和个人致以衷心的感谢！

尽管所有组织者与编写者竭尽心智，精益求精，本套教材仍有进一步提升空间，敬请广大师生提出宝贵意见和建议，以便不断修订完善。

国家中医药管理局教材办公室
中国中医药出版社有限公司
2023 年 6 月

编写说明

　　全国中医药行业高等教育"十四五"规划教材《推拿手法学》在国家中医药管理局宏观指导下，由国家中医药管理局教材办公室、中国中医药出版社组织实施，由全国29所院校联合编写，由教学一线资深教师执笔，汇集了各院校推拿手法教学的丰富经验，并吸收了近年来推拿手法学术研究的最新成果。供针灸推拿学、康复治疗学等专业教学使用。

　　上篇为基础篇。第一章绪论，包括推拿手法学概述、推拿手法学的研究内容、推拿手法学课程的目标和内容、推拿手法在推拿学中的地位，以及推拿手法的学习方法；第二章中国推拿手法简史，篇幅较大，可将部分内容用作自修；第三章基础理论与知识，包括推拿手法的定义、命名和分类，推拿手法的作用原理、基本要求和学科特点，推拿手法的适应证与禁忌证，推拿手法的操作体位，推拿意外的处理及预防，推拿介质和古代膏摩方。

　　中篇为技能篇，是本课程的重点内容。第四章介绍传统的六大类基本手法，即摆动类手法、摩擦类手法、挤压类手法、叩击类手法、振动类手法、运动关节类手法；第五章简要介绍了常用的复合手法和特殊手法；第六章介绍推拿手法在人体上的操作训练，课时较少的院校可选择本章部分内容融入第四章"基本手法"中训练，课时充足的院校则可独立开设课程。由于本系列教材有专门的《小儿推拿学》，所以本教材不再介绍小儿推拿手法。

　　下篇为拓展篇。第七章介绍了关节松动术和麦肯基力学疗法治疗技术两类康复手法；第八章介绍了刮痧与热敷疗法；第九章为推拿手法的现代研究。各院校可根据本课程的学时数择要介绍，或安排学生自修。

　　本版教材篇幅与全国中医药行业高等教育"十三五"规划教材相当，沿用了上一版教材的基本框架和风格，采用推拿手法彩色照片，有助于学生观察推拿手法的细节，提高了教材的可读性。第四章和第五章提供了推拿基本手法、复合手法和特殊手法名称的英译（由李义凯执笔，上海中医药大学程英武、韩丑萍审校），以满足双语教学和全英语教学的需要。此外，本教材增加了思政元素，使教材更符合教育部关于"立德树人"指导思想的要求。

　　本版教材取消了配套视频光盘，所有素材均纳入融合出版数字化资源中，此项工作由周运峰和陆萍负责。其中包含了AR教学资源、大容量的推拿手法演示微视频、比纸质教材更丰富的图片、推拿手法名的英译语音、测试习题和PPT课件等，弥补了光盘容量小、无法及时更新的不足。这是在国家"互联网＋"战略下的积极创新，对推拿学基础教学具有积极的推动意义。

　　本教材第一章由周运峰、雷洋执笔；第二章由陆萍、陈军、李志宏执笔；第三章由王继红、李红岩执笔；第四章由吕立江、赵彬元、曾庆云、廖军、于志国、张玮、陈朝晖执笔；第五章由李江山、韩国伟、马惠昇执笔；第六章由李进龙、范青、王金淼、贾元斌、李永平执笔；第七章由张欣、王列、熊英执笔；第八章由薛卫国、樊云、王琦执笔；第九章由陆萍、杨硕、朱俊、朱怀宇执笔。本教材由周运峰、雷洋统稿。

感谢上海中医药大学赵毅教授对本教材的悉心审阅和指导。

感谢参与上一版教材编写而未入选本教材编委会的专家们。

感谢上海中医药大学严隽陶、钱裕麟、周信文，河南中医药大学王华兰，南京中医药大学顾一煌，浙江中医药大学许丽等推拿专家，他们精彩的手法演示视频将为本教材融合出版数字化资源增色生辉。

感谢下列工作人员的辛勤付出。摄影：赵泳天、田辉。摄像：林军、施伟巍。视频编辑：梁音心。摄影模特：贾一凡、王聪、姚斐、马亮亮。摄像模特：储宇舟、金道鹏、安光辉。推拿手法名词英语配音：张雅心。

若有错漏和不妥之处，殷望提出宝贵的意见和建议，以便再版时进一步完善。

《推拿手法学》编委会

2021 年 6 月

目　录

中篇 技能篇

上篇
基础篇

第一章

绪 论

扫一扫，查阅本章数字资源，含PPT、音视频、图片等

【导学】

　　掌握推拿手法学的基本概念、推拿手法的运动学特征和动力学特征要素；明确推拿手法学的课程性质、课程目标及其在中医推拿学中的地位，推拿手法基本技能学习的三个阶段及各阶段学习的内涵，增强文化自信，传承创新。

第一节　推拿手法学概述

　　推拿手法学是学习、研究推拿手法的动作结构、动作原理、技能训练、作用机制及临床应用规律的一门学科。

　　推拿手法学课程是中医针灸推拿学专业的一门专业基础课程和主干课程，是推拿基础课与推拿治疗学之间的一门桥梁课程。

　　推拿学是在中医学理论指导下，阐述和研究运用推拿手法防治疾病的方法、规律和原理的一门中医临床学科，"手法"是其防治疾病的主要手段。这一在治疗上极具特色的医学体系，从远古人类出于对自身伤痛的自护与肌肤自慰的需要，本能地用手在体表随意地触摸开始，像一株幼苗，经数千年历史长河的浇灌，在深厚的中华文化与医学背景的沃土中，不断生根发芽分枝，至今已成长为根深叶茂、果实累累的参天大树，成为中医学百花园中的奇葩，并在世界医学之林独树一帜。

　　随着推拿学科整体上不断完善，"手法"作为其基本的核心医疗技术，在手法的门类、操作技术及其训练方法、经验积累、疗效水平、适用范围、理论内涵及科研的深度与广度等方面，都得到了令世人瞩目的发展。而手法在其各个学术层面上的全面提升，又为不断推动传统推拿学向科学化、现代化方向的发展，构筑了坚实的基础。

　　现代推拿手法学的形成经历了漫长而曲折的发育、成熟与完善的过程。推拿手法早在隋唐时期就已在官方设置的医学教学机构中由按摩博士向按摩生做系统传授。但长期以来直到近代，推拿手法主要是在民间，在一门一派的范围内以师带徒的形式世代相传。特别是明代中后期按摩科被政府取消后，由于封建礼教思想的作祟及西方外来文化的影响，推拿被排斥于正统医学体系之外，被贬为"小道"而备受歧视。在这种历史背景下，推拿从业人员少且文化素质偏低，推拿界门派林立、自我封闭，高质量的著述与科学研究更加无从谈起，种种因素严重阻碍了推拿医学及其手法技术的学术总结、交流与发展，致使传统手法众多精良的技法技能、丰富的经验及临床应

用等学术成果，不能汇成大统而成为能代表与涵盖中医推拿手法整体特色的专业学科。

自 20 世纪 50 年代开始，全国各大综合性医院、中医医院与教学科研单位，吸纳各地开业推拿医生参加工作，如杜自明、王雅儒、王子平、骆俊昌、陈宇清、魏指薪、郑怀贤、曹锡珍、刘寿山、孙重三、冯泉福、李墨林、施和生、杨希贤、张汉臣、杨清山、朱春霆、朱金山、胡秀璋、丁季峰、刘开运等一大批对中国现代推拿医学发展做出过重要贡献的推拿名家，就是在这一时期，先后从私人开业的小诊所中走出，加入社会医疗机构、悬壶临诊、带徒授业、执鞭教学及开展科研。1958 年，上海中医学院附属推拿学校及其临床基地——上海市推拿门诊部正式成立，一指禅推拿名家朱春霆任校长和门诊部主任，聘请了一指禅推拿传人王松山、钱福卿、王百川、王纪松，滚法推拿创始人丁季峰，内功推拿大家马万龙、李锡九等众多一流推拿名家为骨干教师，推拿专业教学从此走上了现代院校教育模式的发展轨道。在随后的几十年中，封闭的流派门户渐渐被打开，学术隔阂的坚冰慢慢被融化，高素质的推拿专业人才不断涌现，各具特色的手法技能、学术观点与专业理论开始交流并逐渐融通，有关推拿手法文献、基础、动作原理及临床应用机制等各个层面的科研成果，其涉及的数量、范围与水平得到了全方位的提高。1985 年上海科技出版社出版的高等医药院校教材《推拿学》（五版教材）采撷了一指禅、滚法、内功、踩跷、指拨推拿与伤科推拿和小儿推拿等推拿流派的手法精华，并根据手法的运动学特征分成摆动类、挤压类、摩擦类、振动类、叩击类与运动关节类六大类手法，初步构建成中国推拿手法的学术体系。

20 世纪 80 年代开始，有关推拿手法的专著大量面世，挖掘、整理与汇集了古今中外、南北各派的推拿手法，在手法文献学研究与技法资料的积累方面取得了可观的进步。同时，关于推拿手法的科学研究也有了突破性进展，山东中医学院和上海中医学院先后研制成功了推拿手法力学测定仪，并应用于推拿手法教学和科研。20 世纪 90 年代以来，"推拿手法深透性与生物组织作用机制研究""推拿手法测定仪数据处理""推拿手法深透力热效应研究""中医推拿摆动类手法动力学分析""中医手法量化及生物学研究探析""振法的研究进展"等一大批高水平科研成果的取得，极大地丰富了推拿手法理论，更增加了我们的理论自信，向传统推拿手法经验注入了现代科学内涵，为现代推拿手法学的形成提供了充足的养料。可以说，是传统推拿的丰富技法、经验与现代科学相关学科所取得的研究成果相结合，促使了传统推拿手法从其母体——中医推拿学中脱胎、发育，从而成为独立发展的具有现代科学内涵的推拿手法学。所以，现代推拿手法学是一门既古老又年轻的新兴边缘学科，是传统的推拿医学与现代科学相结合的产物，它将古老的手法经验、理论与现代运动生物力学、运动解剖学、生理学、生物物理学、人体工程学、心理学、数学及计算机技术等融为一体，使推拿医学这棵参天古木，重新焕发出勃勃的生机，进入了新的发展阶段。

第二节　推拿手法学的研究内容

推拿手法学是理论性与实践性都很强的一门应用学科，是推拿学的核心部分。推拿手法学的主要内容是以传统推拿手法理论与实用手法技术为主线，并与运动生物力学等现代人体科学的理论、观点与实验技术相结合，采用先进的技能训练方法，倡导运动生物力学实验教学模式，传承精华，守正创新，既保持了传统中医推拿学术特色，又创造性地汲取了现代研究成果的新概念、新技术与新理论。因此，从整体上保证了教材的权威性、先进性与科学性，从而保证了推拿手法学教学的高起点、高水平和高质量。其研究内容包括以下六个方面的内容。

一、推拿手法的源流和流派手法

这方面的研究主要是文献学研究，是对大量的推拿文献（主要是古代文献）进行收集、整理、分析、归纳，进而对中国推拿手法的起源、传承、发展，各个时代手法的特征，近、现代推拿流派的代表性手法，与各个时代手法相对应的临床应用等做出古为今用的总结。

如捏脊法，最早记载于《肘后备急方》，用于治疗成人"卒腹痛"，后世治疗对象转变为以小儿为主。如颞颌关节脱位的口内复位法，最早记载于《引书》，其手法的基本形态和操作方法延续至今。但在两千多年的演变进程中，唐代在复位时提出口中内置竹筒以防咬伤，并强调复位后要"疾出指"，清代加入了习惯性脱位复位后的包扎固定。

现代的推拿流派大多以手法为特征命名，如滚法推拿流派、一指禅推拿流派、指压推拿流派、点穴推拿流派、捏筋拍打推拿流派等，这些推拿流派的代表性手法也是推拿手法学的研究内容。

二、推拿手法的术式结构及其运动学、动力学规律

手法的术式结构是手法动作的固有特点，以及各个动作成分之间的内在关系，具有手法的运动学特征和动力学特征。手法的运动学特征，是指各种手法动作的外形特征，即时间、空间特征。时间特征包括手法的速度、频率、持续时间、加速度等要素；空间特征包括着力部位、运动轨迹、动作幅度、作用方向、作用层次、位移距离等要素。手法的动力学特征，是指形成手法动作运动状态的各种力的作用规律和特点，包括力和力矩，冲量和冲量矩，功和功率，质量和转动的惯量等要素。

近年来，采用生物力学和计算机技术相结合，对一些推拿手法做了较为深入的研究，如对滚法、一指禅推法的力学特征研究，脊柱手法对脊柱解剖结构影响的研究等，都取得了可喜的成果。有人通过推拿手法测力仪对滚法合力作用点轨迹形态和滚法常见错误动作做了分析。结果表明，滚法合力作用点几何轨迹形态可分成 4 类，正确合理的动作产生"心形"合力轨迹；若操作者腕部摆动的幅度过大，则产生"葫芦形"的合力轨迹；当小鱼际完全吸附于治疗部位或来回摆动力量不足时，则会出现"8 字形"合力轨迹；以掌指关节着力操作时，出现"棒槌形"合力轨迹。通过采集、分析滚法常见错误动作的三维压力曲线及合力作用点轨迹形态等参数，发现旋转、跳动、敲打、拖动、捻动等滚法常见错误动作有其各自的动力学特征。

三、推拿手法的人体工程学原理

人体工程学（human engineering），也称工效学（ergonomics），是探讨人的劳动、工作效果、效能的规律性的学科。近年来，人们已开始从人体工程学的视角研究推拿手法的教学训练和临床应用。

1. 根据人体工程学研究推拿医师的生理状态 如通过肌电图方法、能量代谢率方法等人体生理计测方法，来计测推拿时施术者的生理状态变化，以分析人在推拿时的能量和负荷大小。通过人体测量学研究，设计合理的推拿床的高度，制造可调式或升降式推拿治疗床来适应不同的推拿操作者或不同场合下的手法操作。

2. 根据人体工程学研究推拿医师的自我劳动保护问题 推拿工作者以手法为基本施术手段，而手法又是一种单调的肢体运动，长期以固定的姿势做强度较大的关节运动，必然会对人体的肌肉、韧带、关节及呼吸、循环系统产生不利影响。在推拿手法的初学阶段，长时间单调的重复动

作练习可能造成腕、掌、指等关节周围的韧带、肌腱等软组织的损伤。在推拿临床上，一些工龄较长的推拿医生，因长年弯腰站立位推拿操作而导致腰背部软组织损害。而有些业务量很大的推拿医师，可能因长期使用频率过高、强度过大的手法，而长期处于低缺氧运动状态，进而导致心血管系统负荷过度，引起代偿性心肌肥大，甚至过劳死。因此，必须重视和规避职业损伤与职业疾病的发生。

3. 根据人体工程学原理来提高推拿手法的工作效率   手法操作是推拿医师主要的劳动支出方式，因而应用功效学基本原理来降低推拿均次治疗的必要劳动时间和强度很有必要。人体工程学有助于研究如何以最合理的推拿手法、最精简的操作步骤、最小的体能消耗、最短的治疗时间来达到最佳的临床疗效。这就需要弄清什么是关键的有效操作，什么是应该去除的无效操作，什么是可有可无的无用功操作，目的是提高人力投入与疗效产出比，提高推拿手法的工作效率。

4. 通过人体工程学手段改进手法操作方法和教学方法   如以往对一指禅推法操作动作要领的表达，往往强调腕部的主动性，而通过以肌电描记方式进行的一指禅推法运动学研究，所得到的结果却是以前臂伸屈肌群交替舒缩和肘关节交替屈伸为主导，以前臂旋转肌群交替舒缩为辅助的肢体运动方式。这些研究成果已经被应用于推拿手法的教学之中。

5. 以人体工程学观点评价和筛选手法   20多年来的手法动力学测定研究已经走出了可喜的一步，进一步的工作应该同时测量肢体运动的能量消耗，以及测量关节、韧带、肌腱等运动器官的负荷状态。评判推拿手法合理性的标准有：①临床疗效肯定（有疗效确切的疾病谱）；②受术者能够接受（安全性高、痛苦小）；③施术者愿意使用（低能耗、耐疲劳、效率高）。最后一点对于推广优秀手法尤为重要。从当年丁季峰先生创立滚法，到今天滚法在推拿界的流行，就是明证。

四、推拿手法的作用原理

手法的作用原理是推拿手法学的重要研究内容。推拿治疗通过手法刺激作用于人体的经络、腧穴和特定部位，但手法力通过什么途径作用到人体各个系统，其作用原理是很复杂的。半个多世纪以来，推拿的科研工作者从解剖、生理、病理各方面，对推拿手法的作用原理做了多学科、多方位的研究，并试图从闸门控制学说、系统内能学说、信息学说、生物全息学说等途径予以阐明。这是构建和完善推拿学理论体系的基础工作，前人虽然取得了一些成果，但仍有待于后来者的长期努力。

五、推拿手法的临床应用规律

推拿手法的临床应用规律，包括推拿手法的施术原则，补泻规律，手法施术部位与腧穴的选择，手法的适应证和禁忌证，推拿意外的预防和处理等。

除了通常意义的推拿手法内容外，其他如手法助产、手法矫正胎位、手法催乳、胸外心脏按压、手法止血、手法人工呼吸、手法淋巴引流、婴幼儿抚触、关节松动术、肌肉伸张术、康复手法、手法触诊等手法的临床应用，皆属于广义的推拿手法学研究范围。

六、推拿手法技能的教学方法和测评方法

推拿手法的教学、训练方法研究包括：如何在有限的手法教学训练时间内掌握推拿基本手法；如何开展可视化、数字化、网络化推拿手法教学，向尽可能多的初学者直接提供最优秀的推拿师资；以学习者为中心的 PBL 教学法（以问题为基础的学习，Problem based learned）研究；

师生互动的局域网式推拿手法测力平台实训模式研究；虚拟现实技术结合手法测力平台应用于手法模拟训练的研究；推拿手法训练用仿真人的研制；研究常见错误手法的形成规律及针对性的预防和矫正措施；多维反馈式教学法；三维实践平台；基于慕课的课程混合教学等。

手法技能的测评方法研究包括：传统目测评分法中考教分离、多人评分的应用，体测评分法中盲法的运用；机测评分法中手法测力平台的改进，拿法、捻法、抖法等目前较难测评的仪器的研发；评分软件智能水平的提高与功能的完善。

第三节　推拿手法学课程的目标和内容

推拿手法学课程的目标是：通过本课程的理论学习和手法技能训练，要求学生能掌握推拿手法的基本理论、基本知识和基本技能，尤其能掌握推拿基本手法的技能操作。熟悉推拿手法发展简史和特殊手法的操作。了解康复手法的概况和进展，了解推拿基本手法的临床应用，了解刮痧、热敷等推拿辅助操作的应用，了解推拿手法的现代研究，为学习后续的推拿治疗学课程，为将来胜任推拿医疗和研究工作打好基础，以培养学生成为既有较高学术水平又能掌握纯熟的手法技能，且具有一定科研能力和担当民族复兴大任的高级推拿人才。

推拿手法学课程的主要内容，包括推拿基础理论和技能训练两大部分。

理论部分包括中国推拿手法发展源流，推拿手法的定义、命名规律和分类方法，推拿手法的作用原理和基本要求，推拿手法的适应证和禁忌证，推拿意外的处理和预防等推拿手法学基础知识。

技能训练是推拿手法学课程的重点内容。主要学习传统的六大类推拿基本手法，以及这些手法在人体各部位的运用（人体操作法）。一指禅推法、㨰法等大多数推拿基本手法一般先在米袋上训练，再转入人体操作训练。课时充裕的院校可将推拿手法的人体操作训练内容分化为一门独立"推拿人体操作"课程。

视各院校推拿手法学教学计划和教学时数的不同，可以拓展介绍关节松动术等国外康复手法，以及刮痧、热敷等推拿辅助技术。推拿手法的现代研究内容，一般供学生自修参考。

第四节　推拿手法在推拿学中的地位

推拿手法学是中医推拿学的有机组成部分，它在推拿学中的重要性，犹如方药医之中药学、方剂学，针灸医之刺法灸法学。"推拿……是指在人体一定部位上，运用各种手法和进行特定的肢体活动来防治疾病的一种方法"（《辞海》）；"推拿，是在人体体表上运用各种手法以及做某些特定的肢体活动来防治疾病的中医外治法"（《中国医学百科全书·推拿学》）；"推拿……是在人体一定部位上，运用各种手法和进行特定肢体活动……来防治疾病的方法"（《中医大辞典》）。从这些权威性辞书对推拿的定义，可见推拿手法是推拿医学防治疾病的主要手段，是推拿学的核心医疗技术。

历史上中医手法医学的学科名称，都是以其主要治疗手法的名称来命名的。如殷商时期甲骨文中的"拊"，《黄帝内经》时期的"按摩"，直至明代的"推拿"等。这种现象一直延续至今，当代各著名推拿流派也大多以其特色手法的名称作为其流派称谓，如一指禅推拿、㨰法推拿、点穴疗法、捏筋拍打疗法、踩蹻法、指压推拿、捏脊疗法等，可见推拿手法在推拿学中的重要地位。

　　当然，推拿手法之所以在专业领域内取得如此重要的学术地位，古今医学家与广大民众之所以钟爱与推崇这种手法医学，其主要的原因是推拿手法适用范围广泛，对人体不仅有良好的养生保健作用，而且具有卓著的临床疗效。其适应证遍及内、伤、外、妇、五官、小儿各科，在许多方面有着其他任何治疗方法都无法替代的特异医疗作用，从而使推拿医学发展成为可与方药医、针灸医比肩的现代中医临床专业学科之一。

　　推拿手法的重要性，还体现在它又是推拿临床的一种诊断技术与确定治疗部位或腧穴的手段。如《黄帝内经》中提出"病痛者阴也，痛而以手按之不得者，阴也，深刺之"（《灵枢·终始》）；"以痛为输"（《灵枢·经筋》）；"欲得而验之，按其处，应在中而痛解，乃其输也"（《灵枢·背腧》）等。这些古人的经验至今在推拿医学中已发展成为一种常用的"经穴触诊法"，也称"经穴切诊法"，即在临诊时，推拿医生以其具有灵敏感知能力的手，在患者经穴分布区域或软组织病变部位，应用触、摸、按、压等手法，感知诊察其弹性变化的情况，以及是否有痛性筋结、筋索，有无捻发感、弹响感等异常触觉，以诊断病痛的性质及确定应该取用的治疗经穴与部位，并以此指导手法的操作运用。

第五节　推拿手法的学习方法

　　推拿手法直接关系到推拿治疗的效果，推拿手法学的学习，要与相关课程的学习结合起来，在实践中不断总结归纳，师古而不拘泥于古，同时要加强对推拿手法规范化、实验室教学等内容的学习。学习和掌握好推拿手法，彰显推拿的特色优势，在更好地维护人民健康、促进文明互鉴等方面发挥着重要作用，为推进健康中国建设和增进人类健康福祉做出贡献，也是坚定理论自信、文化自信的重要支撑，增强我们传承创新发展中医药的底气和信心。

一、推拿手法基本技能的学习

　　推拿手法基本技能的学习可以分为三个阶段。第一阶段是手法基本动作的学习和训练，即模拟手法之"形"。本阶段虽然枯燥乏味，但却极其重要，需要潜心练习，切忌浮躁。学习的方法主要是模拟，根据教师的讲解和示范，也可根据本书配套的数字化教材视频内容的示范，反复临摹教师的动作并仔细体会其中的要领，并由教师纠正其错误的动作，逐步确定正确的手法动作，达到"定型"。第二阶段是手法渗透力的学习和训练，即练习手法之"神"，或"功力"。此阶段在掌握手法基本动作的基础上，进一步训练手法的力量和持久性。练习过程中，须注意保持身体协调一致，用力自然、持久，动作灵活、连贯，避免局部僵硬和过分用力，造成自我损伤。不仅要保证"形"的正确，更应注重手法渗透力的训练，达到手法"有神"。以上两个阶段都是在米袋上训练，达到要求后，可以开始第三阶段的人体操作训练，它与米袋上练习的最大区别是人体体表解剖结构不如米袋外形规范，且肌肉具有一定的弹性，会对手法产生反作用力，所以要求练习者须时刻体会手下的动作和力量变化，不断提高自己的手感，逐步做到能根据不同组织解剖结构和肌肉弹性的特殊性，及时调整动作和力量的大小。由于每个学习者的身体条件和力量大小等的不同，此阶段往往会形成一些各自独具特点的操作方法，这些都是允许的。

二、推拿手法技术要求的学习

　　在手法训练和临床中，熟练的技术要达到持久、有力、均匀、柔和。这四个方面是密切相关，相辅相成，相互渗透的。持久、有力的操作是手法功力的前提，也是对身体素质中耐力素质、力量素质的要求；均匀，强调了手法操作的均衡度，要求稳态操作；柔和的操作是手法技巧的体现，从而才能使手法功力达到深透体内的目的，这也是推拿前辈通过长期的临床实践总结出来的经验。

掌握手法的技术要求，还要正确理解手法力量和技巧之间的关系。初学者认为手法力量越大越好，其实不然。张介宾在《类经》中早就指出："今见按摩之流，不知利害，专用刚强手法，极力困人，开人关节，走人元气，莫此为甚。病者亦以谓法所当然，即有不堪，勉强忍受。多见强者致弱，弱者不起，非惟不能去病，而适以增害。用若辈者，不可不为知慎。"在手法练习具备一定力量的基础上，必须掌握好手法技巧，才能使手法力量得到充分发挥，达到"法之所施，使患者不知其苦，方称为手法也"的最佳效果。

要达到手法技能要求，必须坚持长期的艰苦训练和不断的临床实践，才能使手法技术由生而熟，运用自如，诚如《医宗金鉴·正骨心法要旨》所言："盖正骨者，须心明手巧，既知其病情，复善用夫手法，然后治之多效。诚以手本血肉之体，其宛转运用之妙，可以一己之卷舒，高下疾徐，轻重开合，能达病者之血气凝滞，皮肉肿痛，筋骨挛折，与情志之苦欲也。较之以器具从事于拘制者，相去甚远矣。是则手法者，诚正骨之首务哉。"

三、推拿手法技能训练的学习

推拿手法能具备熟练的技巧和持续的力量，达到灵巧、协调、运用自如的目的，是通过认真、刻苦的练习才能达到的。对某些比较复杂、难度较高的手法，如一指禅推法、㨰法等，更应进行长期反复的练习，直至娴熟。手法练习的内容，主要是动作技巧和力（指力、腕力、臂力）的锻炼（以前者为主）。动作技巧分两个阶段进行，第一阶段在米袋（沙袋）上练习，待有一定的基础后再转到人体上操作练习；而力的锻炼（包括柔和力、持久力）可以通过练功（易筋经、少林内功等）、抓酒坛、抓拿沙袋等来实现。

（一）米袋练习

在米袋上进行手法基本动作练习，是初学者首先要做的基本功训练。除关节被动运动手法外，几乎所有手法都可以在米袋上训练。

1. 米袋的制作、规格与应用 先缝制一个长 25cm、宽 16cm 的布袋，内装约 1.75kg 的粳米或等量黄沙（掺入一些碎海绵更佳，使其具有弹性），将袋口缝合，外面再做一耐磨的布质外套，便于清洁替换，布套的一端留有带线绳的扎口。开始练习时，米袋可扎得紧一些，以后逐渐放松。

为了使操作手在米袋上能掌握好正确的着力部位，培养学员在初学伊始就树立日后人体操作时"推穴道、走经络"的意识，在应用米袋练习时，可在其表面注意建立线、点、圈等操作位置。

2. 练习方法 练习时，先将米袋端放在桌上，如练习一指禅推法、揉法等手法时，学生应取坐位；练习㨰法时，则应取站位。操作时，必须按照每种手法的术式结构，从预备姿势到动作姿势，包括着力点的位置、各运动关节的角度、摆动幅度与频率，以及操作要领与全身配合的姿势、呼吸、意念等各个环节，在正确指导下进行规范化的严格训练。

（1）动作准确 在开始练习时，主要的精力应放在"动作是否正确"这一环节上，不要急于加力。因为在动作不正确的情况下，一味地加重手法的压力，会引起施术者肌肉僵硬而有碍于动作、姿势的正确性，而且有发生关节、韧带损伤的可能。通过一段时间的认真训练，使手法熟练，动作正确、规范，从而做到手法动作一旦启动，就会"自动地"达到"最佳力学状态"。

（2）交替练习　要注意左、右手交替练习，使双手都能熟练掌握各种手法的操作技能。一指禅推法在单手练习后，还要进行双手协同操作的训练。

（3）强度训练　在后阶段的练习中，还要加强指力与手法耐久力的练习，故后期的米袋练习主要是强度训练。要逐渐延长每次手法练习的时间，并适当增加操作的力度。

3. 练习要求

（1）定点操作技能　米袋练习的初级阶段，一般先练各种手法的定点操作能力，即所谓手法的"定力"与"吸定"功夫。手法的"定力"是手法质量的主要标准之一，是临床取得治疗效果的重要因素，练习时要特别予以重视。

（2）移动操作技能　练习时，在米袋上做上下、左右、往返运动，边操作边缓慢地移动。

这两种技能的训练，可为以后在人体进行"推穴道、走经络"的操作打好基础。

（二）测力平台训练

测力平台训练是米袋操作练习的补充。我国自 20 世纪 80 年代以来，逐步开展了推拿手法的运动生物力学辅助教学法。该法用推拿手法力学测定仪作为手法练习器，以部分代替米袋进行第一阶段的手法技能训练。学生可直接在测力平台上，或将米袋放在平台上进行多种手法练习。练习者可以按照推拿手法测力仪内置的标准曲线或教师所示范的手法动态波形曲线，通过显示器做模拟练习，并直接观察自己所做手法的曲线形态，与标准曲线或教师的示范曲线相比较，及时发现并纠正缺点。这种科学的训练方法，可减少学生练习时的盲目性和枯燥感，提高对手法训练的兴趣。教师在手法的示范教学、指导训练和及时了解学生的训练程度及学习成绩等教学活动方面也有了客观的依据。目前这种手法运动生物力学实验教学法，已发展到可以在一个教室范围内，多台推拿手法测力平台终端组成一个局域网，开展师生互动的手法教学。

（三）人体操作练习

经过一段时间的米袋练习，在基本掌握手法动作要领后，就可以进入人体操作练习阶段。在人体上练习是为临床应用打好基础。人体训练的目的，一是掌握各种单一手法在人体不同部位的操作特点；二是练习双手动作的协同操作，以及多种手法的配合应用；三是根据人体各部位的形态结构和关节活动功能，选择相应的手法和恰当的力度，或练习与手法同步的肢体被动运动；四是熟悉各部位的常规操作法（参阅第六章）。

【思考题】

1. 推拿手法学主要研究哪些内容？
2. 如何理解手法的运动学特征和动力学特征？
3. 如何理解推拿手法在推拿学中的地位？
4. 推拿手法基本技能学习可分为几个阶段？请简述各阶段学习的内涵。

第二章

中国推拿手法简史

扫一扫，查阅本章数字资源，含PPT、音视频、图片等

【导学】

本章介绍了中国推拿手法的发展源流。通过学习，要求掌握推拿手法的发源地、隋唐时期按摩科的人员配置、明代按摩科的兴衰变迁，以及各个时期推拿代表作著作名称、作者和各个时期推拿手法的主要特色、近代推拿学术流派概况等，了解中华民族强大的文化创造力，坚定文化自信，理论自信。

中医手法医学的古代名称是"按摩"。"按摩"一词出自《黄帝内经》。明代中后叶始出现"推拿"一称，此后两者并存通用。故本章在叙述早期的手法医学时仍以按摩冠名。

第一节　推拿手法的起源

原始人在肢体受冻时，会用摩擦取暖；在外伤疼痛时，会本能地抚摸或按压伤痛部位；在咳嗽、打呃时，也会情不自禁地去拍打胸背部。就这样，中华民族的祖先从一代又一代与疾病斗争的经历中，从原始的、下意识的、简单的手部动作，逐步形成了原始的按摩疗法。由于按摩仅凭双手即可操作，无需借助工具和药物，所以它的形成必然早于针灸、药物等其他医学学科，它的历史也许与人类的文明史一样长。

《素问·异法方宜论篇》记载："中央者，其地平以湿，天地所以生万物也众。其民食杂而不劳，故其病多痿厥寒热，其治宜导引按蹻。故导引按蹻者，亦从中央出也。"中央，指当时中国的中原地区（今河南一带），是我国按摩和导引疗法的发源地。

秦《吕氏春秋·仲夏纪第五》记载："昔陶唐氏之始，阴多滞伏而湛积，水道壅塞，不行其原，民气郁阏而滞著，筋骨瑟缩不达，故作为舞以宣导之。"南宋罗泌《路史·卷九》记载："阴康氏之时，水渎不疏，江不行其原，阴凝而易閟；人既郁于内，腠理滞着而多重腿，得所以利其关节者，乃制为之舞，教人引舞以利导之，是谓大舞。"均认为上古时期黄河流域水泛成灾，百姓多患筋骨之病，而创制了导引疗法以治之。

以上文献表明按摩疗法和导引疗法发源于我国中原地区的黄河流域，早期都以筋骨疾病为主要适应证。1899年在河南殷墟出土的3000多年前殷商时期的甲骨卜辞中，有"拊""摩""搔"等手法名称。卜辞"贞有疾肱以小搔"，是以按摩手法治疗上肢疾病。按摩是殷商时期主要的治病方法。甲骨文的出土地河南安阳，是殷商的政治文化中心，这是按摩、导引起源于中原地区之说的有力物证。

1973年湖南长沙马王堆出土的西汉帛画《导引图》，和1984年湖北江陵张家山出土的汉简

《引书》，则表明长江流域中部也是按摩、导引疗法的发源地之一。

第二节　早期的按摩手法

一、汉简《引书》中的按摩手法

导引专著《引书》1984 年出土于湖北省江陵县张家山汉墓。据墓葬年代推算，其抄写年代不会晚于公元前 186 年。内容反映了春秋战国时期的导引养生学成就。唐代《一切经音义》对导引的解释是"自摩自捏，伸缩手足"，用于"除劳去烦"。《引书》中的基本内容正是肢体运动和自我按摩。但《引书》中的导引并不仅仅是主动的肢体运动，还包括了被动导引手法。如："失欲口不合，引之，两手奉其颐，以两手拇指口中擪，穷耳而力举颐，即已矣。"失欲，又称失欠。擪，《说文解字》的解释是"一指按也"。这是颞颌关节脱位口内复位手法的最早记载。《引书》还记载了以仰卧位颈椎拔伸法治疗颈项强痛，以腰部踩踏法和腰部后伸扳法治疗痢疾，以后伸颈部治疗喉痹，以"拊腰"治疗癃闭等。

《引书》的导引文字可与 1973 年马王堆出土的西汉帛画《导引图》对照参看。

二、帛书《五十二病方》中的按摩手法

帛书《五十二病方》，1973 年出土于湖南省长沙市马王堆汉墓。墓葬年代为公元前 168 年。《五十二病方》涉及的按摩手法，有安（按）、靡（摩）、摹、蚤挈、中指蚤（搔）、括（刮）、捏、操、抚、循（揗）、撂等 10 余种。按摩器具有木椎、铁椎、筑、钱匕、羽毛等，运用器具的手法，有筑冲、羽靡、采木椎窡和匕撂。《五十二病方》记载了按压止血法，用钱匕推刮治疗小儿惊风抽搐，以及药摩和膏摩法治疗皮肤瘙痒、冻疮等，还出现了多人按摩法。《五十二病方》反映了春秋战国时期手法医学的成就。

三、先秦时期的按摩手法异名

先秦时期手法医学有很多异名。

1. 挢引、案扤　《史记·扁鹊仓公列传》云："臣闻上古之时，医有俞跗，治病不以汤液醴洒、镵石、挢引、案扤、毒熨，一拨见病之应，因五脏之输，乃割皮解肌，诀脉结筋，搦髓脑，揲荒爪幕，湔浣肠胃，漱涤五脏，练精易形。"唐代司马贞《史记索隐》注："挢，音九兆反，谓为按摩之法，夭挢引身，熊顾鸟伸。扤音玩，亦谓按摩而玩弄身体使调也。"

2. 眦搣　《庄子·外物》："静然可以补病，眦搣可以休老。"郭庆藩集释引郭嵩焘曰："《广韵》：'搣'本亦作'搣'。《广韵》：搣，按也，摩也。似谓以两手按摩目眦。"类似的还有揃搣和蚤搣。

3. 按蹻　见上文引《素问·异法方宜论篇》。王冰注云："导引，谓摇筋骨，动支节。按，谓抑按皮肉；蹻，谓捷举手足。"明代吴昆注："按，手按也。""蹻，足踹也。"《素问·金匮真言论篇》也有"按蹻"之称。

4. 矫摩、乔摩　汉代刘向《说苑·辨物》："子容捣药，子明吹耳，阳仪反神，子越扶形，子游矫摩，太子遂得复生。"矫摩又作"乔摩"，见《灵枢·病传》。

5. 折枝　《孟子·梁惠王上》："为长者折枝。"汉代赵岐注："折枝，案摩折手节解罢枝也。"折枝是一种为老年人做的以四肢被动运动为主的治疗或康复手法。《金匮要略》救自缢死用的四

肢"屈伸"法即为此法。后世陶弘景整理的《真诰》，介绍了一种道家秘传的用以治疗"风痹不授"（中风肢体瘫痪）的"北帝曲折"法，也与此法有关。

6. 抑搔　《礼记·内则》："疾痛苛痒，而敬抑搔之。"汉·郑玄注："抑，按；搔，摩也。"

7. 摩挲　汉代刘熙《释名·释姿容》："摩挲，犹末杀也，手上下之言也。"按摩的英译名 massage 即为"摩挲（之）"的音译。

四、《黄帝内经》中的按摩手法

1. 确立了手法医学的正式学科名——"按摩"　作为学科名的"按摩"一称，始见于《黄帝内经》。《素问·血气形志篇》云："形数惊恐，经络不通，病生于不仁，治之以按摩醪药。"首次将按摩作为一种疗法、一门学科提出。《灵枢·九针论》有相同的记载。从《内经》始，按摩成了我国手法医学的正式学科名。直到明代中后叶按摩科被政府取消、"推拿"一词出现后，"按摩"也没有完全被"推拿"取代，而长期并存至今。

2. 阐述了按摩手法的作用机理

（1）温经散寒　《素问·举痛论篇》："寒气客于肠胃之间，膜原之下，血不得散，小络急引，故痛。按之则血气散，故按之痛止。"其中"血不得散"，《太素》"血"作"而"。"血气散"，王冰注云："手按之，则寒气散，小络缓，故痛止。"此段文字阐明了按摩有温经散寒而止痛的作用。

（2）活血补血　《素问·举痛论篇》："寒气客于背俞之脉则脉泣，脉泣则血虚，血虚则痛，其俞注于心，故相引而痛，按之则热气至，热气至则痛止矣。"这段文字论述了手法外治可以补虚，即通过手法的温通经络作用，可以治疗因局部血虚所致的疼痛等症状。清代吴师机的《理瀹骈文》则进一步明确提出了外治法"气血流通即是补"的观点。

（3）舒筋通脉　《灵枢·九针论》："形数惊恐，筋脉不通，病生于不仁，治之以按摩醪药。"

3. 提出了按摩手法的适应证和禁忌证　《素问·玉机真脏论篇》提出了若干种可按与不可按的情况。大致是病程短者可按，病证轻者可按。《内经》中提到的按摩适应证，有卒口僻（面瘫）、形数惊恐、不仁、肿痛、发咳上气、脾风发瘅（黄疸）、疝瘕、寒气客于肠胃而痛、寒气客于背俞之脉而痛、寒湿中人而痛等病证。对于邪入于肾反传心肺、寒气客于侠脊之脉、寒气客于脉中与炅气相薄而痛等则认为不可按，或按之无益，对于伏梁等病则认为按摩可能致死。

4. 特殊手法的运用　如按压腹主动脉法："其著于伏冲之脉者，揣之应手而动，发手则热气下于两股，如汤沃之状"（《灵枢·百病始生》）。按压颈动脉法："大热遍身，狂而妄见、妄闻、妄言，视足阳明及大络取之。虚者补之，血而实者泻之。因其偃卧，居其头前，以两手四指挟按颈动脉，久持之，卷而切推，下至缺盆中，而复止如前，热去乃止，此所谓推而散之者也"（《灵枢·刺节真邪》）。

5. 膏摩的运用　《灵枢·经筋》记载用"马膏"膏摩法治疗面瘫，针对面瘫的痉挛侧与弛缓侧采用不同的膏摩法。配合活血化瘀、祛风通络的白酒和桂，再以手法"三拊"之。拊法是早期按摩的基本手法。

6. 手法诊断与定穴的运用　《内经》除了运用手法以治病外，还将手法用于诊断与定穴，尤以《灵枢》为多。如"取之膺中外输，背三节五脏之傍，以手疾按之，快然，乃刺之"（《灵枢·五邪》）；"取之下胸二胁咳而动手者，与背腧以手按之立快者是也"（《灵枢·癫狂》）；"以痛为输"（《灵枢·经筋》）；"黄帝问于岐伯曰：愿闻五脏之俞出于背者。岐伯曰：胸中大俞在杼骨之端，肺俞在三焦之间，心俞在五焦之间，膈俞在七焦之间，肝俞在九焦之间，脾俞在十一焦之间，肾俞在十四焦之间，皆挟脊相去三寸所。则欲得而验之，按其处，应在中而痛解，乃其腧也"（《灵枢·背腧》）。这是一种以手法扪摸探索和验证腧穴的方法。《太素》杨上善注云："言取输法也。纵微有不应寸数，按之痛者为正。"《内经》的这些论述，使手法触诊成了手法医学的重要组成部分。清代《医宗金鉴》伤科八法的"摸法"主要就是诊断方法。通过扪摸软组织的张力是否异常，有无结节、条索状物、捻发感、弹响感等异常触觉，以及有无压痛点等，有助于病证诊断、腧穴和治疗部位的选定，并可进一步指导按摩手法的运用。

7. 按摩人员的选材与考核 《灵枢·官能》云："爪苦手毒，为事善伤者，可使按积抑痹……手毒者，可使试按龟，置龟于器下而按其上，五十日而死矣；手甘者，复生如故也。"官能：指用其所能，量能用人。可见《内经》时代已经有了专业按摩、导引医师，从业人员的选材与考核主要注重其生理条件。"爪苦手毒"，指按摩医生所应具备的手部生理条件，有二解：一指手狠，包括力量和耐力；二指手热，即按摩医生的功力体现。明代方以智《通雅》："手毒：手心热者。黄帝医书有'官能'之篇，曰疾毒言语轻人者，可使唾痈咒病。爪苦手毒，为事善伤者，可使按积抑痹。各得其能，其名乃彰。何子元曰：手毒可使试按龟，五十日而龟死；手甘者复生。盖人手心有火，故能运脾助暖，有极热者按物易化。"清代陆凤藻《小知录》亦云："手心热者曰手毒。"

《黄帝内经》在理论和实践的结合上为我国按摩医学体系奠定了基础。《黄帝内经》的问世，是我国按摩医学体系建立的标志。

五、第一部按摩专著《黄帝岐伯按摩》

《汉书·艺文志》记载有《黄帝岐伯按摩》10卷（已佚），公认是我国最早的按摩专著。

《宋以前医籍考》："汉艺文志考证，黄帝岐伯按摩十卷。唐六典，按摩博士一人。注，崔寔正论云：熊经鸟伸延年之术，故华陀有六禽之戏，魏文有五槌之锻。仙经云：户枢不朽，流水不腐，谓欲使骨节调利，骨脉宣通。韩诗外传，扁鹊砥针砺石，子游按摩。周礼疏，案刘向云，扁鹊使子术按摩。"

六、《武威汉代医简》中的按摩手法

在1972年甘肃武威出土的东汉医简中，有一张膏摩方"治千金膏药方"。摩膏由川椒、川芎、白芷、附子4味药物组成，其用法可外摩、外敷和口服。膏摩的操作是"薄以涂之"，再用"三指摩"，"摩之皆三干而止"，即药物吸收至尽3次。其膏摩法的适应证，有喉痹、血府痛、咽干，适合口服和外敷的病证还有心腹痛、嗌痛、齿痛、昏衄、金创、头痛和妇女产后诸病等。"三指摩"法成了后世膏摩的基本手法之一。

七、《金匮要略》中的按摩手法

东汉张仲景的《金匮要略》，主要叙述内科杂病的治疗，兼及外科、妇科等病证。治法以方药为主，包括外治。

1. 提出"膏摩"一词 书中首次提到了"膏摩"一词，并将其与针灸、导引等法并列，用于预防保健："若人能养慎，不令邪风干忤经络。适中经络，未流传脏腑，即医治之。四肢才觉重滞，即导引、吐纳、针灸、膏摩，勿令九窍闭塞。更能无犯王法，禽兽灾伤，房室勿令竭之，服食节其冷热苦酸辛甘，不遗形体有衰，病则无由入其腠理。"还记载了一首膏摩方"头风摩散"。

2. 首次记载手法抢救自缢死 《金匮要略》详细记载了手法为主抢救自缢死："徐徐抱解，不得截绳。上下安被卧之。一人以脚踏其两肩，手少挽其发，常弦弦勿纵之；一人以手按据胸上，数动之；一人摩捋臂胫屈伸之；若已僵，但渐渐强屈之，并按其腹。如此一炊顷，气从口出，呼吸眼开，而犹引按莫置，亦勿若劳之。须臾，可少桂汤及粥清含与之，令濡喉，渐渐能咽，及稍止。若向令两人以管吹其两耳，罙好。此法最善，无不活也。"虽然先秦文献中可见扁鹊率弟子以按摩等法抢救"尸厥"的记载，但手法的运用语焉不详。《金匮要略》抢救自缢死的手法包括胸外心脏按压术、按腹人工呼吸法、颈部牵引、四肢按摩和关节屈伸法等。从最后"此法最善，无不活也"的评论中，可以看出这是对无数次成功病例的临床总结，体现了我国汉代按摩医学的最高水平。

八、《肘后备急方》中的按摩手法

按摩手法发展到晋代葛洪《肘后备急方》，已经从简单趋于成熟，手指相对用力且双手协同操作的捏脊法和作用力向上的腹部抄举法已经出现："使病人伏卧，一人跨上，两手抄举其腹，令病人自纵，重轻举抄之。令去床三尺许，便放之。如此二七度止。拈取其脊骨皮，深取痛引之，从龟尾至顶乃止。未愈更为之。"这里的拈脊骨皮法，后世被冠以捏脊法之名而在小儿推拿领域得到了重用。《肘后备急方》记载的其他按摩手法，有摩、指按、爪、按、抓、指弹、抽掣、捻、摩捋、抑按、掷、拍、指捏等。手法的适应证，涉及卒心痛、卒腹痛、霍乱转筋、口喎僻、风头及脑掣痛、脚气、胃反、风热隐疹等内外科诸疾。《肘后备急方》首次对汉代以前已广泛应用的膏摩法做了总结。膏摩的用法是，先将摩膏化开，涂于四肢、胸腹等治疗部位，再施以掌摩或指摩等手法。"摩时须极力，令作热，乃速效。"膏摩法的适应证非常广泛，内、外、妇、儿、五官病证皆可治疗。

九、《刘涓子鬼遗方》中的膏摩记载

魏晋南北朝时期的外科著作《刘涓子鬼遗方》（晋·刘涓子原撰，南齐龚庆宣编次，约成书于499年），有以膏摩法治疗外科等疾病的记载。该书收有生芎劳膏、白芷摩膏、生肉膏、丹砂膏、鸥脂膏、麝香膏、五毒膏、黄芪膏等膏摩方，操作手法有摩法、擦法、拓法等，并有"摩四边""摩左右""病上摩""向火摩"等变化。书中收录的"赤膏治百病方"可用于内外各科和妇科："妇人产乳中风及难产，服如枣核大，并以膏摩腹立生。"这是最早的手法结合药物治疗难产的记载。

十、陶弘景著作中的按摩手法

陶弘景（456—536）总结编撰的《真诰》介绍了一种道家秘传的以关节被动运动手法为主的"北帝曲折"法，用以治疗"风痹不授"（中风半身不遂）、"举身不授""手臂不授""两脚不授"。书中还有按法止痛的记载。他的养生名著《养性延命录》"导引按摩篇"详细论述了自我养生按摩法。操作法有琢齿、熨眼、按目四眦、引耳、引发、摩面、干浴、掣脚、梳头、搓头顶、伸臂股等。具体的手法有：摇、指按、摩、接、揩摩、振动、推、筑、掣、挽、梳等。

十一、《太清道林摄生论》中的按摩手法

魏晋南北朝时期道家养生之风盛行，自我养生按摩法已从一招一式向套路化发展。代表性著作如道林的《太清道林摄生论》。其"按摩法第四"，有著名的"自按摩法"十八势（《备急千金要方》改称"天竺国按摩"法）和"老子按摩法"。此处的按摩法，主要是导引法。其中有大

量自我按摩手法，如纽、捩、按、筑、顿、捶、掣、捺、捻、折、拔、摸、振、摇、掘、打、伸等。《太清道林摄生论》除推崇自我按摩外，也重视被动性全身保健按摩的作用。提出："小有不好，即须按摩挼捺，令百节通利，泄其邪气也。凡人无问有事无事，恒须日别一度遣人蹋脊背，及四肢头项，若令熟蹋，即风气时行不能着人。此大要妙，不可具论。"

第三节　唐宋元时期的按摩手法

581 年，杨坚称帝，国号曰隋。618 年，李渊即位，国号改唐。隋唐结束了数百年的南北分治局面，中国进入了全盛时期，政治、经济、科技、文化都得到了空前的发展。按摩医学也出现了又一次高潮。此期，按摩疗法得到了政府的认可；按摩教育步入正轨；按摩临床和教学人员有了系列职称；按摩有了明确的治疗范围；膏摩得到了广泛的临床应用；按摩导引法传入日本。

宋元时期，指从 960 年北宋开国始，经南宋、金、元，历时 400 余年。据《宋史·职官》记载，宋初太医署仍有按摩博士。992 年太医署易名为太医局，从此至金元的史书文献，已看不到按摩科的记载。《宋史·艺文志》的"医书类"和"神仙类"分别载有《按摩法》和《按摩要法》，均佚而不传。宋代程大昌《演繁露》有按摩手法描述："医有按摩法，按者以手捏捺病处也，摩者挼搓之也。"

一、按摩医学教育和医疗体系的建立

《内经》时代已有医学分科与从业人员的擢拔与考核记载，但医学教育还是停留在"得其人乃传，非其人勿言"模式里。据《隋书·百官志》记载，隋代政府设立了宫廷医学院"太医署"。其职能包括培养医生和宫廷医疗服务。太医署设按摩博士 2 人，另有主药、医师、药园师、医博士、助教博士、祝禁博士等，博士是相应学科的最高长官。《唐六典》记载的太医署按摩设置与《隋书》有所出入，为按摩博士 20 人，按摩师 120 人，按摩生 100 人。隋代尚无针灸科，而按摩科与医、药、咒禁三科并列，且规模如此之大，足以想见按摩在隋代宫廷和医学界的地位。

唐承隋制，但对过于庞大的按摩科设置做了裁减，并增设了针灸科。《旧唐书·职官志》载："太医令掌医疗之法，丞为之贰，其属有四：曰医师、针师、按摩师、咒禁师，皆有博士以教之。"其中医师管辖体疗（内科）、少小（儿科）、角法（理疗）、耳目口齿及疮肿 5 科，加上针、咒禁及按摩科，共有 8 科。

《唐六典》记载，经过贞观、武德年间的两次医政改革，唐代的按摩科配置按摩博士 1 人，按摩师 4 人，是教学人员，官衔"并从九品下"；按摩生 15 人，为在校学生；在按摩师和按摩生之间增加了按摩工这一层次，人数为 16 人。按摩科的教学内容，《新唐书》称"导引之法"，《旧唐书》和《唐六典》称"消息导引之法"。此处的"消息"即指按摩。消息导引包括各种按摩手法，也包括自我按摩与肢体动功。按摩科培养的按摩人才，不仅承担治疗任务，还负责宫廷保健和指导导引养生。其治疗范围为"风、寒、暑、湿、饥、饱、劳、逸"八疾。注意此时治疗"损伤折跌"的骨伤疗法隶属于按摩科，这对明清时期手法治疗居正骨科之首要地位，以及正骨推拿流派的形成都有重要意义。

隋唐时期按摩科的设立，淘汰了按蹻、按抏、矫摩、折枝、摩挲、抑搔等手法医学的混乱命名，按摩成了手法医学的法定名称。

二、《诸病源候论》中的按摩手法

隋太医博士巢元方的《诸病源候论》，是一部病因证候学专著。该书的特点是各病证之后均不列方药，却附以"补养宣导"之法（即对症导引疗法），达 260 多种，其中包括大量按摩法，主要是自我按摩法。这些按摩手法结合肢体导引，既可对症施治，又能养生防病。操作法有将头、枊头、摩面目、摩目、拭目、熨目、抑目左右、捻鼻、挽耳、叩齿、振臂、振臀、撩膝、搦趾、摇足、转脚、挽足、摩腹、摩脐上下并气海、振腹、按胁、按腰脊、倒悬、摩将形体、干浴等。涉及的手法有摩、指摩、掌摩、将、拭、捻、按、撩、摇、爪、捺、振、顿、搂、搦等。书中对摩腹法有较详细的描述，而"爪项边脉""把两颊脉"法则继承了《灵枢》的指按颈动脉法。

三、《备急千金要方》及《千金翼方》中的按摩手法

唐代孙思邈（581—682）的《备急千金要方》和《千金翼方》，除医药以外，对按摩疗法与按摩养生也做了总结。

1. 倡导小儿按摩 《备急千金要方》论述了儿科疾病的按摩法，尤以膏摩法的应用为多。如著名的"五物甘草生摩膏"即出于此，不仅用来治病，亦用于保健。

2. 膏摩法的又一次总结 经过《肘后备急方》后 300 年的发展，膏摩法在《备急千金要方》及《千金翼方》中得到了又一次总结。《备急千金要方》卷七集中介绍了神明白膏等 8 首膏摩方。《千金翼方》卷十六介绍了苍梧道士陈元膏、丹参膏、赤膏和乌头膏。膏摩的主治涵盖了内、外、妇、儿、五官各病。

3. 重视养生保健手法 孙思邈汲取前人养生经验，倡导包括自我按摩在内的养生法。认为："凡人自觉十日已上康健，即须灸三数穴以泄风气。每日须调气补泻，按摩导引为佳。勿以康健便为常然。常须安不忘危，预防诸病也。"（《备急千金要方》卷二十七）孙氏提倡："每食讫，以手摩面及腹。"不仅自我按摩，还可"使人以粉摩腹上数百遍"（《备急千金要方》卷二十七）。在《备急千金要方》及《千金翼方》中有多处摩腹、摩面、摩眼、摩交耳、挽耳、拔耳、叩齿、押头、挽发、放腰的自我养生按摩记载。书中记载的天竺国按摩和老子按摩法，虽出自较早的道家著作，但这两种导引养生法能影响至今并流传海外，孙思邈的大力倡导功不可没。

4. 丰富多彩的手法运用 《备急千金要方》及《千金翼方》记载了不少有特色的按摩手法和操作法：《备急千金要方》卷六提出治疗颞颌关节半脱位，在手法牵引复位后"当疾出指"。《千金翼方》卷十一则进一步提出手法复位时要在口中安放竹管，以防被病人咬伤手指。《备急千金要方》卷二记载有难产的摩腹助产法；卷三有子宫脱垂推纳复位法；卷十三有蛔心痛的持续按法；卷十九介绍了急性腰痛多人牵引导引法；卷二十介绍了治疗突然昏厥的踏肩捉发拔伸颈椎法；卷二十四有脱肛的仰按复位法；卷二十五记载了处理酒醉的摇转法。

5. 手法用于诊断与定穴 如按背俞诊断："邪在肺，则皮肤痛，发寒热，上气气喘，汗出，咳动肩背。取之膺中外俞，背第三椎之旁，以手痛按之快然，乃刺之，取之缺盆中以越之。"（《备急千金要方》卷十七）定阿是穴法："又以肌肉纹理节解缝会宛陷之中，及以手按之，病者快然。"（卷二十九）"有阿是之法，言人有病痛，即令捏其上，若里当其处，不问孔穴，即得便快或痛处，即云阿是，灸刺皆验，故曰阿是穴也。"（卷二十九）定膏肓俞法："膏肓俞无所不治，主羸瘦虚损，梦中失精，上气咳逆，狂惑忘误。取穴法：令人正坐，曲脊伸两手，以臂著膝前，令正直，手大指与膝头齐，以物支肘，勿令臂得动摇，从胛骨上角摸索至胛骨下头，其间当有四肋三间，灸中间，依胛骨之里肋间空，去胛骨容侧指许，摩膂肉之表肋间空处，按之自觉牵引胸

户中，灸两胂中各一处，至六百壮，多至千壮。"（卷三十）

四、《外台秘要》中的按摩手法

王焘的《外台秘要》保存了一些宝贵的按摩手法资料。

1. 脊柱手法的记载　《外台秘要》卷八引述《必效方》脊柱按压手法："《必效》主噎方：镞捺大椎，尽力则下，仍令坐之。"镞，是一种三足烧器，镞捺大椎，很可能是一种模仿镞形的三指按法。这是一则脊柱按压法的较早文献。《外台秘要》卷十三还有一则脊柱推法治疗瘰疬的资料："患瘫瘶等病，必瘦，脊骨自出。以壮大夫屈手头指及中指，夹患人脊骨，从大脊向下尽骨极，指复向上，来去十二三回，然以中指于两畔处极弹之。"

2. 其他按摩手法记载　卷六记载了治疗霍乱转筋的手拗脚趾法，即将脚掌背屈，以拉长小腿后部肌群和跟腱，从而使其放松。古人很早就运用了这种拉伸肌肉以解痉的方法。卷六还有治疗大小便不通的按腹通便法；卷三十三有摩小腹下死胎法。其他有特色的手法还有《深师》捉筋治噎法、治疗咽喉舌诸疾的下颌关节爪（指掐）法等。

五、《理伤续断方》中的正骨手法

唐代中期蔺道人著《理伤续断秘方》，是我国现存最早的骨伤科专著。该书首次将按摩手法系统应用于骨伤治疗之中，对正骨手法和骨伤推拿流派的发展影响很大。《理伤续断方》提出了治疗闭合性骨折的四大手法，即"揣摸""拔伸""撙捺""捺正"，其中拔伸法"有正拔伸者，有斜拔伸者"。该书还记载了肩关节脱位的椅背复位法和髋关节脱位的手牵足蹬法。

六、按摩导引疗法传入日本

唐代，按摩导引疗法已传入日本。日本文武天皇大宝二年（701年）颁布了《大宝律令》，其中"医疾令"中的医事制度（含按摩科）与我国唐代基本相同。《大宝律令》今已散佚，"医疾令"的内容被保存在养老二年（718年）的《养老律令》中，记载当时宫内省典药寮设有按摩博士1人，按摩师、按摩生数人，按摩生修业3年。《养老律令》于757年正式施行。胜宝六年（754年），唐僧鉴真乘遣唐使归国的船到达日本。鉴真弟子法进的《沙弥十戒经疏》，记载鉴真把导引按摩法带到日本，作为僧人看病、养生的方法之一。永观二年（984年），日本丹波康赖撰《医心方》30卷，收入了《诸病源候论》的导引法。

七、《太平圣惠方》中的按摩疗法

北宋王怀隐的《太平圣惠方》，是对唐宋医药成就的一次大总结。其中按摩疗法的价值主要体现在对膏摩、药摩方的整理，其数量近百首，远远超出了《备急千金要方》《千金翼方》《外台秘要》。摩膏的制备较唐代有了改进，对膏摩的部位也有了新的认识，摩顶、摩腰膏得到重视，出现了铁匙等膏摩工具，膏摩应用向专病发展，眼疾的膏摩首次提及，膏摩的操作趋向细腻。

八、《圣济总录》中的按摩手法

成书于北宋末年的大型官修方书《圣济总录》，也有丰富的按摩医学资料。

1. 对按摩的理论阐述　《圣济总录》第四卷治法篇，有按摩疗法专论："可按可摩，时兼而用，通谓之按摩。按之弗摩，摩之弗按。按止以手，摩或兼以药。曰按曰摩，适所用也……大抵按摩法，每以开达抑遏为义。开达则壅蔽者以之发散，抑遏则剽悍者有所归宿……养生法，凡小有不安，必按摩捼捺，令百节通利，邪气得泄。然则按摩有资于外，岂小补哉！摩之别法，必与药俱。盖欲浃于肌肤，而其势驶利。若伤寒以白膏摩体，手当千遍，药力乃行，则摩之用药，又不可不知也。"作者认为不可将按摩与导引混为一谈；还应区别"按"与"摩"；按为单纯用手法，摩则可以结合药物；手法有助于药力的发挥；并以"开达抑遏"四字概括了按摩的功用。

2. 重视膏摩 《圣济总录》将"封裹膏摩"与手法复位和用药并提，作为正骨疗法的常规："凡坠跌仆，骨节闪脱，不得入臼，遂致蹉跌者，急须以手揣搦，复还枢纽。次用药调养，使骨正筋柔，荣卫气血不失常度。加以封裹膏摩，乃其法也。"还发明了"生铁熨斗子"作为摩顶工具；并肯定了膏摩的补虚作用，如以摩腰补肾："治五劳七伤，腰膝疼痛，鬓发早白，面色萎黄，水脏久冷，疝气下坠，耳聋眼暗，痔漏肠风。凡百疾病，悉能疗除。兼治女人子脏久冷，头鬓疏薄，面生䵟黯，风劳血气，产后诸疾，赤白带下。大补益摩膏方：木香、丁香、零陵香、附子（炮裂）、沉香、干姜（炮）、舶上硫黄（研）、桂（去粗皮）、白矾（烧灰研）各一两，麝香（研）、腻粉（研）各一分。上一十二味，捣罗八味为末，与四味研者和匀，炼蜜丸如鸡头实大。每先取生姜自然汁一合，煎沸，投水一盏，药一丸同煎。良久化破，以指研之，就温室中蘸药摩腰上，药尽为度。仍加绵裹肚系之，有顷，腰上如火。久用之，血脉舒畅，容颜悦泽。"（卷八十九）

3. 其他特殊操作法记载 在《圣济总录》眼目门中还记载了中指熨目法和掌心熨目法治疗目昏暗和目暗。

九、《十产论》首创助产手法

宋代太医局单独设立产科，手法助产在宋代有了发展。杨康候（子建）的《十产论》（1098年）最早描述了因异常胎位引起的各种难产，如横产（肩先露）、倒产（足先露）、偏产（臀先露）、碍产（脐带攀肩）、盘肠产（产时子宫脱垂），并创用转胎手法矫正异常胎位。此书虽已佚，但其主要内容被宋代陈自明的《妇人大全良方》保留了下来。《十产论》首创的矫正胎位异常的转胎手法，开手法助产之先河，扩大了按摩疗法的应用范围。

十、《灸膏肓俞穴法》中的指按探穴法

南宋庄绰《灸膏肓俞穴法·石用之取穴别法第八》记录了以指节用力按压膏肓俞后麻到中指的传导现象，并以此作为取穴是否正确的判定标准："少时病瘵，得泉州僧为灸膏肓，令伏于栲栳上，僧以指节极力按寻其穴，令病者觉中指麻乃是穴。若指不麻，或虽麻而非中指者，皆非也。已而求得之，遂一灸而愈。"

十一、《针灸资生经》中的压痛定穴法

南宋王执中《针灸资生经》将手法用于针灸腧穴的选用和定位，认为只有用手法按压有酸疼的腧穴才是真正需要针灸的"正穴"，如按上去没有酸疼，针灸一定无效，应考虑更换其他腧穴。如："然须按其穴酸疼处灸之，方效。""然须按其骨突处酸疼方灸之，不疼则不灸也。""但按酸疼处灸之。""人来觅灸痛疾，必为之按风池穴，皆应手酸疼，使灸之而愈。""凡有喘与哮者，为按肺俞，无不酸疼……因此与人治哮喘，只缪肺俞，不缪他穴。惟按肺俞不疼酸者，然后点其他穴云。"压痛定穴法源自《灵枢》的"以痛为输"，是按摩手法在针灸上的应用。

十二、《儒门事亲》中的按摩手法

金代医家张从正（子和），为金元四大家之"攻下派"代表，著《儒门事亲》。将各种治法分成汗、吐、下三类，而将按摩与针灸等归入"汗法"。记载的按摩手法应用有木梳梳乳治妇科乳痛，以推揉法配合泻下药治疗妇人腹中有块，自我揉腹催吐治疗伤食、伤酒，揉目配合针刺治疗目上长瘤，按摩腹部治疗小儿腹内痞块等。据《古今医统》卷三十三引张从正语，"按导"一词为张从正最早提出。

十三、《世医得效方》中的骨伤手法

元代危亦林的《世医得效方》，继承了《理伤续断方》的骨伤治法，并在手法运用上有所创新。如治疗腰痛的双人动态牵引法；治疗脊柱骨折的倒悬复位法；治疗髋关节脱位的倒悬复位法，即在倒悬的情况下"用手整骨节"，使其复位；治疗肩关节脱位的坐凳、架梯复位法等。

第四节　明代的推拿手法

明代（1368～1644年）是手法医学再度兴盛的时期。明初恢复了按摩科；"推拿"一词出现；现存的推拿专著从明代始；小儿推拿体系形成；推拿手法运用于成人和小儿各科临床；保健按摩和自我养生按摩继续发展。明代中后期按摩科被官方撤销。

一、明代按摩科的变迁

明启唐制，重设按摩科为医学十三科之一。明代初期的二百年，是中国按摩医学在唐代以后的又一个高峰期。但至明隆庆五年（1571年），医学机构缩减为十一科，按摩科和祝由科同时被撤销，按摩医学再次进入低谷。明代按摩科之所以被取消，有隆庆年间吏治改革的政治背景，又有限制人体接触的封建礼教因素，也与手法意外对按摩疗法的负面影响有关。

尽管按摩已有几千年的发展，但受当时科学水平的局限，对人体解剖的认识还不可能达到现代的高度，手法操作的精细度和准确性还不能尽如人意，对疾病的认识、诊断也受到当时医学科学进步程度和医学教育水平的局限。其次，按摩人员本身的学识素养，对手法疗效的好坏也有影响。在这一背景下，按摩意外时有发生，并引起当时医学界的重视。如张介宾《类经》指出："导引者，但欲运行血气而不欲有所伤也，故惟缓节柔筋而心和调者乃胜是任，其义可知。今见按摩之流，不知利害，专用刚强手法，极力困人，开人关节，走人元气，莫此为甚。病者亦以谓法所当然，即有不堪，勉强忍受，多见强者致弱，弱者不起，非惟不能去病，而适以增害。用若辈者，不可不为知慎。"《古今医统》亦云："是法（指按摩等法）亦绝不传。其仅存于世者，往往不能用，用或乖戾，以致夭札而伤者多矣。"万全的《幼科发挥》《育婴秘诀》也有几处小儿推拿意外的记录。明代胡文焕《类修要诀》"心丹歌"反对被动按摩："劝君更莫将摩按，按摩血脉终分散。只是搓揉自己行，自己行时甚方便。"这些手法误治现象对按摩疗法的形象带来了负面影响。

隆庆五年以后，按摩被迫朝三个方向分化：①以"手法"的名义寄身于正骨科，合法保留在医学框架内；②治疗对象转向小儿，形成了小儿推拿体系；③在沐浴业和理发业求生存，转化为民间的保健按摩。

二、小儿推拿的兴起

1. "推拿"一词的出现　据现有资料，"推拿"一词最早记载于 1576 年张四维的《医门秘旨》。"推拿"出现于按摩科被政府取消之后，这也许不是巧合。我们可以在万全的儿科著作中看到按摩名称向推拿过渡的演变痕迹，如推法、拿掐法、拿捏、拿、幼科拿法、推拿等。这些并非具体的手法名，而都是用来作为按摩的代称。只有其中的"推拿"，后来成了正式的学科名。

2. 小儿推拿体系的建立　明代后期，小儿推拿开始从南方地区流行。最早的小儿推拿专题文献是庄应琪于 1574 年补辑的《补要袖珍小儿方论》第十卷中的"秘传看惊掐筋口授手法论"。该书源于徐用宣 1405 年的《袖珍小儿方》，但原书并无推拿描述，小儿推拿的内容应该是庄应琪在 1574 年补入的。"秘传看惊掐筋口授手法论"首次论述了三关、六腑等小儿推拿特定部位的定位、操作和主治，绘有手部、足部推拿穴道图谱，手法以推擦为主而称为掐筋，主要适应证为小儿惊风。该篇文字不足 4000 字，反映了小儿推拿的雏形。

小儿推拿体系建立的标志是《小儿按摩经》的问世和一批小儿推拿专著的诞生。

《小儿按摩经》，收录于杨继洲 1601 年刊行的《针灸大成》，作为其独立的第十卷，其成书年代当稍早，作者题"四明陈氏"。该书全面论述了小儿推拿的诊断方法，后人总结的掐、揉、按、摩、推、运、搓、摇小儿推拿八法在书中均已出现，有小儿推拿特定穴道图谱，记载了 28 种小儿推拿复合操作法，主治病证以各种惊风为主。

明代重要的小儿推拿著作还有:《小儿推拿方脉活婴秘旨全书》(龚廷贤撰，姚国祯补辑，约成书于 1604 年，又名《小儿推拿活婴全书》);《小儿推拿秘诀》(周于蕃撰，成书于 1605 年，又名《小儿科推拿仙术》);《推拿秘旨》(黄贞甫 1620 年著，清徐赓云 1810 年重编);《万育仙书》(明末曹无极在罗洪先《卫生真诀》的基础上增辑，并加入了小儿推拿内容);《幼科百效全书》(龚居中撰，卷上专论小儿推拿疗法，卷名题"幼科急救推拿奇法");《医学研悦》(李盛春 1626 年著，卷十为"附刻小儿推拿")。

3. 明代的小儿推拿手法　明代形成的小儿推拿体系有其独特的操作法。这种操作法包括小儿推拿手法和小儿推拿特定穴。小儿推拿处方格式是手法加特定穴，有的还加操作次数，如"推脾土三百"。《补要袖珍小儿方论》最早记载了小儿推拿特殊操作法。有三关、六腑等小儿推拿特定穴的定位、操作和主治，也有小儿手足特定穴图谱，手法以推擦为主而名为掐筋，主治小儿惊风。《小儿按摩经》对小儿推拿手法做了较为全面的记载，清代总结的掐、揉、按、摩、推、运、搓、摇小儿推拿八法在该书中均已出现，绘有阳掌图、阴掌图等小儿推拿特定穴图谱，并记载了"黄蜂出洞""水底捞月""飞经走气""按弦搓摩""赤凤摇头""运水入土""揉脐法"等 28 种特殊操作法。《小儿推拿方脉活婴秘旨全书》有"十二手法主病赋"和"十二手法诀"，为 12 种重要组合式操作法的功效与操作方法;"乌龙摆双尾""老虎吞食"等组合式操作法，也是该书首先提出的。《小儿推拿秘诀》记载有手上推拿法 (包括天门入虎口、水里捞明月、打马过天河、黄蜂入洞、赤凤摇头、飞经走气、凤凰单展翅、猿猴摘果、双龙摆尾 9 种复合操作法)、身中十二拿法 (拿太阳、耳后、肩井、奶旁、曲尺、肚角、百虫、皮罢、合骨、鱼肚、膀胱、三阳交)、阳掌诀法 (有"运八卦"等 15 种掌面推拿操作法)、阴掌诀法 (有"掐揉二扇门"等 7 种掌背穴道操作法)、手法捷要歌、心得保婴妙法 (重点介绍了推按小腹和摇头二法)。创新绘制了"分阴阳""推三关""退六腑""天河水""天门入虎口"等小儿推拿操作图。《万育仙书》出现了更为复杂的"黄蜂入洞"等 16 幅小儿推拿操作图。

明代小儿推拿操作法的分类主要有以下几种形式。

（1）按部位分类　即描述上肢的掌侧和背侧、下肢、头面、胸腹分别有什么穴道，可以用什么手法。这主要是为了方便教授和记忆。如手掌掌面（阳掌），有掐脾土、掐大肠、掐心经、掐劳宫、推上三关、掐肺经、掐离宫、掐肾水、掐小横纹、掐总位、掐肾下节、掐小横纹、退六腑、分阴阳、运五经、运八卦、掐四横纹、掐小天心、清补肾水、推板门穴、运水入土、运土入水等。

（2）按脏腑经络辨证分类　如《医学研悦》："退心经之热，以天河水为主，推肾水，推脾土，退六腑，运肺经，运八卦（离兑要重），分阴阳，揉小天心、二人上马，掐五指节，水底捞明月，打马过天河，推天门入虎口，揉斗肘。"

（3）按治法分类　如《医学研悦》论汗法的推拿操作："凡小儿寒热鼻涕，或昏闷及一切急慢惊风等症，医人以右手大指面蘸葱姜汤，于鼻两孔擦洗数十次，谓之洗井灶，以通脏腑之气；随用两大指蘸汤，擦鼻两边数十下，由鼻梁、山根、印堂数十；又用中名小六指，将病者两耳扳转向前掩耳门，而以两大指更迭上推；从印堂而上，左右分抹眉额眼胞各数十下；至两太阳揉掐之数十下；随将全指摩擦囟门、头脑数十；又将两大指拿两太阳，两中指拿脑后两风他穴（从脑下颈项上，两边软处，即风池穴），齐四指着力拿摇一会，令其大哭即有汗（当时无汗，以后自汗）；又或用手擦两肺俞穴（背两边，反手骨边软处即肺俞穴，但擦时要带汤擦，恐伤其皮）；又揉内劳宫、一窝风，掐二人上马（此三穴载手图中，照病推拿之，皆取汗之法也）。风寒之症，得汗即解，盖面部气通脏腑，推后须用手掌摩其头面令干，恐汗湿不散，反招风邪，汗后推脾土以收之。"

（4）按病证分类　这种分类法便于临床应用。如《医学研悦》："鼻流鲜血，是五心热，退六腑，清天河水，捞明月为主。""口㖞，有风，推肺经，掐五指节为主。""大叫一声死，推三关，拿合谷穴，清天河水，捞明月为主。""卒中风，急筋吊颈，拿合谷穴，掐威灵穴为主。"又如："治水肿：每次分阴阳二百，推三关二百，退六腑二百，推脾土三百，运水入土一百。"

清代的小儿推拿操作法通常也采用上述归类方法，还出现了手法代药等归类方法。

三、明代其他著作中的推拿手法

1.《回回药方》中的踩蹻复位法　明初出现的《回回药方》在治疗脊柱骨折时运用了踩蹻法和擀面杖："用一张床，使病人覆卧，将棉布十字缠胸上，又在膝上复缠至腰间，用力扯，医人以手按其骨。令病人复卧，医人以脚踏出骨节上，立少时，或将擀面椎于脱出的骨上，用力擀入本处。"

2.《韩氏医通》中的推拿手法　韩懋的《韩氏医通》记载有"木拐按节法"，并有以"外鹿髓丸"摩腰、擦肾俞，令人擦足心、足三里、肾俞以养病，擦掌心、脐轮治肾虚腰痛，以掐擦、按拿之法止痛，"以油润手按摩牵引，手舞足蹈"治疗小儿疾病等记载。

3.《摄生要义》中的推拿手法　王廷相（号河滨丈人，1474—1544年）的《摄生要义·按摩》，除了自我养生按摩外，还记载了一套全身保健按摩程序——"大度关"法："凡人小有不快，即须按摩按捺，令百节通利，泄其邪气。凡人无问有事无事，须日要一度，令人自首至足，但系关节处，用手按捺，各数十次，谓之大度关。先百会，次头四周，次两眉外，次目眦，次鼻准，次两耳孔及耳后，皆按之；次风池，次项左右，皆揉之；次两肩甲，次臂骨缝，次肘骨缝，次腕，次手十指，皆捻之；次脊背，或按之，或捶震之；次腰及肾堂，皆搓之；次胸乳，次腹，皆揉之无数；次髀骨，捶之；次两膝，次小腿，次足踝，次十指，次足心，皆两手捻之。若常能行此，则风气时去，不住腠理，是谓泄气。"其中涉及的手法有按（按捺）、揉、捻、捶（捶震）、搓等。这是明代保健按摩不可多得的文献。

4.《古今医统大全》中的推拿手法　徐春甫《古今医统大全》（又名《古今医统》）是明代中后期一部大型方书，初刻完成于1575～1578年。书中丰富的手法治疗记载，见证了明代早中期按摩医学的成就。

（1）在手法定穴中重视传导现象　如："曲垣：在肩中央曲胛陷中，按之应手痛。""谚语：肩膊内廉，夹六椎下两旁，相去脊中各三寸，正坐取之。以手重按，病人言'谚语'应手。""风池：在耳后颞颥后脑空下发际陷中，按之引于耳中"（卷之六）。

（2）重视手法诊断　如："患腹胀，按之不痛者为虚，按之痛者实也"（卷之三十）。"问其痛处，按之而已者，虚病；按之而痛愈甚者，实病"（卷之三）。"凡腹胀可揉可按而愈者，不可下"（卷之十三）。还记载了一种特殊的五脏积热的手法按诊（卷二十一）。

（3）将按摩应用于临床各科　如治疗颞颌关节脱位，先"用手揉脸百十遍"，再行颞颌关节口内复位法（卷之六十三）；将"整顿手法"用于正骨兼金镞科，如"凡拔伸，且要相度左右骨如何出，有止拔伸者，有斜拔伸者"（卷之七十九）；以揉乳法治疗乳痈（卷之九十三、卷之八十）；用《金匮要略》手法抢救自缢死，加上了"微微捻正喉咙"的细节（卷之九十三）；用腹部手法治疗难产，"外以油调于产妇脐腹，上下摩之，立效"（卷之八十五）；防治产后恶露不下，"令人以手从心按至脐下，使血不致凝滞"（卷之八十五）；"产毕未可上床，且扶住挺坐，却令人从心按至脐下者数次，余血皆下。虽睡时亦按之，俾恶露不滞，二三日方已"（卷之八十五）；治疗产后胞衣不下，"以热手摩产妇小腹，顺摩即下"（卷之八十五）。

（4）丰富的膏摩法临床应用　如以芝麻仁汤膏摩手足心治癫痫（卷之四十九）；以摩腰膏治寒湿腰痛（卷之五十八）；以摩腰丹治疗淋证腰痛（卷之七十一）；以摩风散治面瘫眼目㖞偏（卷之六十一）；以青藤膏治疗全身瘙痒（卷之八、卷之五十五）。

（5）积极提倡导引法　如将导引疗法用于呕吐、胀满的辅助治疗（卷之二十四、卷之三十）。并完整刊载了《摄生要义》，系统介绍了养生导引法。

5.《针灸大成》中的推拿手法　《针灸大成》卷十"小儿按摩经"在介绍小儿推拿法时称："以上数法，乃以手代针之神术也。亦分补泻。"卷九有一则杨继洲亲自以"手法代针""以手指于肾俞穴行补泻之法"治疗腰痛的医案。这种以指代针的方法后人称为"指针"。

6.《证治准绳》中独特的举胎利尿手法　王肯堂（字宇泰）《证治准绳·女科·卷之四》有一则手法治疗妊娠转胞的医案："一妇人妊娠七八个月，患小便不通，百医不能利，转加急胀。诊其脉细弱，予意其血气虚弱，不能承然载其胎，故胎重坠下，压住膀胱下口，因此溺不得出。若服补药升扶胎起则自下。药力未至，愈加急满。遂令一老妇用香油涂手，自产门入，托起其胎，溺出如注，胀急顿解。一面却以人参、黄芪、升麻大剂煮服，或少有急满，仍用手托放取溺，如此三日后，胎渐起，小便如故。"这一手法在《医宗金鉴·妇科心法要诀·卷四十六》中称为"丹溪举胎法"："妊娠……转胞，宜用丹溪举胎法：令稳婆香油涂手举胎起，则尿自出，以暂救其急。然后以四物汤加升麻、人参、白术、陈皮煎服。服后以指探吐，吐后再服再吐。如是三四次，则胎举而小便利矣。"

7.《景岳全书》中的推拿手法　《景岳全书》，张介宾（号景岳）著，刊行于1624年。

（1）刮痧法　《景岳全书》卷二十五记载作者曾亲自运用背部刮痧法治疗痧症："向予荆人，年及四旬，于八月终初寒之时，偶因暴雨后中阴寒沙毒之气，忽于二鼓时，上为呕恶，下为胸腹搅痛，势不可当。时值暮夜，药饵不及，因以盐汤探吐之，痛不为减。遂连吐数次，其气愈升，则其痛愈剧，因而上塞喉嗌，甚至声不能出，水药毫不可入，危在顷刻间矣。余忽忆先年曾得秘传括沙法，乃择一光滑细口磁碗，别用热汤一盏，入香油一二匙，却将碗口蘸油汤内，令其暖而且滑，乃两手覆执其碗，于病者背心轻轻向下刮之，以渐加重。碗干而寒，则再浸再刮。良久，觉胸中胀滞渐有下行之意，稍见宽舒，始能出声。顷之，忽腹中大响，遂大泻如倾，其痛遂减，幸而得活。"还记载这种刮痧法当时流行于我国的东南地区。

（2）手法定穴 卷十一记载："盖凡风邪伤人，必在肩后颈根、大杼、风门、肺俞之间，由兹达肺，最近最捷，按而酸处，即其径也。"

（3）手法助产 简要记载了横生、倒生、偏生、碍产等难产的手法助产处理。其法源于宋代《十产论》。

（4）特殊手法的临床应用 如卷二十七记载了治疗耳鸣、耳聋的按捺耳窍法；卷三十九记载了阴道手法治疗产后胞衣不出，揉乳法治疗产后急性乳痈肿痛、乳汁不通。

8.《保生秘要》中的推拿手法 明末曹珩（元白）的《保生秘要》成书于明崇祯五年（1632），收入作者自编的养生小丛书《道元一炁》中。该书主要介绍瘫痪、偏风、背痛等各种疾病的自我导引，其中有不少自我按摩手法的记载。据不完全统计，书中涉及的手法有：扳、搓、拿、摩、擦、掐、运、击（弹）、擦摩、摩运、搓运、擦搓、分、分摩、推拂、指按、掌熨、中指熨搓、一指点、指甲捻等。还有双手悬梁自重牵引法。推拿操作法有：扳脚尖、搓涌泉、擦摩迎香、摩运脐轮、擦摩手足、按摩风府、擦肩井、掐足三里、掐长强、掐脊中、擦背、擦两肩、熨搓迎香、拿两肘膊等，包含主动和被动操作。

9.《易筋经》中的推拿手法 明代托名达摩的《易筋经》有"揉法"专论，还有木杵、木槌、石袋拍打法，开后世捏筋拍打流派之先河。

第五节 清代的推拿手法

推拿医学在清代（1644～1911 年）发展缓慢。清代太医院将医学分科归并为九科，无按摩科。《清史稿·职官二》云："院判掌考九科之法。"除了正骨科采用手法治疗和一些医家在医疗活动中主动地结合运用推拿手法外，推拿基本上是在民间生存和发展。以"正骨八法"为代表的骨伤类手法在正骨科中确立了地位；小儿推拿疗法从南方向全国辐射，治疗范围扩大，手法渐多。

一、《医宗金鉴》对正骨手法的总结

1. 正骨手法的总结和正骨八法的提出 正骨科是清代推拿医学在临床学科的最后一块根据地。清代的太医院教科书《医宗金鉴》对手法为"正骨之首务"的论述，确立了手法在正骨科的地位："夫手法者，谓以两手安置所伤之筋骨，使仍复于旧也。但伤有轻重，而手法各有所宜。其痊可之迟速，及遗留残疾与否，皆关乎手法之所施得宜，或失其宜，或未尽其法也。盖一身之骨体，既非一致，而十二经筋之罗列序属，又各不同，故必素知其体相，识其部位，一旦临症，机触于外，巧生于内，手随心转，法从手出。或拽之离而复合，或推之就而复位，或正其斜，或完其阙，则骨之截断、碎断、斜断，筋之弛纵、卷挛、翻转、离合，虽在肉里，以手扪之，自悉其情。法之所施，使患者不知其苦，方称为手法也。况所伤之处，多有关于性命者，如七窍上通脑髓，膈近心君，四末受伤，痛苦入心者。即或其人元气素壮，败血易于流散，可以克期而愈，手法亦不可乱施；若元气素弱，一旦被伤，势已难支，设手法再误，则万难挽回矣。此所以尤当审慎者也。盖正骨者，须心明手巧，既知其病情，复善用夫手法，然后治之多效。诚以手本血肉之体，其宛转运用之妙，可以一己之卷舒，高下疾徐，轻重开合，能达病者之血气凝滞，皮肉肿痛，筋骨挛折，与情志之苦欲也。较之以器具从事于拘制者，相去甚远矣。是则手法者，诚正骨之首务哉。"

《医宗金鉴·正骨心法要旨》"手法释义"论述了正骨八法——摸、接、端、提、推、拿、按、摩。其中摸法为诊断手法。"摸法：摸者，用手细细摸其所伤之处，或骨断、骨碎、骨歪、骨整、骨软、骨硬、筋强、筋柔、筋歪、筋正、筋断、筋走、筋粗、筋翻、筋寒、筋热，以及表里虚实，并所患之新旧也。先摸其或为跌仆，或为错闪，或为打撞，然后依法治之。"接、端、提法主要为骨折整复手法，而按摩和推拿为软组织手法。"按摩法：按者，谓以手往下抑之也。摩者，谓徐徐揉摩之也。此法盖为皮肤筋肉受伤，但肿硬麻木，而骨未断折者设也。或因跌仆闪失，以致骨缝开错，气血郁滞，为肿为痛，宜用按摩法，按其经络，以通郁闭之气，摩其壅聚，以散瘀结之肿，其患可愈。""推拿法：推者，谓以手推之，使还旧处也。拿者，或两手一手捏定患处，酌其宜轻宜重，缓缓焉以复其位也。若肿痛已除，伤痕已愈，其中或有筋急而转摇不甚便利，或有筋纵而运动不甚自如，又或有骨节间微有错落不合缝者，是伤虽平，而气血之流行未畅，不宜接、整、端、提等法，惟宜推拿，以通经络气血也。盖人身之经穴，有人经细络之分，一推一拿，视其虚实酌而用之，则有宣通补泻之法，所以患者无不愈也。"

2. "骨错缝"学说与脊柱手法　《医宗金鉴》明确提出了"骨错缝"学说，对正骨推拿和脊柱推拿有指导意义："背者，自后身大椎骨以下，腰以上之通称也。其骨一名脊骨，一名膂骨，俗呼脊梁骨。其形一条居中，共二十一节，下尽尻骨之端，上载两肩，内系脏腑，其两旁诸骨，附接横叠，而弯合于前，则为胸胁也。先受风寒，后被跌打损伤，瘀聚凝结，若脊筋陇起，骨缝必错，则成伛偻之形。"对治疗脊柱错骨缝（后关节紊乱等），《医宗金鉴》主张先手法放松软组织，再行按脊复位手法，并配合药物内服外敷："当先揉筋，令其和软；再按其骨，徐徐合缝，背膂始直。内服正骨紫金丹，再敷定痛散，以烧红铁器烙之，觉热去敷药，再贴混元膏。"

《医宗金鉴》还有不少独特的正骨手法的应用实例，如腰部软组织损伤用坐位脊柱拔伸法治疗："腰骨，即脊骨十四椎、十五椎、十六椎间骨也。若跌打损伤，瘀聚凝结，身必俯卧，若欲仰卧、侧卧皆不能也。疼痛难忍，腰筋僵硬，宜手法：将两旁脊筋向内归附膂骨，治者立于高处，将病人两手高举，则脊筋全舒；再令病人仰面昂胸，则膂骨正而患除矣。内服补筋丸，外贴万灵膏，灸熨止痛散。"

《医宗金鉴》对正骨手法理论与方法的总结，对后世正骨推拿流派的形成有重要意义。

二、清代的小儿推拿手法

小儿推拿兴起于明代中后期，流行于中国的南方地区。清政府和正统医学界对手法医学的限制，未能阻止小儿推拿在民间发展。

这一时期小儿推拿著作的数量明显增加，重要者有《推拿广意》《幼科推拿秘书》《厘正按摩要术》等。

《推拿广意》，又名《小儿推拿广意》，熊应雄（运英）辑，约成书于1676年。书中论述了推拿在小儿惊风治疗中的作用；儿科诊断和治疗手法；手足45个小儿推拿特定穴的主治和图谱；手法着重介绍推法和拿法，并首次提出了"推拿手部次第"和"推拿面部次第"这两套推拿操作常规程序；绘有"推坎宫""推攒竹""打马过天河"等21帧手法操作图；最后为"脏腑歌"，论述脏腑病证的小儿推拿方法。明代的小儿推拿，大多以治疗惊风为主。本书除专设惊风一门外，还设诸热、伤寒、呕吐、泄泻、腹痛、痢疾、疟疾、积证、疳证、痫证、咳嗽、肿胀、目疾、杂症诸门，扩大了小儿推拿的治疗范围。还提出了手部和头面部的推拿操作常规法。

《幼科推拿秘书》，骆如龙（潜庵）撰，成书于1691年。卷一"歌赋论诀秘旨"，介绍儿科诊断法。卷二"穴象手法"，论述小儿推拿特定穴的定位、主治及补泻，亦论及推拿介质的四季选用。卷三"推拿手法"，论述分阴阳等42种单式手法和打马过天河等13种复合推拿操作法，认为分阴阳为"诸症之要领，众法之先声"，一切推法，必以分阴阳为起式。诸症推毕，又须以掐按肩井、拿食指和环指为"总收法"。卷四、卷五为临床治疗。"起式"和"总收法"的提出是本书的手法特点。

《一指阳春》，清代罗友隆（坦庄）辑，成书于1691年，为小儿推拿专著。介绍小儿推拿基本手法的"展指十则"（推、拿、掐、揉、剿、截、擦、运、按、摩）和组合手法的"假名取义佐治手诀"；论述小儿生理病理的"权衡运气""症镜""症衡""变蒸歌""实症""虚症"；用于诊断的"认症作用次第""面部方位形色图""食指虎口三关筋纹形色备览""验证歌诀"；以及"脏腑阴阳十二经络传注起止穴图""奇经八脉所起所至""掐手指端、足指端三阴三阳筋脉灵应图"；论述推拿治法的"拿法""吐法""泻法"；手足全身各穴"主治图""各穴治赋""十一穴诀"；小儿全身各部推拿套路；脏腑病证推拿操作法歌诀；推拿治疗歌诀"惊风牵掣搐搦头面手足治穴""真人传留应用症治歌诀""周身各穴通治歌诀""治诸般惊症痫法"和"诸惊推揉兼用焠燋各症异同"；最后以"推拿行气始终条例"结束。

《幼科铁镜》，夏鼎（禹铸）撰，成书于1695年。本书为儿科专著，但作者特别重视小儿推拿，卷一即载有小儿推拿法，凡例中亦有小儿推拿内容。书中介绍的小儿推拿法，均为作者家传或临床亲验，图穴亦经两代考索。临床不效者，如"老汉扳罾""猿猴摘果"之类，均予删除。作者认为"用推拿就是用药味"，而作"推拿代药赋"。如以"推上三关，代却麻黄、肉桂；退下六腑，替来滑石、羚羊"。书中将"六腑"定在前臂内侧正中，"三关"定在前臂外侧正中；认为"脾土"不在指侧，而居大指正面；"肝木"的定位亦遵《小儿按摩经》设在环指中节，而与大多数清代推拿著作设在示指不同。其他如主张男女八卦、三关、六腑俱在左手；推三关须推六腑以应之，推六腑须推三关以应之等观点，均成一家之言。

《保赤推拿法》，夏云集（字祥宇、英白）编，成书于1855年。书中论述了拿、推、掐、搓、摇、捻、扯、揉、运、刮、分、和等12种小儿推拿常用手法；介绍了开天门、分推太阴太阳、掐天庭至承浆以及揉耳摇头4法，主张推拿小儿皆应先用此4法以开关窍，然后辨证择用诸法。简介了揉太阳等穴的手法操作及主治，主张推毕各穴以掐肩井收功。所述86种小儿推拿常用操作方法中，以中指尖推到横门、横门刮到中指尖、掐中指甲、掐大指甲、捻五指背皮、刮手背、揉手背等法较有特色。

《推拿小儿全书》，徐宗礼（谦光）1877年著。开始部分为三言歌诀体，即后人所称之"推拿三字经"。随后有"推拿三字经序"和四言脉诀，有40多个腧穴及推拿操作法图解。认为古书所载推拿，皆适用于小儿，但人的经络气血，老幼没有本质的不同。只要根据年龄大小相应地增加推拿次数，小儿推拿法同样适用于成人。手法操作上主张4岁以下婴儿推拿300次，小儿为3000次，16岁以上的成人可达3万次。并主张独穴多推。

《厘正按摩要术》，张振鋆（原名醴泉，字筱衫）著于1888年。作者将胸腹按诊法引入了小儿推拿，对明代以来流行的按、摩、掐、揉、推、运、搓、摇小儿推拿8种基本手法做了全面总结，并介绍十四经穴和小儿推拿特定穴，以及推坎宫、推攒竹、双凤展翅、分阴阳、取天河水、苍龙摆尾、推三关、退六腑、水中捞月、按弦搓摩、猿猴摘果、凤凰展翅、推中指、飞经走气、天门入虎口、补脾土、二龙戏珠、赤凤摇头、推五经、运内八卦、打马过天河、十大手法、运外八卦、运水入土、运土入水等复合操作法。其经络、穴道和操作法均有图解。

《推拿指南》，清末河南唐系祥（字元瑞，又字瑞芝）著，6卷，补编1卷。成书于1899年，刊刻于1906年，增补于1910年。前6卷论述小儿推拿。卷一总论，卷二穴道图像，卷三推拿代药赋、手法注释，卷四、卷五治法歌，卷六方药。附编卷七，将小儿推拿法用于痫、痨、气鼓、膈噎、翻胃、呃逆、诸疮、疟疾、疮疡、眼疾等成人病证的治疗。

三、清代医籍中的推拿手法

1.《理瀹骈文》中的推拿手法　《理瀹骈文》是吴师机（尚先）的一部外治法专著。其特点是药物外用，方法有膏药、敷、熨、熏、洗、坐、塞、吹等，尤为重视药摩、膏摩。吴氏将他的药物外治方法，归纳为"炒熨煎抹"："炒熨即摩也，煎抹即浴也。"主张"运手法于炒熨煎抹之中"，以炒熨煎抹代替推拿、针灸。对于药物外治的机理，认为"外治之理即内治之理。外治之药即内治之药。所异者法耳……治在外则无禁制，无窒碍，无牵掣，无沾滞"。其外治理论，突出一个"通"字，认为"通则不痛""气血流通而病自已"；并进一步提出了"外治者，气血流通即是补"的观点。前人曾有针灸、按摩有泻无补之说，"气血流通即是补"观点的提出，为推拿手法在临床各科的应用提供了理论支持。《理瀹骈文》涉及的推拿手法，有擦、三指擦、揉、抹、推、拍、刮、拿、搓、捏、梳、搓挪、足踏等。手法操作上提出"手势不可过重，令病人难受"。其操作部位包括头顶、胸腹、肚脐、腰背、命门、手心、腿弯、足心等全身各部，有摩腰、摩脐、摩巅、擦太阳、擦天庭、擦项、擦背、擦胸、擦足心、擦耳背、揉腹、抹胸背、抹胁、抹胸腹、按胸、拍胸、刮背心、拍手足心等操作法，而以摩腹、擦背为常用。

2.《石室秘录》中的推拿手法　陈士铎的《石室秘录》专辟"摩治法"篇论述手法。

多人操作手法："手足疼痛者，以一人抱住身子，以两人两腿夹住左右各足一条，轻轻捶之千数，觉两足少快；然后以手执其三里之间，少为伸之者七次；放足，执其两手，捻之者千下而后已。左右手各如是。一日之间，而手足之疼痛可已。""颈项强直，乃风也。以一人抱住下身，以一人手拳而摇之，至数千下放手。深按其风门之穴，久之，则其中酸痛乃止。病人乃自坐起，口中微微咽津，送下丹田者，七次而后已。往往一日即瘥。"还用此法治疗"口眼㖞斜"。多人手法的具体操作手法包括捶、伸、捻、摇、按、摩等。

揉腹法："脏腑癥结之法，以一人按其小腹揉之。不可缓，不可急，不可重，不可轻。最难之事，总以中和为主。揉之数千下乃止。觉腹中滚热，乃自家心中注定病，口微微漱津，送下丹田气海，七次乃止。如是七日，癥结可消。"这里对揉法操作"不可缓，不可急，不可重，不可轻"而"以中和为主"的要求，适用于大多数推拿手法。

在"动治法"篇中，除了介绍自我竹筒转踏法外，还介绍了一种"反转病人之手在背后，以木槌捶之"和"将其手延拳回不已"的上肢被动运动法。

3.《按摩经》独特的推拿手法　《按摩经》抄本，作者未详。成书于1664年以前，1817年又有人做了整理补充。本书的理论与手法均别具一格。

（1）动脉按压法　本书对首见于《内经》的动脉按压法做了系统总结，丰富、发展了这一独特手法。书中多处记载了股动脉、锁骨下动脉、腹主动脉、胸肩峰动脉、腋动脉和腘动脉按压法，认为有发散四肢脉气、引邪热下降等作用。如："丹凤展翅一：命患者正坐。用右手从左边掐患人水突穴，有动脉应手，按定觉腋下微痛，膊肘引痛，手指酸麻。将大指轻轻抬起，觉热气从胳膊手指出。又用左手从患人右边掐水突穴动脉，按法与左同，令四肢脉气发散，不至闭塞也。""黄蜂出洞二：令患人仰卧，以两手大拇指按定云门穴，有脉应手，觉膊手沉紧麻木，将大指轻轻抬起，有气从膊手出也。""烧山火六：用右大拇指按动紧处，重重切之，随呼吸二七数，慢慢抬起，觉两腿麻木，是邪热下降，随经而发下两腿，犹如火热而行至两足是也。如不到复按切。""透心凉七：用手按膈下脉气不和者，或左或右，随气重按轻抬，使热气行下直至腿足，岂复上攻心哉。经云：脉气和则脏气平，心家自然清凉矣。"

（2）踩跷法　本书还详细描述了足踏、脚蹬法的操作及功用。如"踏破双关十三：必当令患者平伏，两大腿根有横纹，名曰承扶穴，斯为背部总络，腿处大经，此穴若闭，气血不得流通。治从承扶穴以脚踏定，右脚蹬左腿，左脚蹬右脚，踏稳不宜摇撼，觉腿足麻，将脚轻轻抬起，有热气到足。此开关破壁之法也。""金鸡独立十四：人胃脘结块，手拿不动。用脚踏住病处，觉脚下有动是也。稳稳踏定，觉气散脚足麻木，轻轻抬起，有余热行至足底。此除邪扶正之法。"

（3）小儿推拿手法　总论有"神拿"七十二法，手法操作从头部始，至胸胁、肚腹、背部和下肢。另外还载有一套相当于小儿推拿"大手法"的推拿操作法。

4.《医学衷中参西录》中的治痰厥手法　张锡纯在《医学衷中参西录·治痰饮方》中介绍了两种抢救"痰厥"的特殊手法："点天突穴以治痰厥，善针灸者，大抵知之。而愚临证体验，尤曲尽点法之妙。穴在结喉（项间高骨）下宛宛中。点时屈手大指（指甲长须剪之），以指甲贴喉，指端着穴，直向下用力（勿斜向里），其气即通。指端当一起一点，令痰活动，兼频频挠动其指端，令喉痒作嗽，其痰即出。""捏结喉法，得之沧州友人张献廷，其令人喉痒作嗽之力尤速。欲习其法者，可先自捏其结喉，如何捏法即可作嗽，则得其法矣。然当气塞不通时，以手点其天突穴，其气即通。捏结喉，必痒嗽吐痰后，其气乃通。故二法宜相辅并用也。"

5.《修昆仑证验》中的揉积手法　《修昆仑证验》，天休子撰于1846年。主要论述以自我按摩（"揉法"）消"积"的机理与方法。作者认为诸多衰老症状之病根皆在于"气血凝结"之"积"，而消"积"之法，莫过于"揉"。"凡有积滞，无不宜揉。""通则无积。"认为："凡百病症，皆以气血为主，通则无积，不通则积。新则积小，久则积大。不论大小内外病症，果能揉之使经络气血通畅，则病无不愈者，不必争此揉积之名分今古也。""揉"的部位，主要在头面部，尤以"夹车"为重点，其次有眉心、百会、目眦、耳门、山根、颧夹和海底（会阴部）。

6.《动功按摩秘诀》中的推拿手法　《动功按摩秘诀》，汪启贤（肇开）、汪启圣（希贤）编，成书于1696年。第一部分为成人推拿疗法，介绍中风、面瘫、劳伤、癫痫、痔疮、脱肛、水肿、呕吐、黄疸、噎膈、瘰疬、咽喉肿痛、鹅掌风、腰痛、胃脘痛、泄泻、感冒、疟疾、哮喘、咳嗽、肺痈、头痛、月经不调、不孕等内、外、妇、五官科病证的推拿治疗。推拿手法以穴道按压和推擦为基本手法，一般是在某穴上"掐五七十度，擦五七十度"，同时指导患者练习静功调摄。第二部分为自我导引疗法，包括自我按摩、肢体动功和调息。自我按摩法有击天鼓、摩太阳、掐太阳、揉耳、擦脚心、摩昆仑、摩脐轮、摩鼻两旁、摩腰膊、摩精门、摩腿、擦胸、捶臂、扳脚、指按尾闾等。第三部分为小儿推拿疗法，有小儿推拿复合操作法"手诀"的介绍。

7.《治眼九法》中的推拿手法　《治眼九法》，作者未详。清抄本附于《陆地仙经》后，有眼病自我按摩手法。全文如下："治眼九法：梳：将两手之指搽开梳，自眉际至眼下。九次。揊：屈两大指骨，自大眼角横搽至小眼角外。九次。勒：并手指，横勒眼皮。九次。撮：搽五指，撮眼皮上，如撮物之状。九次。一撮一摔。撮时闭目，摔时开目。攀：左手从项后攀右眼，右手从项后攀左眼。各九次。揉：屈两大指骨，蘸少津唾，揉大小眼角。各九次。运：搓热两手心，摩眼上，九次，如勒状。转：闭目转睛。各九次。闭：闭目良久，忽大睁开。"

第六节　近代的推拿手法

　　推拿医学发展至近代，在学术上、体制上都面临着无比严峻的考验。既要面对西医的全面挑战和医政部门的中医存废之争，又要抵御西方按摩术引入中国的冲击。此外，更面临中日甲午战争、八国联军侵华、辛亥革命、军阀混战、北伐战争、国共内战，以及14年抗日战争的连年战乱和社会动荡。但是，中医推拿仍能顺时而进，在对外抗争中求生存，在自我否定中求突破，在脱胎换骨中求创新，完成了从传统推拿向现代推拿的转身。地区性民间推拿流派的形成和吸纳刚刚传入的西方按摩手法，是1911年辛亥革命前后至1949年这一时期推拿手法的特色。

一、近代主要推拿流派的特色手法

　　1. 一指禅推拿流派的推拿手法　一指禅推拿流派的师承关系可上溯到清代河南的李鉴臣。李氏于咸丰年间（1861年前后）传江苏扬州丁凤山（1847—1920）。丁氏早期推拿行医于扬州，1912年定居上海。当时的《上海指南》有其推拿执业介绍。此后在上海和江浙间以门诊和出诊行医，并广收门徒，为江浙两省一指禅推拿创始人。传有推拿著作《一指定禅》。入室弟子有王松山、钱福卿、丁树山等十余人。早期的一指禅推拿流派手法，据《一指定禅》记载，主要有推、揉、缠法。民国《一指禅推拿说明书》和《黄氏医话》记载一指禅推拿有按、摩、推、拿、搓、抄、滚、捻、缠、揉十大手法。以后"又增加了摇、抖两法，演为十二法"（朱春霆语）。

　　2. 㨰法推拿流派的推拿手法　㨰法推拿流派创始于丁季峰（1914—1998），其伯祖父丁凤山、父丁树山均为一指禅推拿大家。1936年在沪开设推拿诊所。最初以一指禅推拿流派正统手法为主治疗内、妇科疾病。为解决越来越多的中风偏瘫和大量的运动系统病痛的临床疗效和工作效率问题，于1939年将一指禅推拿流派原有的滚法加以改进，把手背近尺侧部作为接触面，保留了一指禅推类手法的节律性操作，既加强了刺激量，又柔和舒适，更提高了手法的效率。为与原来的"滚法"相区别，故取名"㨰法"。㨰法最早记载于1945年其所著《推拿医术原理简论》。后来又将㨰法与各部关节被动运动相结合，并辅以揉法和按、拿、捻、搓等法，形成了风格独特的㨰法推拿流派。㨰法现已成为我国最有影响的推拿手法之一。

　　3. 内功推拿流派的推拿手法　内功推拿流派的师承脉络，可追溯到清末山东济宁的李振基（字树嘉，1834—1909），传同乡马万起（1884—1941）。马氏于20世纪20年代初来到上海，早期以教查拳兼行医，后专注内功推拿，传马万龙、李锡九。内功推拿强调在指导患者锻炼少林内功的基础上施以推拿治疗，代表手法是擦法（原称平推法），其他尚有击、拿、点、分、合、扫散、理、劈、抖、搓、运、拔伸等法。临床应用中有一套全身常规操作法，有特色者如抓五经、扫散颞部、擦胸背部、抹掌背、理五指、震囟门、震大椎等。

　　4. 脏腑推按流派的推拿手法　清同治年间，河北雄县王文（1840—1930），中年患咯血之症，多方医治罔效。幸遇一游方道人，以手法为他治愈顽疾，并赠以《推按精义》一书。王氏遂因病成医，以手法为人治病，名闻河北塘沽一带。1910年后收王雅儒为单传弟子。王雅儒从师十余年，后据王文所授及个人经验，口授而成《脏腑图点穴法》。该派以推按、点穴为主要手法，以腹部操作为主，重视脾胃，注重调理阑门穴，贯通上下气机。

　　5. 腹部按导流派的推拿手法　安纯如，清末河北保定高阳人，擅腹脉按导术。传《按导经》八卷于湖北袁正道（1891—1981）。袁氏1927年与兄袁正伦在上海法租界开设"兄弟按导医寓"，分别著有《证道居士按导医效录》《按导一得录》。袁氏腹脉按导术的特点是腹部按摩，有腹部总持法、分持法、匀气按导法、提气按导法、复命按导法、辟命按导法等。安纯如的亲传弟子还有天津的刘希增、胡秀璋（著有《推拿学讲义》《腹部推拿学简编》）。

类似的腹部推拿流派还有腹诊推拿流派。河北武邑人骆俊昌（1881—1965），早年随父习摄生之道及推拿治病法，后受教于当地名医李常。传子骆竞洪，继承了几近失传的古代腹诊法，结合独特的手法，形成了腹诊推拿流派。诊法上重视腹诊，常用手法有推、拿、按、摩、捏、揉、搓、摇、引、重等，治法上突出补、温、和、通、消、汗、吐、下八法。

另外，各地均有以治疗骨伤科疾病为主的推拿法流传，可泛称"正骨推拿法"。"捏筋拍打法""点穴推拿法"等特色推拿法也开始形成。

二、近代推拿著作中的推拿手法

近代的推拿著作仍以小儿推拿为多，手法少有新意。较重要者有：

《一指禅推拿说明书》，黄汉如撰，1913 年初版，至 1935 年已再版 14 次，以后再版时曾易名《推拿科说明书》。是书为黄氏普及推拿知识并介绍其推拿诊所的宣传资料。简要介绍了一指禅推拿的源流及其与传统推拿法的区别，指出一指禅推拿除传统的按、摩、推、拿手法外，更以搓、抄、滚、捻、缠、揉为特色。强调一指禅推拿医师须习练内外功。将一指禅推拿的效能，归结为诊治切实、奏效神速、攻补得宜。该书提出了推拿戒毒。黄汉如编著的一指禅推拿著作还有《黄氏医话》（1935 年）。

《小儿推拿补正》，钱祖荫著于 1916 年。书中"推拿十三字释义"一节，对推、拿、掐、运、揉、拈、搓、摩、按、摇、摄、分、合等 13 种小儿推拿手法做了简明扼要的定义。如"推：用指甲循经络穴道之上、下推之，使血气达到病所也。拿：用手指紧握其病之所在如捉物然，然后或用运、揉、搓、摩以散之。掐：用指甲在部位上掐之，以聚乏血于其所；掐后，气血即散。运：或用大指，或屈中指，随左、右、阴、阳、气、血而旋转之。揉：或用指，或用掌，以揉散其血气也。拈：用两指拈病儿手指而左右之，以调和其血气也。搓：与拈不同，拈是有左右，搓则以指向前，较推法短而急，较摩法重而着，使血气随指下往来也。摩：以手或指在皮毛上用之，以去气分、血分之表病。按：用指在部位上扪按之，使气血流通而不骤散也。摇：以手握病儿之手或足，摇动之使气血活动而消痞塞也。摄：摄与拿不同，拿是握其病之所在；摄是在经络穴道要害上提摄其气血，使掣动也。分：于病儿手背中指节末用两手大指分阴阳而理气血。"

《推拿卫生正宗》，唐系祥（元瑞）撰，1925 年刊行。作者在《推拿指南》的基础上，详加白话注释，增加了卫生十段锦法（自我养生按摩法）和推拿医案。有卫生说、卫生十段锦法、医箴铭、穴道、问答、图像、手法图像、手法歌、效案等内容。不仅介绍小儿推拿，更将小儿推拿法全面应用于成人，把推拿法作为卫生之法、强民之术。书中的推拿操作图，均为成人形象。记录的 180 多个推拿医案，也以成人为主。

《证道居士按导医效录》，袁正道（字达三，号证道居士）撰，1929 年铅印本。主要内容为袁正道以"按导"术行医的医案，有"证道居士海上医榜记""证道居士医述""证道医廛弟子记"等章节，主张按摩之术应称为"按导"。

《推拿儿科秘集》，孙和亭编辑，1929 年印刷。有指南赋、病源论、保生歌、观形察色审病歌等儿科诊断歌赋；详细记载了小儿推拿操作法和小儿病证推拿治疗，有痘疹专论。全书以《小儿推拿秘书》为蓝本，其中"余之心法"，为作者之个人经验。

《推拿捷径》，女医师马君淑（玉书）1930 年著，为小儿推拿专著。有按、摩、掐、揉、推、运、搓、摇八法解义，以及小儿诸症的八法选择运用；"面部推拿次序歌""推拿头面各穴歌""手臂各部推拿次序歌""推拿指掌肢体各穴歌"等，均附以图示。马氏提出"小儿及成年男女早夜如患急病，家人不谙推拿，不妨先用提刮""小儿不药比较服药似为有益"等观点，并编写了"推拿代药骈言"。

《按摩十法》，赵熙（字辑庵，自号遁仙）著，成书于1934年。这是近代较为优秀的推拿手法专著。主要论述摸、推、刭、敲、伸、活、抖、拿、广、意10种推拿手法。主张"血病宜多摸，气滞宜多刭，筋缩不舒宜多伸，行动不利宜多活，骨节屈伸不利宜多抖，癥瘕积聚诸病宜多推，油膜障碍宜多拿，气道不顺宜多广，神志误用宜多意"。其中广法为一种双手复合操作，于经络上下各选一穴，以一手推摩一手敲打，或一手摸一手推，或一手推一手敲，有较好的运气通络作用。伸法是一种被动拉伸软组织的方法。活法主要是一类关节被动运动手法。作者还论述了指针及手法的补泻。

《保赤推拿秘术》，彭慎（蕴公）编，成书于1931年。后改名《窍穴图说推拿指南》。除小儿推拿基本手法外，还介绍了154种"实用手术"（单式操作法）和33种"大手术"（复合操作法），并将推、揉、搓、摇、刮、运、掐、拿、分、和十种小儿推拿常用手法编成了"基本手术歌"："上下挤动是为推，揉惟旋转不须离，搓为来往摩无异，摇是将头与手医，刮则挨皮稍用力，运须由此往彼移，掐入贵轻朝后出，拿宜抑下穴上皮，惟分两手分开划，和字为分反面题。"

《推拿医术原理简论》，丁季峰著，成书于1945年，1950年《上海名医志》称之为《推拿医术原理简说》。1945年许尚文《当代医家传略》刊登了该书序言："盖以人体生理组织之复杂，疾病之侵，有者非仅药物所能尽疗治之能事，实有以手术助治之必要，是以本医术之创，殊为当年医学界之推重也。本医术在治疗上所施运之手术有数种之异，如推、按、擅（缠）、揉、抖、㨰、摩、搓、拿等。其在治疗上之奏功，非仅须医识宏博，经验丰富，尤以精良之手术为依归，决非仅知皮毛而未能运用全部技术者所能为力焉！"这是㨰法首次见诸书刊。

三、中外手法医学的碰撞与交融

西方手法医学传入中国的标志，是一批西方按摩著作中文译本的刊行。

西洋按摩手法（民国时期多称"手术"或"手技"）主要分轻擦法、重擦法、揉捏法、叩打法四类，还有振颤法和关节运动法。西洋按摩术特别重视人体解剖和生理病理知识，还有适用于人体的分部手法、全身各部按摩操作法与操作程序。另外，按摩前的准备与消毒，按摩治疗的禁忌证和注意事项，以及按摩器械和用品的使用，这些都是当时的中医推拿所欠缺的。西方手法医学中最有特色的是Ciropractic，也以"按脊术"或"按脊疗法"之名引进中国。

1910年（清宣统二年），丁福保编译了《西洋按摩术讲义》。1928年改名为《西洋按摩术》。该书由日本河合杏平原著，系统介绍了西方按摩术，从轻擦法、重擦法、揉捏法和叩打法四类基本手法、关节运动法、分部手法，到全身各部的按摩操作法与操作程序，皆详为论述。全书有大量手法插图。该书首次向中国展示了西方手法医学。

1925年，中华护士会薛受益翻译《推拿法引言》，盖仪贞（Nina Gage）撰，1925年初版。原名 *Introductory Notes on Massage*。简要介绍了西洋按摩术的机理、治疗作用和注意事项，介绍了四大类手法，即按抚法、揉捏法、摩擦法和叩打法，最后记载了全身性推拿操作程序。

1932年，陈奎生、金兆均翻译了美国运动按摩专家哈特维尼逊的《实用按摩术与改正体操》，全面介绍了西方瑞典式按摩法和瑞典式治疗体操。

1933年，西医曹泽普编写《按摩术实用指南》（1934年刊行），将家传数代的按摩经验与西方按摩术融为一体，详细阐述人体之解剖、关节之机能、病理之癥结、器官系统之构造及按摩手法、主治病证等。强调按摩为至高无穷之术，把解剖知识融会于按摩术中。书中按摩的内容有按摩施术之规则、病理须知及按摩实用法、按摩急救法及图、西法按摩大义等。图文并茂地介绍了开导式、启通式、收抚式、补气式、和络式、顺循式、推动式、拿复式、揉合式、捶击式10种按摩法。

1934年，杨华亭撰《华氏按摩术》。这是一部将近代东西洋医学科学知识与中国传统推拿古法相会通的推拿专著。所介绍的手法，主要为揉旋法与摩抚法，尚有拇指按压法、骨节按压法和侧手叩打法等。另有一套全身各部推拿操作法，包括推摄头部、推摄颈项、推摄胸前、按摩振摇腹部、摩抚胃部、摩抚大小肠部、抓摄与叩打背腰、按揉拨动上肢、叩打抓摄下肢，既可分部治疗，又可用于全身性推拿保健。

1935年，谢剑新著《按脊术专刊》，简要介绍了西方按脊疗法（Ciropractic），并论述了伤科推拿与按脊术的关系。谢剑新1936年曾以按脊术参与了章太炎的临终抢救。

1936年，紫霞居士编译的《西洋按摩术》出版。

杨则民在浙江中医专门学校任教期间（1933～1936年），编印了《推拿术新论》。内容以西洋按摩术为主。

1940年左右，天津国医函授学院编印的《新国医讲义教材——按摩科》同时介绍中、西按摩术。包括：①中国按摩术：开豁施术法、伸舒施术法、顺回施术法、益气施术法、活血施术法、迁挪施术法、正骨施术法、旋转施术法、震动施术法。②西洋按摩论：包括适应证；禁忌；施术之准备；术式（轻擦法、强擦法、揉捏法、叩打法、振颤法、关节运动及反抗运动）。③小儿推拿法。从这两本教材可以看到西方按摩术已进入当时的中医院校课程。

上述西方手法医学著作的中译本或编译本，促进了中西手法医学的交流。中医推拿积极应对西洋按摩术的传入，取长补短，加强了对人体解剖、生理病理的研究，诊断参考西医病名，推拿操作采取经络腧穴与解剖部位相结合，将关节运动类手法融入了中医推拿体系。

第七节   推拿手法的现代发展

一、复苏与普及（1950～1976年）

从20世纪50年代至1976年，推拿处于复苏和普及期。这一时期的特点是推拿正规教育的开展，以及推拿临床治疗的普及。

1954年，天津开设按摩科；北京中医学会开设按摩研究班，卢英华主讲。1955年，重庆举办西医学习中医班，推拿课程由骆竞洪主讲；北京广安门医院开设按摩科。1956年上海卫生学校开办推拿训练班，1958年更名为上海推拿医士学校和上海中医学院附属推拿学校，学制3年，从此开始了正规的推拿学历教育。同年，上海成立推拿门诊部，北京成立了按摩医院。国家体委运动司委托北京体育学院举办全国第一届运动按摩训练班，曹锡珍主讲。南京中医学院编写的中医参考教材《中医学概论》第七章为"按摩概要"。1959年武汉市中医院创建按摩科，河北省中医门诊部成立按摩科。1960年，第七军医大学开办两年制推拿专业班。同年，卫生部委托上海中医学院附属推拿学校举办全国推拿医师进修班。江苏省中医院附属针灸推拿学校成立。

1965年，山东中医学院举办推拿进修班，编有推拿教学参考资料《中医推拿学》一套10册。1973年9月，上海中医学院举办了第二期全国推拿师资训练班，次年6月结业。1974年上海中医学院开设三年制针灸、推拿、伤科专业。1975年，冯天有编写《新医正骨讲义》，并举办全国中西医结合治疗骨关节软组织损伤学习班,开始全国性推广脊柱手法诊治腰椎间盘突出症和颈椎病等脊柱疾患。

这一时期有代表性的推拿和推拿手法著作有:《慢性病按脊疗法》(范凤源编译,1953);《新推拿法》(陈宇清,1955);《推拿疗法简述》(江静波,1955);《新推拿十八法详解》(陈宇清,1957);《小儿推拿疗法新编》(江静波,1957);《中医推拿学》(上海中医学院附属推拿医士学校,1959);《点穴疗法》(马秀棠,1959);《儿科推拿疗法简编》(山东省中医进修学校,1959);《推拿学》(上海中医学院附属推拿学校,1960);《中医按摩学简编》(安徽医学院附属中医院,1960);《实用儿科推拿讲义》(青岛市立中医院,1960);《中医推拿学讲义》(上海中医学院,1961);《脏腑图点穴法》(王雅儒,1962);《简易推拿疗法》(赵正山,1962);《小儿推拿学概要》(张汉臣,1962);《峨嵋天罡指穴法》(周潜川,1962年著,出版于1985年);《胃病推拿法》(陈宇清,1963);《伤科按摩术》(郑怀贤,1964);《推拿手法讲义》(上海中医学院附属推拿学校,1964);《按摩》(天津医院等,1974);《推拿学》(上海中医学院,1974);《推拿学》(上海中医学院,1975);《小儿推拿疗法》(湘西土家族苗族自治州卫生学校,1975)等。

这一时期推拿临床研究在各地逐渐展开。除骨伤科疾病外,推拿治疗的范围还扩展到其他临床学科疾病,如胆结石、胆道蛔虫症、小儿蛔虫性肠梗阻、白喉、疟疾、乳腺炎、电光性眼炎、麦粒肿等。推拿(指压)麻醉也成功地应用于甲状腺摘除、疝修补、胃大部切除、剖宫产等手术。

二、发展与繁荣（1977年以来）

1976年"文化大革命"结束以后,推拿学科进入高速发展的快车道。推拿的临床、教学、科研全面展开。推拿成为国家对手法医学和手法临床分科的正式命名。中医医院设立推拿科,中医院校开设推拿专业。推拿学术活动空前活跃,主要大事有:

1978年春,上海中医学院招收五年制针灸推拿伤科专业学生。1979年,上海中医学院成立针灸推拿系,设针灸推拿专业。1979年,全国推拿学术经验交流会在上海中医学院召开。会上放映了《推拿流派手法介绍》等推拿手法教学片。1982年,上海中医学院设立五年制本科推拿专业。1983年,福建省成立按摩学会;武汉召开按摩与导引学术会议;广州召开"广东省按摩气功学术交流会"。1984年,重庆市成立推拿医学研究会,并创办《推拿医学》;上海中医学院举办第三期全国推拿师资培训班。1985年,广东省中医研究所创办《按摩与导引》杂志;中国传统医学手法研究会在北京成立;南京中医学院针灸系设立三年制推拿专业。在此前后,北京等中医学院也相继设立推拿专业或针灸推拿专业。1986年,上海中医学院成立推拿系,开始招收推拿专业研究生。1987年,丁季峰主编的《中国医学百科全书》推拿学分册出版。

1987年,全国性推拿学术团体——中华全国中医学会推拿学会(后改称中华中医药学会推拿分会)在上海成立,首届推拿专业委员会主任委员曹仁发,第二、三届主任委员严隽陶,第四届主任委员房敏,第五届主任委员宋柏林。全国性的推拿学术活动是中华中医药学会推拿分会推拿学术交流会。1988年,首次全国推拿学术交流会在上海举行,以后第2到第16次会议分别于1990年(南宁)、1993年(郑州)、1995年(杭州)、1997年(无锡)、1999年(昆明)、2002年(广州)、2004年(郑州)、2006年(杭州)、2008年(长春)、2010年(上海)、2011年(南宁)、2012年(黄山)、2013年(深圳)、2014年(贵阳)、2015年(武汉)、2016年(北京)、2017年(长沙)、2018年(海口)、2019年(天津)、2020年(长春)召开。

1989年,上海中医药研究院推拿研究所成立。1991年,武汉按摩学会在武汉主办"按摩与导引"首届国际学术研讨会。1996年，南京中医药大学成立针灸推拿学院。不少中医院校的推拿专业已从专科发展到本科。1997年，上海中医药大学首次招收推拿博士生。1999年，上海岳阳医院的全国推拿专科医疗中心获国家中医药管理局批准。2001年，全国推拿文献与学术流派学术交流会在上海召开。分别由王之虹和罗才贵主编的全国高等中医药院校21世纪课程教材《推拿手法学》和《推拿治疗学》出版。2003年，严隽陶和王国才主编的"十五"国家级规划教材《推拿学》和《推拿手法学》出版。全国脊柱推拿学术研讨会在湖北召开。2007年，王国才主编的"十一五"国家级规划教材《推拿手法学》出版。2008年，严隽陶和范炳华分别主编"十一五"国家级规划教材《推拿学》。2009年，赵毅、王诗忠主编的全国普通高等教育中医药类精编系列教材《推拿手法学》出版。2012年和2013年上海中医药大学举办了2期国家级继续教育项目推拿手法学师资培训班。2013年和2016年赵毅、季远主编的全国中医药行业高等教育"十二五""十三五"规划教材《推拿手法学》出版。

　　这一时期的推拿手法的发展以科研实验的开展为先导。一些跨学科学者也加入了推拿科研的行列，多学科渗透研究推拿的局面已经形成。研究人员从生理、生化、神经电生理等各个角度，研究推拿手法及其效应，取得了一批有质量的成果，丰富了推拿手法理论，向传统推拿手法经验注入了现代科学内涵，为现代推拿手法学的形成提供了充足的养料。研究方向主要有推拿手法动力学研究、推拿镇痛研究、推拿生物效应研究等。科研课题有"中医推拿摆动类手法动力学分析""推拿手法测定仪数据采集处理研究""推拿手法深透性与生物组织作用机制研究""轻重不同手法对伤害性疼痛刺激的镇痛机理研究""中医摆动类手法的动力学研究"等。房敏领衔的"基于中医特色疗法的理论基础研究"及其子课题"中医特异性手法治疗脊柱病""'经筋'和'骨错缝'理论基础研究"，列入国家科技部"国家重点基础研究发展计划"（973计划）。

　　推拿手法的教学工作也向高层次发展。山东中医学院和上海中医学院在20世纪80年代相继研制成功了推拿手法力学测定仪，已应用于教学和科研。推拿手法教学正向数字化、多媒体化、网络化发展。在推拿手法的理论研究方面，发表了一批有关手法的分类、补泻、手法意外、流派手法和独特手法介绍等论文。国内外推拿手法的交流日益增加。推拿的对外教学与交流工作广泛开展。整脊、指压、反射区按摩法等国外推拿法也介绍进了中国大陆。

　　推拿手法的临床研究工作向广度和深度发展。除骨伤科疾病外，糖尿病、精神分裂症、冠心病、心绞痛、哮喘、肺气肿、神经性皮炎、慢性疲劳综合征、肿瘤的推拿临床治疗与研究，也取得了成果。

　　一指禅推拿、内功推拿等特色推拿手法及流派在多地相继申报非物质文化遗产成功。各级推拿名老中医的传承工作正在展开。

　　此期间出版的含推拿手法的综合性推拿著作和推拿手法学专著有：《实用中医推拿学》（骆竞洪，1982）；《推拿学》（俞大方，1985）；《中医推拿学》（俞大方，1985）；《中国医学百科全书·推拿学》（丁季峰，1987）；《齐鲁推拿医术》（孙承南，1987）；《推拿手法学》（曹仁发，1987）；《中华推拿医学志·手法源流》（骆竞洪，1987）；《实用推拿手法彩色图谱》（孙树椿，1988）；《按摩推拿手法萃锦》（李茂林，1989）；《按摩手法集锦》（胡晓斌，1989）；《实用推拿手法图解》（费季翔，1990）；《袁氏按导学》（袁靖，1991）；《幼科推拿三字经派求真》（赵鉴秋，1991）；《中医推拿学》（曹仁发主编，1992、2006二版）；《中国推拿》（金义成、彭坚，1992）；《中国推拿手法学》（李业甫主编，1992）；《中国推拿大成》（王之虹、严隽陶，1993）；《中国按摩全书》（北京按摩医院，1993）；《推拿大成》（丁季峰，1994）；《推拿手法图谱》（沈国权、严隽陶，1994、2004二版）；《推拿手法技巧图解》（王金柱，1994）；《中华推拿大成》（王云凯，1995）；《推拿手法学》（周信文，

1996);《现代中医药研究大系·推拿分册》(严隽陶、赵毅, 1998);《李祖谟论中国传统手法医学》(李祖谟, 1998);《实用推拿学》(邵铭熙, 1998);《中国推拿全书》(夏治平, 2000);《推拿手法学》(周信文, 2000);《推拿手法学》(王之虹, 2001);《中国手法诊治大全》(韦贵康、张志刚, 2001);《脊柱推拿的基础与临床》(李义凯, 2001);《推拿学》(严隽陶, 2003);《推拿手法学》(王国才, 2003、2007 二版);《海派儿科推拿图谱》(金义成, 2003);《推拿学》(严隽陶, 2004);《中国传统推拿手法图谱》系列 (费季翔, 2005);《中国脊柱推拿手法全书》(李义凯, 2005);《推拿学》(罗才贵, 2008);《推拿学》(范炳华, 2008);《推拿学》(严隽陶, 2009);《推拿手法学》(赵毅、王诗忠, 2009);《推拿手法学》(王之虹, 2012);《推拿手法学》(赵毅、季远, 2013、2016 二版);《推拿手法学》(吕明, 2014);《推拿手法学》(张光宇, 2015);《推拿手法学》(刘智斌、陆萍, 2019);《推拿手法学》(周运峰、房纬, 2019);《推拿手法学》(李同军, 2020) 等。

　　推拿手法学的发展史既是一部医学奋斗史，更是一部创新进步史。借助当前新时代中医药发展天时、地利、人和的大好时机，充分发挥推拿的独特优势，推进中医药现代化，推动中医药走向世界，把老祖宗留给我们的中医药宝库保护好、传承好、发展好，坚持古为今用，努力实现中医药生文化的创造性转化、创新性发展，使之与现代健康理念相融相通，服务于人民健康，在建设健康中国、实现中国梦的伟大征程中谱写新的篇章。

【思考题】

1. 《内经》对推拿学科的发展起到了怎样的作用？

2. 隋唐时期太医署按摩科的人员配置有何区别？

3. 明代隆庆五年后，按摩科朝哪些方向分化？

4. 小儿推拿体系建立的标志是什么？

5. 近代主要的推拿流派有哪些？

扫一扫，查阅本章数字资源，含PPT、音视频、图片等

【导学】

本章重点学习推拿手法的定义和分类、作用原理、基本要求、适应证和禁忌证等基础理论知识。要求掌握推拿手法的定义、基本要求、禁忌证和异常情况的处理，熟悉推拿手法的命名、分类和作用原理，并对推拿手法学的学科特点和推拿介质有所了解，夯实创新发展基础。

第一节　推拿手法的定义

推拿手法是指在中医基本理论指导下，术者以手或肢体其他部位或器械，按照规范化的技术要求，在受术者一定的部位或腧穴上所做的以防治疾病和保健强身为目的的技巧动作。

上述定义包含了以下4个要素。

一、手法操作的目的

手法是防治疾病的手段，广泛应用于治疗医学、康复医学、预防医学和保健医学。在防治痹证（各个部位的疼痛、麻木与功能障碍，如腰痛、膝痛等）、痿证（肌肉萎缩、痿软无力）、中风偏瘫、五官病证、脾胃和其他脏腑病证（胃痛、腹痛、胆绞痛）等疾病方面，独具卓越的疗效。手法的另一目的是保健强身。手法操作以其过程舒适、无毒副作用和确切的强健功能而在保健领域居重要地位。

二、手法操作的主体

手法操作的主体是"手"，在此是指广义的手。它是医生肢体某一部分的代称，除了手以外，还有前臂、肘、膝，甚至足等，以及替代手的工具、器械（如桑枝棒）等。

三、手法操作的对象

手法操作的对象是人，即在人体一定的受术部位操作。包括十四经经穴、经外奇穴、阿是穴、各种特效穴、经验穴、十二经脉、奇经八脉外行线、经筋、皮部，以及成人与小儿的推拿特定穴和特殊部位等。

四、手法的技术特性

手法的"法"是指手法动作的技巧性和规范性。要求符合手法的运动学、动力学、人体工程学的规律，而不是本能的或随意的动作。推拿手法的技术特性，强调其自身必须具有严格的技术规范。不同的手法动作形式及其技能的优劣，决定了手法的特异作用与疗效水平。因此，将推拿手法技术规范化、总结、确定各种手法规范化的"术式结构"模式，并研究其对临床影响的因果关系，是"推拿手法"这个概念的核心内涵，也是推拿手法学要解决的重大课题。

第二节　推拿手法的命名和分类

一、推拿手法的命名

推拿手法的发展经历了漫长的历史过程，在不断地总结、归纳、提炼、升华中逐步发展和完善。由于历史沿革、地域分割以及师承流派等各种原因，推拿手法的命名较为混乱，同名异法和同法异名现象较为普遍。大致而言，手法命名的依据有以下几个方面。

（一）依据手法动作的基本形态及运动轨迹命名

大多数单式手法是根据施术时手法的动作形态及运动轨迹命名的，如推、拿、捻、搓、背、擦、按、摩、拍、点、揉、抹、振、抖等均属此类。同样的手法根据其着力部位的不同、施术部位的不同、操作方向的不同、受术者体位的不同，以及手法操作时所用器具的不同又有了细分的命名方法。

1. 着力部位的不同　同样的手法由于施术者着力部位不同，而有了不同的命名，如指端推法、掌按法、小鱼际擦法、掌擦法、鱼际揉法、指摩法、肘推法、掌根击法、拳背击法等均属此类命名法。

2. 受术部位的不同　根据不同的受术部位，对有关手法予以细分命名，如颈椎拔伸法、腰椎扳法、捏脊法、摇肘法、摇肩法等。

3. 受术者关节运动方向的不同　根据受术者不同的关节运动方向，对相关的运动关节类手法予以细分命名，如颈椎旋转（斜）扳法、腰椎旋转复位法、腰椎后伸扳法、肩关节内收扳法、肩关节外展扳法、屈腕扳法、伸腕扳法、腕侧屈扳法等。

4. 受术体位的不同　根据操作时受术者的不同体位，对有关手法予以细分命名，如仰卧位颈椎拔伸法、侧卧位腰椎定位斜扳法、俯卧位腰椎摇法、坐位腰椎拔伸法等。

5. 器具的不同　推拿手法操作时经常借助一定的器具，如牛角板、桑枝棒等，分别命名为牛角板刮法、桑枝棒击法等。

（二）依据手法动作形态取类比象命名

一些推拿手法和操作法，尤其是流派手法，在某些部位操作时动作形态富于变化，生动美观，较易与蝴蝶、龙凤等动物的运动形象类比，故命名时用相应的事物做比喻，不仅形象生动、惟妙惟肖，而且易于学习和记忆。如成人推拿手法中单式手法的啄法、一指禅双手操作的蝴蝶双飞式，又如小儿推拿复合操作法，如二龙戏珠法、凤凰展翅法、苍龙摆尾法、黄蜂入洞法、打马过天河法、猿猴摘果法等。

（三）依据组成手法的术式成分命名

复合手法是由两种或两种以上单式手法复合而成，故其命名用构成手法的两种或两种以上单式手法的名称组合而成，如推摩法、按揉法、拿揉法、牵抖法等。

除了有历史渊源和约定俗成的传统手法名称外，新手法的命名以及历史手法的规范整理，应该遵循上述要素来准确表达。但其中的取类比象命名法由于很难直接从手法名称上识别手法的门类和要素，在新手法命名时不建议采用。

二、推拿手法的分类

在推拿医学几千年的发展过程中，历代医学家在临床实践中创造、发明了许多行之有效的推拿手法。在古今文献中可见之于文字记载的各式手法就有三四百种之多。这些手法在术式结构、操作技巧、发力方式、医疗效果等方面都各具特点与规律。手法的分类方法很多，随着学科水平的不断提高，为了便于学习、研究、应用推拿手法，学者们分别从不同角度对手法加以归纳总结、分门别类。常用的推拿手法分类有以下几种。

1. 根据手法的动作形态分类　这是经典的推拿教科书分类法，最早见于上海中医学院 1975 年主编的《推拿学》。将推拿手法分成六大类，即摆动类、摩擦类、振动类、挤压类、叩击类和运动关节类手法。1985 年俞大方主编的《推拿学》（五版教材）也采用此分类法，影响较大。这一分类方法有利于从现代运动生物力学着手，来学习与研究手法的术式结构及其科学原理，是目前多数推拿教科书所采用的分类方法。

2. 根据手法术式结构的简繁分类　根据手法术式结构的简繁，可将推拿手法分成单式手法与复合手法两类。

（1）单式手法　又称基本手法，是指手法的术式结构为单一成分的一类手法，如推法、拿法、按法、摩法、捏法、揉法、点法、拍法、擦法等。

（2）复合手法　是指由两种或两种以上单式手法相结合而形成的一类手法，如按揉法、拿揉法、推摩法、牵抖法等。

3. 根据手法的作用力方式分类　推拿古称"按蹻"。根据唐代王冰的注释，按为"抑按皮肉"，蹻为"捷举手足"。前者通过直接作用力作用于软组织，即手法力通过手的接触直接传递到受术部位，引起局部组织变形和内压波动；后者通过间接作用力作用于骨关节，即手法力通过骨骼杠杆及软组织的张力作用于远隔的关节韧带，引起关节运动状态的改变。

因此，可以将所有推拿手法归纳为两大类。

（1）软组织类手法　又称作用于软组织手法、"抑按皮肉"类手法，本书的摆动、摩擦、振动、按压、叩击类手法主要是软组织类手法。

（2）骨关节类手法　又称作用于骨关节手法、"捷举手足"类手法或被动导引手法，包括摇动、扳动、拔伸、屈伸、背等脊柱或关节手法。

这两大类手法的作用有所交叉，比如按压法如果用于胸椎、腰椎复位，即属于骨关节类手法；摇法也可作用于关节周围的肌肉、韧带等软组织；扳法如果缓慢操作不用"寸劲"发力，也可用于拉长肌肉，放松软组织。

4. 根据手法的作用分类　分为刺激类手法、放松类手法、整复类手法、镇静类手法、兴奋类手法等，这种分类法参考了国外对手法医学的归纳。

5. 根据手法的应用对象分类　分为成人推拿手法、小儿推拿手法等。

6. 根据推拿流派分类　分为一指禅推拿手法、内功推拿手法、正骨推拿手法等。

7. 根据手法的阴阳属性分类　分为阴柔型手法、阳刚型手法。

8. 根据手法的操作程序分类　分为准备手法、治疗手法、结束手法。

第三节　推拿手法的作用原理

推拿的临床疗效是通过推拿手法的作用来实现的。推拿防治疾病、强身健体的道理，就是推拿的作用原理。

推拿是在人体的特定部位上，运用各种手法（包括特定的肢体被动运动）来防治疾病的一种中医外治疗法。手法产生疗效的影响因素，一是手法的"质量"；二是受术部位的经络与腧穴的特异作用；三与受术时人体的生理病理状态有关；四是手法直接作用的双向性。

一、推拿手法对伤筋的作用原理

中医所说的"筋"，泛指肌肉、肌腱、筋膜、腱鞘、韧带、关节囊、滑膜、椎间盘、关节软骨盘、脂肪垫等软组织，伤筋是指以上组织的损伤，大致相当于软组织损伤。

经筋是经络系统的组成部分，共有12条，它们各起自四肢末端，结聚于关节和骨骼部，有的进入胸腹，但并不与脏腑直接络属。筋附于骨，《素问·五脏生成篇》有"诸筋者皆属于节"之说。筋的功能，正如《素问·痿论篇》所言，是"主束骨而利机关"。筋主要有支持、维系、联络、运动和保护等作用。

（一）舒筋理筋

舒筋理筋包括推拿手法的舒筋缓急和理筋整复两方面作用。

《医宗金鉴·正骨心法要旨》记载筋伤的变化有"筋强、筋柔、筋歪、筋正、筋断、筋走、筋粗、筋翻、筋寒、筋热，以及表里虚实，并所患之新旧"的不同。肌肉软组织受到伤害性刺激后，在发出疼痛信号的同时，还会引起保护性的肌肉收缩、紧张乃至痉挛，出现筋结、条索等形态学改变，日久不愈，会发展成挛缩。古代有筋聚、筋粗、筋急、筋缩、筋挛、筋短之称。经筋不同于经脉，并非中空的管道，所以治疗经筋病证重在一个"松"字。推拿有明显的舒筋缓急作用：一方面可运用拔伸手法，拉长紧张、痉挛的肌肉而直接缓解肌痉挛；另一方面，可通过刺激压痛点消除痛源而间接解除肌痉挛。如《按摩十法》提出："筋缩不舒宜多伸。"常用的舒筋手法有㨰法、拔伸法、按压法、拿法等。

理筋整复是推拿治疗伤筋的特色所在。伤害性外力所致筋断、筋走、筋翻、筋转等都是筋离开了正常位置，属于"筋出槽"。理筋散结就是针对"筋出槽"和筋结等病理改变而设，即治筋。肌肉、肌腱、韧带等组织完全断裂，须手术缝合才能重建。但部分断裂，则可采用理筋、顺筋、合筋之法，将断裂组织理顺抚平，促使断端吻合，辅以固定，使之重新生长与续接。肌腱滑脱或筋位的其他异常改变，可通过推拿的弹筋、拨筋与适当地运动关节加以纠正。

（二）调利骨节

推拿的调利骨节作用，包括了纠正骨关节解剖位置异常的"正骨"作用，以及恢复关节正常活动功能的"利关节"作用。

运动是人类重要的生理功能，运动是由关节与软组织共同完成的。伤害性外力作用于骨关节，可以造成"骨错缝"，即骨的位置偏移，关节面失去正常解剖关系。而伤筋患者，其肢体多因疼痛而处于强迫体位，或因神经的保护性反射，软组织处于紧张痉挛状态，均导致关节活动不利。如果失治或误治，迁延日久，形成粘连，将进一步限制肢体关节活动，甚至完全冻结、畸形，或痿废不用。

推拿可以治疗关节脱位、骨错缝及其功能失衡。《引书》最早记载了以手法整复治疗"失欱"（颞颌关节脱位）。《唐六典》记载唐代按摩科的治疗范围，在"除人八疾"之外，还负责"损伤折跌者，以法正之"，"欲使骨节调利，血脉宣通，即其事也"。《医宗金鉴·正骨心法要旨》强调手法为"正骨之首务"，并论述了正骨手法的正合骨缝作用："先受风寒，后被跌打损伤，瘀聚凝结，若脊筋陇起，骨缝必错，则成伛偻之形。当先揉筋，令其和软；再按其骨，徐徐合缝，背脊始直。"四肢和脊柱的关节脱位、骨错缝，可以运用扳法、按法等手法予以整复，或运用拔伸法、摇法等手法予以调整。

针对关节活动不利和关节功能障碍，推拿能从预防、治疗、康复、保健多种途径发挥作用。《备急千金要方》主张"小有不好，即按摩按捺，令百节通利，泄其邪气"，并提出了每天"蹋脊背四肢一度"的按摩法。明代有针对全身关节的"大度关"按摩法。清代胡海鳌在《医学举隅》中提出推拿能"舒筋骨、利关节"。推拿滑利关节除了放松关节周围软组织的手法外，常用的手法还有屈伸法、拔伸法、扳法、旋转法、摇法、抖法、踩蹻法以及关节松动术等，或在𢱬法等手法操作中配合患者的关节被动运动。

（三）活血通络

经络是人体运行气血的通道。气滞血瘀、经络不通是伤筋发生发展的重要病机。各种伤害性外力作用于人体，可直接造成经络损伤、瘀血阻滞、气机不畅，也可因肌肉挛缩而压迫或阻滞经络；慢性劳损，积劳而致，局部气血耗伤，经络失于充养，气虚而不运，亦致经络闭塞不通。

《素问·血气形志篇》最早提出了按摩的疏通经络的作用："形数惊恐，经络不通，病生于不仁，治之于按摩醪药。"《灵枢·经脉》云："经脉者，决死生，处百病，调虚实，不可不通。"清代《石室秘录》记载："法当以人手为之按摩，则气血流通，疾病易愈。"《修昆仑证验》亦云："不论大小内外病证，果能揉之，使经络气血通畅，则病无不愈者。"

推拿的活血通络作用，一方面是通过推拿手法的机械刺激或温热刺激，作用于体表特定部位或腧穴，直接激发经气，调整局部的气血运行；另一方面是通过经络系统调整心肺等脏腑功能，推动全身的气血运行。

推拿治疗十分重视经络辨证，对于手法所施，主张"推穴道，走经络"，其理论依据就是前人总结出来的"经脉所过，主治所及"。行气通络的推拿操作，主要是循经取穴，指压、按揉、叩击等手法均可运用。推法、擦法等推拿手法作用于四肢，其离心性操作能促进血液流向四肢，向心性操作能直接推动静脉血和淋巴液向心脏回流，有效地发挥活血祛瘀作用。

推拿手法的温热效应，也是推拿活血通络的重要机制。《圣济总录·痛痹》云："血气得温则宣流，自无壅瘀也。"《素问·举痛论篇》有按压背俞以活血通脉的记载："寒气客于背俞之脉则脉泣，脉泣则血虚，血虚则痛，其俞注于心，故相引而痛，按之则热气至，热气至则痛止矣。"手法在体表操作，局部温度上升，产生热效应，热能逐渐深透，温煦皮毛、筋脉、肌肉，从而加速气血运行而化瘀。温热作用较好的手法，有推法、擦法、掌振法等。内功推拿流派提倡的中药热敷，也是推拿临床用于活血通络行之有效的辅助方法。

二、推拿手法调整脏腑功能的作用原理

（一）平衡阴阳

阴阳是中国古代哲学概念，是对自然界相互关联的事物或现象对立双方属性的高度概括。阴阳学说是中医学的核心内容之一。生理上，阴阳用于划分人体部位、区分手掌的属性、命名经络、阐释人体各种生理现象及脏腑之间的关系；病理上，疾病的产生、发展与传变无不与阴阳有关。以上都对推拿临证有着重要的指导意义。

就人体部位而言，体表为阳，体内为阴；上部为阳，下部为阴；背部为阳，腹部为阴。就人体脏腑而言，六腑为阳，五脏为阴。就人体气血而言，气为阳，血为阴。就功能与物质而言，功能为阳，物质为阴。就功能活动的状态而言，兴奋为阳，抑制为阴；活动为阳，静止为阴；增长为阳，减退为阴。就气机运行而言，上升为阳，下降为阴；向外为阳，向内为阴。

此外，阴阳还直接用来规范与归类手法及推拿的治法，用于解释推拿的作用机理。如传统推拿将手法分为"阳刚之法"与"阴柔之法"。推拿手法的基本要求中，持久、有力属于阳；均匀、柔和属于阴。

推拿调整阴阳的机制主要通过手法、经络、穴道、动静状态、操作方向等实现。如应用轻柔缓和的一指禅推法、揉法与摩法，刺激特定的募穴、俞穴及其他配穴，能补益相应脏腑的阴虚、阳虚或阴阳两虚；而使用力量较强的摩擦或挤压类手法，则能祛邪泻实；对阴寒虚冷的病证，要用较慢且柔和的节律性手法在治疗部位上做较长时间的操作，使患者产生深层的温热感，则有温阳益气的作用。此外，轻擦腰部，能养阴泻火以清血中虚热；自大椎至尾椎轻推督脉，可清气分实热，而重推督脉，则能清热凉血以泻血分实热。手法操作时，方向向上，顺其阳升之势，能助阳以升；而方向向下，顺其阴降之势，则有降逆安神之功。

（二）补虚泻实

补虚泻实是传统中医的基本治疗原则。推拿补泻更多的是对操作术式的某种规定，其补泻对象则是针对人体或脏腑的功能状态。一般而言，能降低脏腑的兴奋性，起抑制作用的手法是谓泻法；反之，能提高脏腑的兴奋性，起激活或增强作用的手法是谓补法。属于补的推拿手法具有升阳、兴奋或营养机体、促进脏腑生理功能等作用；属于泻的推拿手法有降阴、抑制脏腑生理功能、祛除外邪、调畅气机等作用。

推拿手法之所以能起到补泻作用，一方面取决于手法的性质和量，另一方面取决于被刺激部位或腧穴的特异性。与之有关的因素很多，主要有以下几方面：

1. 轻重补泻　轻重指手法用力的大小。用力轻为补法，用力重则为泻法。用力轻，患者感觉舒适，脏腑逐渐感应，达到兴奋后，多能持续一定时间，故能增强脏腑的功能，因而为补；重手法，很快达到阈上刺激，使腧穴疲劳，因而能抑制脏腑功能，故称为泻。清代脏腑点穴的鼻祖王文先生明确提出了推拿轻重补泻的概念。《幼科推拿秘书》卷二也有"初生轻指点穴，二三用力方凭，五七十岁推渐深，医家次第神明"的记载。

在临床治疗时，对于脾胃虚弱的患者，在脾俞、胃俞、中脘、气海等穴用轻柔的一指禅推法做较长时间的节律性刺激，可取得较好的效果；对于胃肠痉挛引起的剧烈腹痛，在背部相应的腧穴用点、按等手法做较短时间的重刺激，痉挛即可缓解；对于胆绞痛患者，在背部肝俞、胆俞做较短时间的重刺激，即可使胆绞痛缓解。高血压的治疗也是如此，针对肝阳上亢而致的高血压，

可在颈项部（桥弓穴）用推、按、拿等手法，做由轻而重的刺激，可平肝潜阳、降低血压；对于痰湿内阻而致的高血压，则可在腹部及背部脾俞、肾俞，用推、摩等手法，做较长时间的轻刺激，以健脾化湿，从而使血压降低。

2. 方向补泻　推拿讲究方向，方向有别，补泻各异。一般认为，操作时方向向上、向外、向左、向心、顺经络走行方向、逆时针多为补法；反之，向下、向内、向右、离心、逆经络走行方向、顺时针多为泻法。

对于手法方向与补泻的关系，历代文献有较多的记载。推拿临床主要是遵循经络迎随补泻与推拿特定穴方向补泻的原则来施术。如《小儿按摩经》云："摇脾土，曲指左转为补，直推之为泻。"《幼科推拿秘书》记载"补泻分明寒与热，左转补兮右转泻"，"自龟尾擦上七节骨为补"，"自上七节骨擦下龟尾为泻"，"肾水一纹是后溪，推下为补上为清"。虽然方向补泻大多记载于历代小儿推拿文献，但在临床也常用于成人。推拿实践证明，对于小儿泄泻配合推上七节骨有明显的止泻作用，大便秘结配合推下七节骨则有明显的通便作用，即推上为补、推下为泻。在摩腹时，手法操作的方向和在治疗部位移动的方向均为顺时针方向，有明显的泻下通便作用；若手法操作的方向和在治疗部位的移动方向均为逆时针，则可使胃肠的消化功能明显加强，起到健脾和胃、固肠止泻的作用，即逆摩为补、顺摩为泻。在推拿治疗小儿脱肛时，气虚而致的脱肛从指尖推向虎口有明显的补气升提作用，而实热导致的脱肛从虎口推向指尖则有明显的清理肠腑积热之效，即向心为补、离心为泻，由外向里为补、由里向外为泻。

3. 频率补泻　频率是指在一定时间内，术者操作手法的次数。一般认为，手法频率快为泻法，手法频率慢为补法。《厘正按摩要术》引周于蕃语："急摩为泻，缓摩为补。"在推拿补泻中，一定的速度是施术部位得气、产生热量、发生传递并维持其效果的基本条件，也是手法作用于机体，产生机体反应，以达到调整阴阳、补虚泻实作用的基本条件。手法徐缓、频率低、幅度小，则刺激量小，适合于病程长、病情缓、体质差的患者，有疏通气血、扶正补虚的作用；手法疾速、频率高、幅度大，适合于病势急、病情重、体质强壮的患者，有开窍醒脑、活血化瘀、消肿止痛等作用。如频率高的一指禅推法（缠法）可用于治疗痈肿、疮疖等外科疾病，有活血消肿、托脓排毒的作用，即泻的作用；而一般频率的一指禅推法，常用于治疗脏腑虚损类疾病，有补的作用。

4. 时间补泻　手法持续操作时间的长短，也是调控手法补泻效应的重要因素。一般认为，推拿操作时间长为补法，时间短为泻法。由于长时间的刺激，特别是轻手法的长时间刺激，患者感觉愉悦舒适，能得到身心的极大放松，从而精神振奋、气血蓄积，因而被认为属补；反之，作用时间太短，达不到阈上刺激，根本谈不上治疗作用。而重手法客观上也要求中病即止，不宜持续太久，故时间短就与泻法联系起来了。但具体时间长短是很难度量的，临床推拿多根据不同的证候而确定。

5. 手法和腧穴的属性　有些推拿手法和腧穴的作用具备双向性，例如：重力按揉足三里具有解痉止痛（泻法）的作用，轻轻按揉足三里具有温补脾胃（补法）的作用；推上七节骨具有温阳止泻的作用，推下七节骨具有泻热通便的作用。而有些推拿手法和腧穴的作用不具备双向性，只有单一的补或泻作用，如擦腰骶部（八髎）只具有补肾壮阳的作用；缠法只具有泻热托毒排脓的作用；清天河水仅有清热泻火的作用（反向推拿也不具有温阳的作用）；推三关仅有温阳散寒的作用（反向推拿也不具有清热的作用）。所以说，推拿手法的补泻还与推拿手法或腧穴的属性有关。

影响推拿手法补泻的因素很多，因此，在临床治疗时，并不是单凭以上某一个因素就可以达

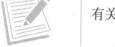

到补泻的目的，而是需要综合运用。在一般情况下，凡用力轻浅、操作柔和、频率舒缓、顺着经络行走方向加力（在腹部为逆时针方向施术），而持续时间较长的操作手法为补法，对人体有兴奋、激发与强壮作用；反之，凡用力深重、操作刚韧、频率稍快、逆着经络行走方向加力（在腹部为顺时针方向施术），而持续时间较短的操作手法为泻法，有抑制、镇静和祛邪作用。此外，强度、频率与操作时间适中，在经线上来回往复操作（在腹部先顺后逆方向等量施术）的手法为平补平泻法，又称和法，有平衡阴阳，调和气血、脏腑的功效。但是，必须明确有关手法的补泻作用的调控方法，还要遵循辨证施治的原则，在临床上灵活应用。

需要说明的是，以上因素如力度的大小、时间的长短、频率的快慢等都是相对的，同样力度的手法在不同的病人身上操作所起到的补泻作用也是不同的，应根据病人年龄、性别、体质、手法、操作部位、疾病的不同而酌情调整。

以上是推拿手法补泻的一般规律，但对于某些腧穴，上面所说的原则和规律并不一定适用，这是由腧穴的特性和古人的约定俗成所决定的，应区别对待。

（三）调理脏腑

脏腑是化生气血、通调经络、主持人体生命活动的主要器官。推拿具有调整脏腑功能的作用。脏腑功能失调后，所产生的病变通过经络传导反映于外，如精神不振、情志异常、食欲改变、二便失调、汗出异常、寒热、疼痛以及肌强直等，出现各种不同的症状，即所谓"有诸内，必形诸外"。推拿是通过手法刺激相应的体表腧穴、痛点（或疼痛部位），并通过经络的连属与传导作用，调节内脏功能，达到治疗疾病的目的。临床实践表明，不论是阴虚、阳虚，还是阴盛、阳亢，也不论是虚证或实证、寒证或热证，只要在相应的腧穴、部位上选用相宜的推拿手法，均可得到不同程度的调整，以达到调整阴阳、补虚泻实的作用，而且对脏腑功能具有良好的双向调节作用。这种作用一是直接作用，即通过手法刺激体表而直接影响脏腑功能；二是间接作用，即通过经络与脏腑间的联系来实现。

1. 调肾 腰为肾之府。推拿补肾，常在腰部施术，特别是在腰部的命门、腰阳关、肾俞、气海俞、大肠俞、关元俞等处取穴，小腹部的气海、关元、丹田也是补肾要穴。循经远道取穴，则以涌泉、太溪等肾经腧穴为主。手法多取摩法、擦法等。还可运用膏摩法，手法结合药物，而发挥补肾作用。典型者如宋代以后流行的摩腰膏。《丹溪心法》记载"摩腰膏"主治"老人虚人腰痛，并妇人白带"。《太平圣惠方》云："治五种腰痛，肾脏久冷，宜用摩腰丸方……每用两丸热灸手，于腰间摩，令热彻为度，偏壮益肾气。"《圣济总录》用"大补益摩膏"摩腰，"治五劳七伤，腰膝疼痛，鬓发早白，面色萎黄，水脏久冷，疝气下坠，耳聋眼暗，痔漏肠风。凡百疾病，悉能疗除。兼治女人子脏久冷，头鬓疏薄，面生，风劳血气，产后诸疾，赤白带下"。清代《兰台轨范》也记载："有人专用丹溪摩腰方治形体之病，老人虚人极验，其术甚行。"《韩氏医通》推荐用"外鹿髓丸"配合摩腰膏等，"以擦摩肾俞，大补元阳。凡骨节痛，属虚寒者，其效如神"。

自我按摩也是中医推拿补肾的一个重要方面，有擦涌泉、摩丹田、擦肾俞等操作法。《居家宜忌》云："每夜以手握擦涌泉穴，左右各三百，其益下元。"

2. 调脾 调理脾胃是推拿疗法的特长。中医推拿有摩腹运气、腹诊推拿、脏腑图点穴法等以腹部操作为主的流派。一指禅推拿流派和内功推拿流派对腹部操作非常重视，袁氏按导法也有腹部总持法和分持法。《备急千金要方》云："食毕……使人以粉摩腹上数百遍，则食易消，大益人，令人能饮食，无百病。"《厘正按摩要术》："胸腹上下，或摩或揉，或搓或推等法，往来轻重缓急得宜，自然消化，切勿偏用，庶脏腑不致有反复不宁之患。即有痰滞食积，在回肠曲折之间，药方所不能到者，此则妙在运动，因之消化而解矣。"《石室秘录》用揉法治疗脏腑癥结："以一人按其小腹揉之，不可缓，不可急，不可重，不可轻，最难之事，总以中和为主。""中和"有双向调整阴阳、使脾胃功能趋向于正常之意。其治法一是在腹部局部操作，一是取背俞穴或循经取穴。常用的操作法有摩腹，一指禅推腹部，按揉天枢、关元、中脘，点按脾俞、胃俞、大肠俞、足三里，掌振腹部，擦背部膀胱经等。如对于胃肠蠕动功能减弱所致的便秘不通，多顺肠蠕动方向揉摩，以消食导滞。较为严重的肠梗阻，则可用《肘后方》"抄腹法"治之。

3. 调肺　推拿对肺系病证的治疗有其独特之处，即具有良好的化痰排痰作用。主要是通过拍法、振法对上背部的物理刺激而达到治疗目的，也可刺激肺俞、定喘等穴，通过经络系统而对肺系起作用。

肺系病证的病机之一就是"膈有胶固之痰"（《证治汇补》）。推拿在上背部施以掌振法、掌拍法，可振荡气道内的痰涎，加速其由内向外运动，而起化痰排痰之功。如能配合肺部引流体位则效果更好。此法对咳嗽、哮喘等多种肺系病证有治疗或辅助治疗作用。

推拿用于化痰排痰的操作法还有很多。如《动功按摩秘诀》治疗"哮吼喘急"的"掐天突穴法"，《医学衷中参西录》治疗"痰厥"的"点天突穴法"和"捏结喉法"，《幼科铁镜》治疗喉内痰壅的"指抵气海穴法"，《幼幼集成》的药物推熨胸背"暖痰法"，《卫生二要》的"转辘轳法"，以及内功推拿流派的"擦前胸后背法"等。

另外，在小儿推拿特定穴上操作也可起到止咳化痰、宣肺平喘、开胸理气的作用，如按揉掌小横纹、按揉膻中、推膻中、按揉肺俞、分推肩胛骨、运内八卦等。

4. 调肝　肝的主要功能是主疏泄，主筋，主藏血。通过推拿手法在一定腧穴或部位上的操作即可起到疏肝理气、宽胸解郁、行气活血的作用。

临床上应用较多的是用一指禅推法或按揉法在期门、章门、肝俞、胆俞操作，搓摩胁肋等，都可用于治疗因肝气不舒而引起的疾病，如胃脘痛、痛经、月经不调、乳腺增生、积聚、忧郁等病证。

强刺激点按太冲、推桥弓，可起到平肝潜阳的作用，治疗由于肝阳上亢而引起的眩晕、头痛等病证。

按揉肝俞、胆俞、胆囊穴，可抑制胆囊收缩，减少胆汁排出，使胆绞痛缓解，用于治疗胆绞痛、胆囊炎等病证。

5. 调心　推拿可以调节心的功能，按揉心俞、厥阴俞可以行气活血、疏通经脉，用于治疗由于心血瘀阻、血脉不通而引起的胸痹（冠心病）等疾病。《宋文宪公全集》记载朱丹溪派弟子贾思诚治疗一眩晕耳鸣的病人："其厥逆也，则药其涌泉以寤之；其怔忡也，则按其心俞而定之。"

用较强的按法、拿法刺激内关，可使心率加快，用于治疗心动过缓；用较弱的按法、揉法刺激内关，又可使心率减慢，用于治疗心动过速。

推拿还具有强心通脉的作用。《金匮要略》记载了以按摩为主抢救自缢死，有用于急救的胸外心脏按压法："一人以手按据胸上，数动之。"《医学衷中参西录》更有详细的操作记载。又如《肘后备急方》治卒心痛："以手大指按心下宛宛中，取愈。"

三、推拿手法的其他作用原理

（一）急救醒神

推拿手法不仅可以治疗慢性疾病，还被用于各科急症的抢救。

1. 醒脑开窍 《肘后备急方》已经用手法抢救"卒中恶死"（突然昏厥）："令爪其病患人中，取醒。"《动功按摩秘诀》治疗"中风不省人事者"，有掐人中、颊车、合谷等穴法。后世用于醒脑开窍的手法还有掐十宣、少商、老龙等。《幼幼集成》用药物推熨"开闭法"治疗急惊风昏迷："小儿风痰闭塞，昏沉不醒者，药不能入，甚至灸不知痛，总由痰塞其脾之大络，截其阴阳升降之隧道也。证虽危险，急用生菖蒲、生艾叶、生姜、生葱各一握，共入臼捣如泥，以麻油、原醋同炒热，布包之，从头项胸背四肢，乘热下熨，其痰即豁，自然苏醒。此方治小儿可，即治大人亦可。凡闭证皆效。"

2. 开喉通膈 《外台秘要》引张文仲"疗咽喉舌诸方"："爪耳下张口解间突处痛，爪勿止，两三食久，即得咽喉开。"《续名医类案》引述《治法汇》喉科擒拿法："金陵黄泥巷杨马军治咽喉挛法，以中指蘸药少许，于喉中用力一捻肿处，出血并痰涎，随即能下汤水，绝妙。即前用针刺之意，药恐伪也。"这种喉科擒拿法可用于喉痉挛、喉水肿和腭扁桃体发炎等喉部急性炎症引起的急性喉阻塞的治疗。

（二）养生保健

推拿作为一种副作用甚少的外治法，还有很好的养生保健、预防疾病的作用。《金匮要略》已经将按摩作为防治疾病的疗法之一，主张外邪"适中经络，未流传脏腑，即医治之。四肢才觉重滞，即导引、吐纳、针灸、膏摩……不遗形体有衰，病则无由入其腠理"。南北朝时期的《太清道林摄生论》主张："小有不好，即须按摩按捺，令百节通利，泄其邪气也。凡人无问有事无事，恒须日别一度遣人蹋脊背，及四肢头项，若令熟蹋，即风气时行不能着人。"明代王廷相《摄生要义》推出了一套全身保健按摩套路"大度关"法："凡人小有不快，即须按摩按捺，令百节通利，泄其邪气。凡人无问有事无事，须日要一度，令人自首至足，但系关节处，用手按捺，各数十次，谓之大度关。"唐代《一切经音义》认为按摩导引有"除劳去烦"的作用。《备急千金要方》用"五物甘草生摩膏"膏摩法治疗小儿外感风邪之疾，还用于预防外感风寒："小儿虽无病，早起常以膏摩囟上及手足心，甚辟寒风。"清代的《寿世传真》更明确提出："延年却病，以按摩导引为先。"

（三）美容养颜

有很多面部推拿操作法可用于面部美容。汉简《引书》已记载有摩面之法。《诸病源候论》："摩手掌令热以摩面，从上下二七止。去皯气，令面有光。"《寿世传真》有"擦面美颜诀"，包括面部、眼角、鼻部等自我按摩操作，功用"能光泽容颜，不致黑皱"。

但是，推拿更强调面部五官与五脏的关系，强调调整全身对面部的由内而外的美容作用。如《圣济总录》记载的"大补益摩膏"，其法在腰部做膏摩操作，主治肾虚诸症，而疗效的客观标志之一是"久用之，血脉舒畅，容颜悦泽"。

（四）康复预防

推拿用于康复预防由来已久，通过推拿手法的作用，可使病、伤、残者（包括先天性残）已经丧失的功能尽快地、尽最大可能地得到恢复和重建，使他们在体格上、精神上、社会上和经济上的能力得到尽可能的恢复，使他们重新走向生活，重新走向工作，重新走向社会。同时也融入更多的人文关怀，构建良好的心理情感氛围，为推拿临床效果起到良性效应。

第四节　推拿手法的基本要求

手法的种类很多，每一术式的内容与形式不同，其技术要领也不相同。手法的基本要求是从各种手法中抽象出来的适用于指导所有手法的基本准则。

《灵枢·经水》早就提出了："审、切、循、扪、按，视其寒温盛衰而调之，是谓因适而为之真也。"其"因适"的观点主要是指手法要适合病情，要恰到好处。《圣济总录》的"曰按曰摩，适所用也"，也是指手法要适合病情，要依据病人的感觉和耐受程度，而不纯粹依据牛顿力学定律来规范和要求手法。《石室秘录·摩治法》提出的"不可缓，不可急，不可重，不可轻。最难之事，总以中和为主"的要求，也是对手法的基本要求。现代对推拿手法基本要求的认识，有一个形成过程。1960年，上海推拿学校编写的《推拿学》提出了"柔软、深透、持久、有力"；1961年，上海中医学院编写的《中医推拿学讲义》改为"柔和、深透、持久、有力"；至1975年，上海中医学院编写的全国中医院校协编教材《推拿学》确定为"持久、有力、均匀、柔和，从而达到深透"，并被1985年的五版教材《推拿学》所沿用，得到了学术界的认可。

目前，学术界结合手法的分类，根据不同类型手法的作用原理、运动轨迹和机体对各类手法的应答方式和速率，分别归纳和总结出了作用于软组织和作用于骨关节手法的基本要求。

一、软组织手法的基本要求

（一）持久

持久，是指手法在操作过程中，能够严格按照规定的技术要求和操作规范持续地运用，在足够的时间内保持动作和力量的连贯性，不间断、不变形、不乏力，以保证手法对人体的刺激能够积累到临界点，以起到调整脏腑功能、改变病理状态的作用。

（二）有力

有力，即有力量，且这种力量不是蛮力和暴力，而是一种含有技巧的适度的力。无论何种手法总是以力为基础的。

（三）均匀

均匀，是指手法操作的力量、频率和幅度都必须保持均衡。力量不可忽强忽弱，频率不宜时快时慢，幅度不要时大时小，应使手法操作既平稳而又有节奏。机体对某种手法刺激做出应答需要一定的时间。如果一种手法本身不均匀，变化太快，则机体的应答也不断变化，就达不到手法期望获得的效应。

（四）柔和

柔和，即从容和缓的意思，是相对于刚劲而言的。手法的柔和是指手法操作时，动作平稳缓和，手法变换时自然、协调，轻而不浮，重而不滞。柔和并不是软弱无力，而是柔中有刚。不可生硬粗暴，增加患者的痛苦。正如《医宗金鉴·正骨心法要旨》"手法总论"所说："法之所施，使患者不知其苦，方称为手法也。"

（五）深透

深透，是指手法具备了持久、有力、均匀、柔和这4项要求后，形成了一种渗透力。这种渗透力，可透皮入内，直接深达手法刺激部位的深层组织或内脏器官，或间接地通过各种途径使手法的生物效应到达目标脏器，起到调整脏腑虚实的作用。深透，主要是指力的深透，同时也包括了热的深透。

深透有如下特点：

1.深透一般是由浅入深的。即深透最先发生于皮下接触部位，然后逐渐向体内传递。

2.深透有一定的征象，如皮温升高、肌肉放松、症状消失，以及心率加快、呼吸增强、血压变化、肠鸣、易饥等。掌握这些征象对于临床判断手法的度很有帮助。

3.不同手法的深透具有差异性。有些手法如一指禅推法、指摩法等深透较慢，有些手法如滚法、擦法、击法等则较易深透。

在上述手法基本要求的"十字诀"中，持久与有力体现了阳刚之性，均匀与柔和体现了阴柔之性，二者共同体现了刚柔相济、阴阳协调，最终达到的效果就是深透。深透是衡量手法的标准，也是取得疗效的重要保证。

二、骨关节手法的基本要求

骨关节手法即运动关节类手法，在操作上有其特殊性，其基本要求可概括为"稳、准、巧、快"4个字。

（一）稳

稳，即稳重。要求操作时平稳自然、因势利导，要在规定与允许的范围内动作，避免生硬粗暴。稳，还体现了手法的安全性原则，不做无把握的运动关节类手法，不滥用手法，不盲目施术。

（二）准

准，包括手法术式的准确和作用部位的精准。即选择手法要有针对性，定位要准。任何关节都有两个面，要使关节运动，必须固定关节的一个面，让另一个面运动。尤其是脊柱的某一节段涉及多个关节，每一关节的解剖结构和运动程度是不相同的，这就要求我们在设计与运用手法的时候要能够精确地作用到我们希望作用的目标关节。

（三）巧

巧，就是轻巧、灵巧的意思。医生控制关节被动运动操作的力量宜轻不宜重，适可而止，以巧制胜，不可使用蛮力。运用巧力才能"四两拨千斤"，才能省力并自护。用好"巧"是运动关节类手法的基本功，只有经过刻苦学习和艰苦训练，才能真正达到前人要求的"机触于外，巧生于内"的境界。

（四）快

推扳动作用力时要突发、有控制的加力，疾发疾收，即用所谓的"寸劲"。发力路线不可过长，发力时间应控制在 1/10 到 1/5 秒之间，推扳动作完成后，立即将该关节放松，恢复到无痛的位置。

第五节　推拿手法学的学科特点

学科特点由学科本身所固有的内在规定性所决定，它反映了学科的本质，是学科存在的前提与发展的基础，也是一门学科区别于另一门学科的根本标志。推拿手法学的学科特点是对推拿手法的特色和性质的高度概括。通过考查推拿临床模式，研习推拿古典医籍，分析推拿与其他学科的差异，并结合对推拿原理的探讨，可以发现推拿手法学具备下述特点。

一、以手操作

治病要用一定手段，中医内科内服中药，外科外用中药，西医凭西药和手术刀，针灸用针具和灸具，理疗则借助各种物理或化学因子。只有推拿纯以手操作（广义的"手"），即医生治疗疾病必须采用自身的肢体部位，如手（最基本、最常用）、肘（如肘点）、足（如踩蹻）、臀（如背法）等。有些学科，如骨科在接骨、关节复位及功能恢复等方面也用手，但这并不是骨科的特点，恰恰是推拿的具体运用（伤科推拿），此种现象乃学科分化与交叉使然。通过特定的手操作，医生将治疗疾病的目的与病人康复的愿望统一起来，这是推拿医学的本质特点。明了这一特点，有助于了解推拿的起源并把握其发展方向。在起源方面，由于手是治疗工具，只要有手——独立的手，推拿就成为可能。手一旦从爬行中解放出来，能渔猎、攀援和制造工具，当然也能出自求生之本能而按摩，以御寒、镇痛、止血、止痒等。所以，推拿医学的历史早于针灸和中药，它是人类早期最主要的医疗手段。从发展方向上看，手推拿就意味着整个推拿过程医生都在耗力、耗能，还要劳心。而科学的任务在于解放生产力、减轻劳动强度，所以客观上必然产生"手"的替代品，如滚动与振动按摩器、拍打器、牵引床以及按摩床、理疗仪等的出现，这是学科发展的必然趋势。而且，未来推拿领域的机械手、电子手将更精彩、更丰富。另一方面，《医宗金鉴》的"手本血肉之体，其宛转运用之妙，可以一己之卷舒，高下疾徐，轻重开合，能达病者之血气凝滞，皮肉肿痛，筋骨挛折，与情志之苦欲也。较之以器具从事于拘制者，相去甚远矣"，又充分证明了推拿的不可替代性。因而，其另一发展趋势是手法的不断创新，更加精细与灵巧，实现高度的形神合一，达到"手随心转，法从手出"的境界。

二、局部接触

以手疗疾或健身的还有气功、导引、催眠术等，但推拿是实实在在接触病人。接触与非接触是推拿是否实施的标志。施术者的手与受术者体表的局部接触，是推拿医学的另一特点。理解它有如下意义：①药物内服，先通过胃肠，进入血液循环，然后分布全身。目前尚无只透过病变周围屏障聚合病区，而不污染（分布）其他部位的药。但推拿局部接触，以痛为腧，直接在痛（病）点操作，常手到病除。如按摩耳部治耳鸣、耳聋，按摩鼻部治鼻渊、鼻塞；开璇玑宽胸顺气，搓摩胁肋疏肝解郁；其他如托疝术、托肛术、消痈术、化积推拿法等，都直接在局部操作。由于推拿不用药，不扰乱人体阴阳，无毒副作用，而疗效独特，因此，具有局部治疗优势。②人以脏腑为本，联系全身，疾病亦不孤立，局部病变常常是整体阴阳气血失调的表现，因此，治疗疾病应有整体观。推拿为局部接触，重在局部通经络、行气血、濡筋骨。因此，要通调全身，产生整体效应，就必须以局部的腧穴、经络、脉管、神经等为依据，严格遵守操作规程，而不是在局部随心所欲、乱推一气。③目前阐述推拿基本原理的理论较多，但如果从局部接触这一特点出发，就会发现医生是在局部接触的基础上实行操作，尽管其手形、手式千姿百态，但医生用力却是不争的事实。如点、按、揉是压力，推、摩、擦是摩擦力，捏、拿是弹力，各种摇法是离心力，拔伸法是拉力等。用了力就有位移，有位移就有功，能是功的度量单位。可见，推拿治疗疾病的基本原理其实是最简单的物理学原理，即力—功—能。要学好推拿，就应加以研究，如怎样运用力的三要素（大小、方向、作用点），怎样避免做无用功，怎样使能量有效转化等。但这种接触却是两个生命体（医患）之间积极的互动，故它同力学原理又有本质的区别，具有心理性、生物性、活化性等特征，对此更应该重视。

三、诊治合一

辨证论治是中医的精髓。辨证是在四诊合参的基础上，辨明疾病某一阶段的病位、病势、病性和病机；论治即根据辨证结果，确定相应治法。其程序是辨证在前，论治在后；诊断是前提，治疗是结果。只有正确诊断，才能正确治疗。而推拿能诊治合一，即在诊断的同时实行治疗，治疗的同时又修正诊断。即使同一病人，医者每次推拿都是对前次诊断的反思和再认识，并调整相应治法。如有疼痛就有肌紧张，其紧张程度、性质及与周围组织的关系被医者之手感知，这是诊断；同时，医生运用推拿手法解除肌紧张，这又是治疗。《医宗金鉴》有"摸、接、端、提、推、拿、按、摩"正骨八法，而以摸法居首，充分体现了手法摸诊的重要性。而所谓筋强、筋柔、筋翻、筋走、筋寒、筋热等各种筋病的描述，都是靠手摸得到的信息，即手法诊断。诊断既明，治疗上强以柔之、柔以刚之、走则定之、翻则覆之、寒者热之、热者寒之，如此，诊断治疗同出于手，预后结果了然于胸。推拿医学正是在不断修正诊断，不断改进治疗，诊治合二为一的过程中发展完善起来的。手既是摸诊的重要工具，又是推拿治疗的手段，不少治疗手法同时又是诊断手法，正是手成为诊与治相联结的纽带。

四、重经穴、明解剖

任何学科都有基础理论。推拿是中医学的组成部分，它是在中医基本理论指导下的医事活动，所以，中医的阴阳、五行、脏腑、气血等理论完全适用于推拿。但推拿又具相对独立性，在基础理论方面尤重经络腧穴。《灵枢·经脉》提到："经脉者，所以决死生，处百病，调虚实，不可不通。"《医学入门》引张子和语："不诵十二经络，开口动手便错。"推拿正是动手，包括用手诊断和治疗。诊断时手下为何经，其起止、络属，与他经关系都应明了。治疗时，顺经为补，逆经为泻；向下点按闭合经脉，向上抬起开启经脉；分为解经脉之粘，理为纠经脉之乱；拍打振颤疏经闭，缓摩轻揉舒筋急。总之，接触的是经络，调节的是经络，出现的感应也是经气之感应，经络学就成了推拿医学重要的理论基础。腧穴是人体脏腑经络气血输注于体表的部位，又是疾病的反应点和治疗关键。推拿离不开腧穴，腧穴是推拿局部接触的基本单元。推拿医学不但重视传统点状穴，如十四经穴、经外奇穴，还创立了有自身特色的线状（如天河水、三关、六腑、七节骨等）和面状（如五经穴、腹、板门、囟门等）穴。推拿纯以手操作，接触面积较针刺大，且灵活简便，可根据需要，随时从一点移向另一点，或在某平面上反复动作，所以推拿手法形态上的丰富多彩和操作时的动态性构成了推拿手法的鲜明特征。同时，中医有以痛为腧之说，即痛点就是治疗重点。而推拿对痛点，既能分辨寒热、虚实、痰瘀等，又能审明病在皮肤、肌肉、经脉、骨节、脏腑之不同，然后采取相应的治疗手法，从而在具体腧穴上体现了中医理、法、方、术各环节。宏观辨证与微观（腧穴）辨证有机结合，调理全身与治疗局部高度统一，成为推拿手法的又一特征。

除了重视经穴，推拿还特别强调解剖。由于推拿是局部接触，如果不明筋肉形态、走向及相关位置，怎样理筋拨筋？不问骨与关节构成，何以正骨复位？不知经脉分布与走向，岂能调气调血？不懂脏腑位置与大小，如何化癥散结？从层次上看，浅层皮肤肌肉，触手可及，用力宜轻；深层骨骼脏腑，沉取方得，用力宜重。仅用力轻重不同，部位深浅则异，触及实体也不同。故临床推拿有在皮（皮动肉不动）、在肉（肉动皮不动）和在骨（推筋至骨）之说。推拿医师在追求《医宗金鉴》"一旦临症，机触于外，巧生于内，手随心转，法从手出"的境界时，不要忘了其前提是"必素知其体相，识其部位"。相信随着推拿学的发展和中西医结合的深入，根据解剖部位、结构来诊断疾病并设计和创新推拿手法将成为潮流，应加以重视。

五、直接激荡气血与理筋整复

推拿作为一种治疗手段具有与中医内科学同一的治法，如温、通、补、泻、汗、和、散、清等。在众多功效中直接激荡气血与理筋整复为推拿的显著临床特点。所谓直接激荡气血，指推拿可以直接作用于体表并深透到经脉和脏腑，调节气血运行与分布，从而改变气血的局部状态，甚至影响全身。若肌紧张，血脉必受压，致局部亏虚，用拿捏拔伸等法以疏经活络，使气血重聚，扭亏为盈；顺经推运，助气血运行，舒畅脏腑气机，逆经推运，减缓气血运行，降低脏腑兴奋性；振抖之法振经动血；合法合阴阳而聚气血，分法分阴阳而散气血；点按等法压迫经脉，可暂时阻滞气血，使之蓄于上而空于下，呈上实下虚之态。清代《按摩经》记载的"足下生风"，实质是压迫与放松交替作用于动脉，使气血在脉管内似潮汐般涨落，直接改变血液的流体状态，验之临床，确有良效。

所谓理筋整复，理即顺，针对乱而言，理筋即使错乱异位之筋得以归顺。整即正，复即回复，是指采用手法使异位得以纠正，回复到生理状态。整复的对象很广，有筋（软组织）、骨、血脉，也有脏腑。相对或绝对异位是损伤或疾病的普遍现象和特征（有些疾病宏观上无位移，但电镜下观察仍有细胞、纤维等排列紊乱，这是微观异位）。目前，纠正异位的方法不多，外科手术虽有效，但其受限较多，且不是任何异位都能处置的。而推拿无损机体，凭手法、力度和技巧复位，故适应范围广，在处置异位中具重要地位。

对气血的直接作用和理筋整复是推拿的鲜明特色，是其他疗法不可替代的。

综上所述，手操作和局部接触是推拿的表现形式与基本特征；重经穴、明解剖是推拿的基础理论特征；直接激荡气血、理筋整复和诊治合一是推拿的功能特征。五大特征相辅相成，赋予了推拿手法学鲜明的特色，是推拿手法学经久不衰的经验总结，也是其具有光明前景的根本所在。

第六节 推拿手法的适应证与禁忌证

一、手法的适应证

推拿手法临床适应范围广泛，凡是筋脉损伤、气血不通、经络闭塞、关节错位、脏腑失调等因素引起的骨伤科、内科、妇科、儿科、外科、五官科等病证均可治疗。

1. 骨伤科 颈椎病、颈椎间盘突出症、落枕、寰枢关节半脱位、项背肌筋膜炎、急性腰扭伤、腰肌劳损、腰椎间盘突出症、骶髂关节紊乱症、退行性脊柱炎、脊柱小关节紊乱、梨状肌综合征、臀上皮神经损伤、肩关节周围炎、肱二头肌肌腱炎、冈上肌肌腱炎、肩峰下滑囊炎、肱骨外上髁炎、神经卡压综合征、腕管综合征、膝关节增生性关节炎、踝扭伤、外伤性截瘫等疾病。

2. 内科 头痛、失眠、高血压、眩晕、感冒、冠心病、胃脘痛、胃下垂、腹泻、便秘、慢性胆囊炎、糖尿病、肥胖、中风后遗症、面瘫、面肌痉挛等。

3. 妇科 痛经、月经不调、闭经、乳痈、耻骨联合分离症、慢性盆腔炎、乳腺增生等。

4. 外科 肠粘连、不完全性肠梗阻、尿潴留等。

5. 儿科 小儿肌性斜颈、感冒、咳嗽、哮喘、腹泻、腹痛、呕吐、便秘、疳积、厌食、遗尿、流涎、脱肛、桡骨小头半脱位、脑瘫、多动症、惊风、夜啼、鹅口疮、足内翻、足外翻、小儿麻痹后遗症、产后臂丛神经损伤等。

6. 五官科 近视、弱视、斜视、乳蛾、慢性咽炎、鼻炎、声门闭合不全、耳聋耳鸣等。

7. 其他适应证 劳倦内伤、抑郁症、慢性疲劳综合征、更年期综合征等。

二、手法的禁忌证

手法的禁忌证包括慎用推拿的情况和推拿的严格禁忌证。

（一）慎用推拿的情况

1. 剧烈运动后、极度疲劳及体质极度虚弱者。

2. 过饥或过饱，饭后 1 小时内。

3. 妊娠妇女的腹部、腰骶部慎用手法；某些腧穴如合谷、肩井、三阴交据文献记载可能引起流产，也不宜使用；其他部位不宜使用重刺激手法。

4. 醉酒者。

（二）严禁推拿的范围

1. 诊断不明的急性脊柱损伤或伴有脊髓损伤症状者，如脊髓肿瘤、脊柱结核、脊髓或椎管内血肿、脊柱失稳体征、脊髓空洞症、马尾综合征。

2. 各种急性传染病，如急性传染性肝炎、活动性肺结核等。

3. 恶性肿瘤部位及其骨转移部位。

4. 严重的心、脑、肺、肾等器质性疾病，胃或十二指肠溃疡急性穿孔者。

5. 结核病、化脓性疾病所致的运动器官病证。

6. 出血性脑血管意外的急性期。

7. 血液病、严重血管病变（如下肢静脉栓塞、血管瘤等），或有出血倾向者。

8.皮肤破损、感染，皮肤病的病损局部。

9.骨折局部、脱位、急性感染（如骨髓炎）等。

10.精神病情绪不稳定者和酒后神志不清者。

11.脊柱手法的禁忌证可参考世界卫生组织于 2005 年公布的《世界卫生组织脊骨神经医学基础培训和安全性指南》（2008 年中文版）。

第七节　推拿手法的操作体位

在推拿治疗过程中，医患双方都应选择一种最为合适的体位，以利于手法操作的实施。其体位的选择原则：受术者肢体自然、放松，并能持久，受术部位充分暴露，并且应该感觉到舒适、安全；术者操作自如，发力方便，左右手交替无障碍，并且能持久操作，不易疲劳。

一、受术者的体位

1.仰卧位　两下肢伸直或腘窝下垫枕微屈。推拿面部、胸腹部、四肢前面时，常取此体位。

2.俯卧位　受术者头可置于床头的透气洞中，脚踝下方可垫枕，两上肢放在体侧，或屈曲放在床头两侧的手托上。操作项肩部、腰背部、臀部和下肢后部时，可取此体位。

3.侧卧位　在推拿治疗肩、臀和四肢外侧部位时可用此体位；做腰椎斜扳法时也用到该体位；对于饱餐后或身体肥胖不能俯卧者，也可取此体位操作。

4.站立位　内功推拿流派主张患者在接受推拿手法治疗前，要先站桩练功，在特殊的站立练功体位下，接受擦法、棒击法等推拿手法治疗。

5.端坐位　受术者正坐于凳子上。在做头面部、颈项部操作，以及肩部摇法、坐位腰部拔伸法等操作时，可取此体位。

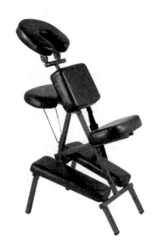

6.伏坐位　受术者前倾伏坐于一种特殊的伏坐式推拿椅（图3-1）上，头面部、胸部、两前臂、两臂、两小腿前部等多点受力支撑身体，全身处于一种非常放松的状态。可在此体位下做肩背部、掌推背部、横擦背部、拍背部、振肩胛间区、叩击项肩部等操作。

图 3-1　伏坐式推拿椅

7.悬吊位或倒悬位　悬吊位指双手抓住吊杆使身体悬垂，倒悬位是足高头低悬吊，这是一种比较特殊的推拿操作体位，有助于腰椎等脊柱关节间隙的拉开。在牵引拔伸状态下推拿，适用于腰椎间盘突出症等疾病的治疗。

8.特殊体位　如肺部排痰可采取引流体位，在此体位下做拍法、振法等操作。

二、术者的体位

根据不同的受术部位，术者可选择站立位或端坐位操作。

1.站立位　推拿颈项部、肩部、腰背部多取站立位。

2.端坐位　推拿头面部、胸腹部多取端坐位。

第八节 推拿意外的处理及预防

推拿是一种安全、有效且一般无副作用的医疗方法，但如果手法运用不当，也可能出现一些异常情况，可能对受术者产生不良影响，学术界将这种推拿操作中出现的异常情况称为"推拿意外"。发生异常情况时，推拿医务人员必须做出正确判断，并予以及时而恰当的处理。

一、晕厥

晕指头晕，厥指手足逆冷或突然昏倒。晕与厥多同时发生。如在推拿过程中突然发生，俗称为"晕推"。其临床表现、发生机理和处置办法与针灸的"晕针"相似。

【临床表现】

患者突感头晕目眩，如坐舟车，天旋地转，胸闷，恶心呕吐，面色苍白，四肢发凉，冷汗出，甚至昏不知人等。

【原因】

1.病人因素 饥饿、紧张、疲劳等。

2.疾病情况 血压、血糖、脑血管病等。

3.颈椎解剖 与椎动脉的解剖特点有关。曾有使用颈椎旋转手法造成椎基底动脉缺血性损伤，引发急性脑血管病的报道。

4.手法因素 力度太重，时间太长，旋转过度，体位不适。

5.环境因素 诊室闷热，或空调环境下空气不流通。

【处理】

1.立即停止推拿操作，扶患者躺于床上，头稍低位，监测血压与脉搏，饮少许糖水或温开水。

2.针刺或掐按急救穴。

3.颈型眩晕者，常予口服钙通道阻滞剂尼莫地平20mg，每日3次，或西比灵10mg，每晚1次；并口服抗眩啶（甲胺乙吡啶）4～8mg，每日3次；口服安定，睡前2片。亦可于卧位，做颈部放松与纵向手法理筋和拔伸治疗。详情可参考颈椎病椎动脉型的推拿治疗。

4.严重者，送医院观察或抢救。

【预防】

1.存在"晕推"的因素时，慎用推拿。

2.掌握好手法的力度和时间。

3.改受术者颈椎坐位操作为卧位操作，并控制旋转的角度。

4.保持诊室的空气流通。

二、瘀斑

瘀斑是推拿治疗中和治疗后皮下出血的现象。

【临床表现】

患者在接受推拿治疗中和治疗后，受术部位皮下出血，局部皮肤肿起，并出现青紫、紫癜及瘀斑现象。

【原因】

1. 初次治疗时手法刺激过重，时间过长。

2. 患者有血小板减少症。

3. 老年性毛细血管脆性增加。

4. 患者长期或过量服用过阿司匹林、华法林等抗凝血药物。

【处理】

1. 局部小块瘀斑，一般无须处理。

2. 局部青紫严重，可先制动、冷敷；待出血停止后，再在局部及其周围使用轻柔的按揉、摩、擦等手法治疗，同时，加湿热敷以消肿、止痛，促进局部瘀血消散、吸收。

【预防】

1. 若非必要，不宜选用过强的刺激手法。

2. 对老年人使用手法必须轻柔，特别是在骨骼突起的部位，手法刺激更不宜太强。

3. 急性软组织损伤患者，不要急于在局部进行手法治疗和使用湿热敷。

4. 了解患者的服药史。

三、疼痛

疼痛是指患者经推拿治疗后受术部位的疼痛现象。

【临床表现】

患者经推拿手法治疗后，特别是初次接受推拿手法治疗的患者，局部皮肤出现疼痛、肿胀等不适的感觉，夜间尤甚，用手按压时疼痛加重。

【原因】

1. 术者手法操作技术生硬。

2. 局部施术时间过长，手法刺激过重。

【处理】

1. 一般不需要特别处理，1～2 天内症状可自行消失。

2. 若疼痛较为剧烈，可在局部施行轻柔的按法、揉法、摩法、擦法等。

【预防】

对初次接受推拿手法治疗的患者，手法要轻柔，局部施术时间亦不宜过长。

四、破皮

破皮是指手法操作时出现受术部位皮肤破损的现象。

【临床表现】

患者在手法治疗时出现局部皮肤发红、疼痛、起疱等皮肤表面擦伤、出血、破损的现象。

【原因】

手法使用不当，如按揉法操作时，用力过重，幅度过大，捻动皮肤所致；拍法、擦法操作时，没有紧贴皮肤，向下用力太强而产生冲击力所致；一指禅推法、㨰法操作时没有吸定，产生异常的摩擦运动等所致。

【处理】

1. 损伤处立即停止手法治疗。

2. 做好局部皮肤的清创（局部涂上红药水、紫药水等），防止感染。

【预防】

1.加强手法训练，熟练掌握各种手法的动作要领、要求。

2.在使用擦法、推法时，可配合使用介质，防止破皮。

五、骨折

骨折是指在推拿治疗过程中，因手法不当等原因引起骨折的现象。

【临床表现】

患者在接受推拿手法治疗时，特别是在做被动运动或较强刺激的按压手法时，突然听到"咔嗒"之声，继之出现局部疼痛、运动障碍（如肋骨骨折、腰椎压缩性骨折、股骨颈骨折等）等症状。

【原因】

1.患者年老骨质疏松，或患者有骨质病变以及骨折假性愈合。

2.患者接受手法治疗的体位选择不当。

3.施术时手法使用不当，压力过重、刺激过强、运动幅度过大，以及手法生硬粗暴。

【处理】

1.立即停止手法操作。

2.制动、包扎、固定，并做 X 线检查以明确诊断。

3.做必要的对症处理，及时予以整复和固定。

【预防】

1.手法治疗前，特别是进行被动运动类手法操作前要仔细检查，如有疑问宜先行必要的 X 线检查，排除骨折及骨结核等骨质病变。

2.被动类手法操作必须在正常生理许可范围内进行，幅度由小到大，逐渐增加，不可粗暴。

3.老年患者或骨质疏松患者，手法用力不宜过重。

4.选择的体位必须舒适、正确，有利于手法操作。

六、内科意外

因推拿而致的纠纷和官司涉及的内科病证，主要包括在推拿的过程中所发生的脑血管意外（特别是再次中风）、急性心肌梗死、一过性血压升高、癫痫发作和因气道堵塞而致的窒息等，可统称为内科意外。

【临床表现】

1.脑血管意外　突发眩晕、恶心，一侧肢体感觉丧失或运动不遂，昏迷、意识障碍等。

2.一过性血压升高　出现头暴痛、头晕、恶心等症状，检查可发现血压高于正常值（素有高血压者，可远远高于平常值）。

3.心肌梗死　突发心前区疼痛、憋闷、窒塞感，或喘促，或昏不知人，大汗淋漓，四肢厥冷，脉微欲绝。

4.癫痫发作　突然神志异常，昏仆，口中发出猪羊般叫声，口吐涎沫。

5.气道堵塞　突然呛咳，喉间梗阻，呼吸骤停，面色青紫，四肢乱蹬。

【原因】

1.患者本身存在相关的原发性疾病　如脑血栓或脑梗死、高血压、心肌缺血、糖尿病、癫痫、小儿哮喘等；或存在某些危险因素，如高血脂、肥胖等。

2.推拿时机或环境选择不当   如患者过饥、过度疲劳、过度烦躁等；或环境干扰，如噪声、突发事件等。

3.手法与体位不当   点法、按法、叩击法等手法力度较重、刺激量大，或扳法掌握不好，或摇法频率过快和幅度过大，都是诱发内科意外的原因。如果体位不适合，特别是俯卧位过久，以及体位改变太快时，也容易引发内科意外。

【处理】

1.如病人反映身体不适、心里难受时，应立即停止操作，仔细观察脉象和呼吸；扶患者坐起或仰卧，可给予少许糖水饮用。如属癫痫发作，可掐水沟、翳风、合谷、十宣等急救穴。一过性血压升高，可令病人静卧并给予降压药口服或肌注。如属脑血管意外和心肌梗死，应立即吸氧。心前区憋闷和疼痛可予硝酸甘油舌下含化。

2.若患者已经昏迷，速拨打急救电话，尽快通知家属并送医院抢救。

【预防】

1.推拿前充分了解既往史，明确诊断，考虑到内科意外的可能。

2.对于存在内科意外原发性疾病和危险状态的患者，须将发生内科意外的可能性告知病人或其家属，并记录在病历中。

3.选择舒适的体位，尤其不要俯卧太久。

4.控制好手法的力度、频率和时间。

5.科室应准备常规急救设备和药品。

第九节   推拿介质

一、介质概述

推拿介质，指在推拿手法操作时涂于受术体表起润滑作用或兼有治疗作用的制剂。

直接接触为推拿的基本特征，而直接接触必然会在接触面上产生摩擦。一旦摩擦太过，就会导致皮肤损伤。因此，保护皮肤是推拿过程中不能回避的问题，也是介质的基本作用。早在《五十二病方》中就已经有了介质制作和运用的记载。如将多种中药按一定比例，"并和之以车故脂（一种富含油脂的植物的种子）"，制成药膏，用来"靡（摩）其骚（瘙）"。后来，随着动物脂肪的发现和运用，润滑保护皮肤已经不难；又随着酿酒业的发展，酒比水更能溶解与保存药物，也更能透过皮肤，于是介质开始朝着增效的方向发展。如《灵枢·经筋》记载的"马膏"和"白酒和桂"。《金匮要略》首次提出"膏摩"一词。以后经不断发展，出现了名目繁多的膏摩方，被广泛地用于预防和治疗疾病，并沿用至今。

二、介质的种类

介质的种类繁多，不同性质的介质具有不同的特性。

1.膏类   膏为质厚的油脂，传统多用动物油脂，如猪脂、羊脂、马膏等，其主要成分是脂肪酸，现代多用医用凡士林。膏类有很好的润滑作用，能长期保存，还因其固体特征而便于携带。推拿临床多根据需要将一定的中药提取物加入其中，制成特殊的药膏，如野葛膏、华佗虎骨膏、赤膏、冬青膏等。

2.油类   与膏相比，油的质地清稀，传统多用芝麻油、橄榄油、松节油、菜油等。其主要成分是三酸甘油酯等。油类润滑作用很强，也能长期保存。推拿临床常将中药提取物加入其中制成药油。常用的药油有红花油、活络油、松节油以及各种商品按摩油等。

3. 酒类 又称酊类，为乙醇制剂。酒类具特殊气味，刺激性强，防腐力强，能溶解多种物质，临床运用较广。酒类介质润滑作用差，易挥发，一般不作为润滑剂使用，主要用于增强临床疗效。单纯的白酒和酒精多用于高热惊风，有刺激和扩张血管、物理降温的作用。其他酒类介质则是将某些药物浸泡于酒中而成，如桂枝酒、红花酒、首乌酒、黄精酒、川芎酒、当归酒等。

4. 水类 以纯净水为介质。润滑作用差，主要用于热证推拿。

5. 汁类 多用鲜品，多为榨取植物根、茎、果实等取其汁液而成。如葱汁、姜汁、荷叶汁、藕汁、柠檬汁、薄荷汁等，具有馨香之性，长于开窍、醒神。临床有"秋冬葱姜夏薄荷"之说。

6. 粉类 为固体的极细粉末。如滑石粉、爽身粉及其他药物经高速粉碎机粉碎而成的粉末，长于收敛、祛湿、止汗。小儿推拿最为常用。

7. 植物精华（精油） 精油是从植物的花、叶、茎、根或果实中，通过水蒸气蒸馏法、挤压法、冷浸法或溶剂提取法等提炼萃取的高浓度、高挥发性的芳香物质。因其浓度太高，故未经稀释不能直接使用。因挥发性强，必须密封储存。精油的主要成分并非三酸甘油酯和脂肪酸，而多为萜烯类、醛类、酯类、醇类等。故精油非油，与膏类和油类有本质区别。精油是现代科技的产品，有"西方的中药"之称，其成分可通过皮肤渗透进入血液循环，能有效地调理身体，起到舒缓、净化等作用。

8. 其他 如乳剂、霜剂、鸡蛋清等。

三、介质的选择

1. 辨证选择 根据中医学理论先辨证，根据证型的不同选择不同的介质。总体来说可分为两大类，即辨寒热和辨虚实。寒证，宜用有温热散寒作用的介质，如葱姜水、冬青膏等；热证，宜用具有清凉退热作用的介质，如凉水、酒精等；虚证，宜用具有滋补作用的介质，如药酒等；实证，宜用具有清、泻作用的介质，如蛋清、红花油、传导油等。其他证型可用中性介质，如滑石粉、爽身粉等，取其润滑皮肤的作用。

2. 辨病选择 根据病情的不同，选择不同的介质。软组织损伤，如关节扭伤、腱鞘炎等宜选用活血化瘀、消肿止痛、透热性强的介质，如红花油、传导油、冬青膏等；小儿肌性斜颈宜选用润滑性能较强的滑石粉、爽身粉等；小儿发热宜选用清热性能较好的凉开水、酒精等。

3. 根据年龄选择 一般来说，对于成年人，不论水剂、油剂、粉剂均可应用；老年人常用的介质有油剂和酒剂；小儿常用的介质主要有滑石粉、爽身粉、凉水、酒精、薄荷水、葱姜汁、蛋清等。

附：古代膏摩方

根据医籍的记载及民间的流传，我国古代有丰富的膏摩方制剂及其使用方法和适用范围，是中药外用的组成部分。以下古代膏摩方从《诸病源候论》《备急千金要方》《千金翼方》《外台秘要》《圣济总录》等古代著作中择要摘录。由于古代制作摩膏受当时条件的限制，现代又有外用制剂的法规文件规定，故不能也不必照原样制作，但其中所述的配伍、作用、主治仍有一定的参考价值。

1. 黄膏 由大黄、附子、细辛、干姜、蜀椒、桂心、巴豆组成。将上述药物用醋浸泡一夜，次日再放入1000g腊月猪油内煎沸，绞去药滓，密封于瓷器内备用。本品具有温散风寒、舒筋通络的作用。治疗目赤、头痛、项强、贼风游走皮肤等病证。

2. 陈元膏　由当归、天雄、乌头、细辛、川芎、朱砂、干姜、附子、雄黄、桂心、白芷、松脂、生地、猪脂组成。把上述药物（除松脂、猪脂、雄黄、朱砂外）切细，用醋和生地黄汁浸泡一夜，再放入 4000g 药油内微火熬炼，使沸 15 次，煎至药色变黄为度，绞去药滓，再放入雄黄、朱砂细末，搅拌和匀，置于密封器具内备用。本品具有温通气血、祛风止痛的作用。治疗腰背疼痛、胸胁胀满、心腹积聚、经闭不孕、风痒肿痛及风湿痹痛等病证。

3. 莽草膏　由莽草、乌头、附子、踯躅、醋、猪脂组成。将前 4 味药物切细，用 1L 醋浸泡一夜，次日放入 2000g 猪油内煎沸，绞去药渣，倒进瓷器内贮存备用。本品具有散寒消肿、温热止痛、安神定魄的作用。治疗痹证肿痛、精神恍惚等病证。

4. 野葛膏　由野葛、犀角、蛇衔、莽草、乌头、桔梗、升麻、防风、蜀椒、干姜、鳖甲、雄黄、巴豆、丹参、踯躅组成。把上述药物切碎，用 4L 醋浸泡一夜，次日把这些药物放入已熬成的 2500g 猪油内，以微火煎熬，使药物在油中翻滚，三上三下，使药色变黄，绞去药渣，贮存备用。本品能起到清热解毒、祛痹止痛等作用。膏摩患处，可治疗风毒恶肿、痛痹不仁、瘰疬恶疮、偏枯胫肿、脚弱等病证。

5. 青膏　由当归、川芎、蜀椒、白芷、吴茱萸、附子、乌头、莽草组成。把上述药物切细，用醋浸泡两天，然后放入 2000g 猪油内煎至药色发黄，绞去药渣，贮存备用。本品具有祛风散寒、活血止痛的作用。治疗伤寒头痛、项强、四肢烦痛等病证。

6. 白膏　由天雄、乌头、莽草、踯躅组成。把上述药物切成粗末，用醋浸泡一夜，次日放入盛有 1500g 腊月猪油的铜器中，文火煎炼，使药变成焦黄色，绞去药滓，置于瓷器中备用。本品具有解毒、祛风湿、散寒止痛的作用。治疗伤风恶寒、肢节疼痛、目赤、咽喉痛、小儿头疮、牛皮癣等病证。

7. 丹参赤膏　由丹参、雷丸、芒硝、戎盐、大黄组成。把上述药物切碎，用 250g 醋浸泡过夜，次日再放入猪油内煎沸，绞去药滓，贮存备用。主治心腹热痛。

8. 乌头膏　由乌头、野葛、莽草组成。把上药切细，用适量高度白酒浸泡 3 天，再放入 2500g 猪油内煎沸，待药色成焦黄时，滤去药渣，盛入瓷器备用。本品具有祛风散寒、活血通络的作用。治疗伤寒身强直、偏枯口僻、手足顽麻等病证。

9. 蹉跌膏　由当归、续断、附子、细辛、甘草、蓄蓄、川芎、白芷、牛膝、蜀椒组成。将上述药物切细，用 1000g 猪油先煎取油，然后把药物放入油内煎熬，使药成黄色，绞去药滓，盛入瓷器备用。本品具有活血养筋、消肿止痛的作用。治疗因脱位、挫伤而引起的疼痛。

10. 商陆膏　由商陆根、猪油组成。以上两味合煎，待炼至色黄，绞去药滓成膏。本品具有逐水消肿的作用。主治水肿。

11. 乌头摩风膏　由乌头、附子、当归、羌活、细辛、桂心、防风、白术、川椒、吴茱萸、猪脂组成。将上述药物切碎，用醋浸泡一夜，次日放进 500g 腊月猪油内，用文火煎熬，使药色变黄成膏，盛入瓷器中备用。本品具有祛风除湿、温中散寒、活血止痛的作用。治疗风湿痹痛、腰腿不遂、四肢拘挛、皮肤不仁等病证。

12. 当归摩膏　由当归、细辛、桂心、生地黄、天雄、白芷、川芎、丹砂、干姜、乌头、松脂、猪脂组成。将上述药物（除松脂、丹砂、猪脂外）切碎，用 500g 生地黄取汁，浸泡药物过夜，次日放入 2500g 猪油和 120g 松脂内，慢火煎熬，使药至黄色，滤去药滓，盛于瓷器内备用。本品具有散寒祛风、活血止痛的作用。主治风湿痹痛。

13. 牡丹膏　由牡丹皮、芫花、皂荚、藜芦、附子、莽草叶、大黄、蜀椒组成。将上述药物切细，用布裹好，放入干净器具内，用 1500g 酒浸泡过夜，次日放入 1500g 腊月猪油内，文火煎熬，候药变色，稀稠得所，即绞去药滓，装进密封瓷器中备用。本品具有清热凉血、活血散瘀的作用。治疗脚气、痹痛、鼠漏恶疮、风毒、腹中痛等病证。

14. 皂荚摩膏　由皂荚、醋组成。把皂荚捣细研为末，用陈醋调和成膏。本品具有祛痰开窍等作用。主治中风口㖞。

15. 摩脐膏　由杏仁、葱、盐组成。把上 3 味同研成糊状成膏。本品具有通便作用。主治大便不通、腹胀。

16. 杏仁膏　由杏仁、川椒、附子、细辛组成。把上述药物（除川椒外）切碎，用适量醋浸泡过夜，次日倒入 250g 猪油内，以文火煎熬，使药变黄成膏，滤去药渣，盛入瓷器，贮存备用。本品具有发散风寒、温通鼻窍的作用。治疗小儿鼻塞、涕流不出等。

17. 摩风膏　由附子、乌头、防风、凌霄花、踯躅花、露蜂房组成。将上述药物研为细末，放入 1500g 猪油内煎炼，使药至焦黄，绞去药滓，待其凉后，盛入瓷器中备用。本品具有凉血祛风、散毒消肿的作用。主治白癜风等。

18. 清润黄连膏　由黄连、当归、生地黄、黄柏、姜黄片、生石膏、薄荷组成。将上述药物用水煎，滤去药渣，加少量冰片和蜂蜜，炼膏后备用。本品具有清热解毒、消疮散风的作用。治疗热毒风疮。

【思考题】

1. 推拿手法在学术上是如何定义的？
2. 如何理解推拿手法的"调利骨节"作用？
3. 如何理解"持久、有力、均匀、柔和、深透"的软组织手法基本要求？
4. 推拿的严格禁忌证有哪些？
5. 推拿意外中"晕厥"有哪些处理方法？
6. 推拿介质在治疗中发挥了怎样的作用？常见有哪些剂型种类的介质？

中篇

技能篇

扫一扫，查阅本章数字资源，含PPT、音视频、图片等

【导学】

推拿基本手法是推拿手法学的主体内容和教学重点。本章精选了 24 种推拿基本手法（附 11 种），并根据手法的运动形态分为摆动类、摩擦类、挤压类、叩击类、振动类和运动关节类六大类手法。应非常重视推拿手法的基本技能训练，下苦功打好扎实的推拿手法基础。通过学习，掌握推拿基本手法（尤其是摆动类手法）的术式要领及操作技能，熟悉基本手法的适用部位，了解推拿手法的分类、定义、功效主治、练习方法和步骤。

第一节　摆动类手法
（ category of pushing rolling manipulations ）

以前臂有节律的连续摆动为基本运动形态的手法，称为摆动类手法。主要包括一指禅推法、一指禅偏锋推法、滚法、鱼际揉法。

一、一指禅推法（dhyana-thumb pushing manipulation）

用拇指指端或螺纹面着力，通过前臂的主动摆动，带动拇指运动，使产生的功力持续不断地作用于人体受术部位，称为一指禅推法。一指禅推法是一指禅推拿流派的代表性手法。缠法、跪推法为其衍生手法。

【术式】

术者手握空拳，拇指自然伸直，以拇指指端或螺纹面着力于受术部位，以肘关节为支点，前臂做主动摆动，带动腕部摆动以及拇指指间关节的屈伸运动，使所产生的功力持续不断地作用于人体受术部位。本法也可双手同时操作。

根据拇指着力部位的不同，一指禅推法可分为指端着力（图 4-1）和螺纹面（指腹）着力（图 4-2）两种操作形式。拇指较挺直者一般采用指端着力的一指禅推法，而拇指指间关节弯曲（背伸）幅度较大者可选用螺纹面着力或指端着力推法。指端着力者接触面积较小，局部压强较大；螺纹面着力者接触面积较大，因而较为柔和。练习及应用时应该根据个人拇指生理条件及不同的受术部位而选择相宜的操作。

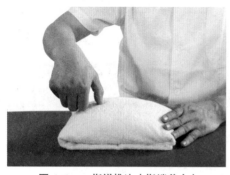

图 4-1　一指禅推法（指端着力）

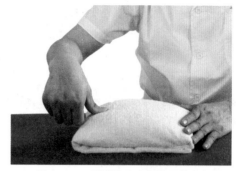

图 4-2　一指禅推法（螺纹面着力）

一指禅指端推法操作时，拇指指间关节有屈伸和不屈伸两种术式。拇指屈伸式一指禅推法操作时，拇指指间关节需跟随腕部的摆动而做协调的小幅度屈伸活动。拇指不屈伸式一指禅推法操作时，拇指自然伸直，拇指指间关节不做屈伸活动。操作时应根据各人拇指生理条件及治疗要求而选择相宜的操作法。

如拇指指间关节弯曲（背伸）幅度较大者欲做指端着力的一指禅推法，只能采取屈伸式，以防止指腹接触；而拇指指间关节较挺直者，则可酌情决定屈伸与否。

本法如双手协同操作，称为一指禅推法的"蝴蝶双飞"式。操作时双手可交替摆动，也可对称摆动（图4-3）。

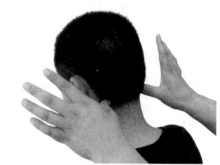

图 4-3　一指禅推法"蝴蝶双飞"式

【要领】

1. 频率　每分钟 120～160 次。

2. 沉肩　肩部放松下沉。

3. 垂肘　即肘关节自然下垂而内收，坐位操作时肘部位置略低于腕部。

4. 悬腕　即腕关节自然垂屈。在保持腕关节较松弛的状态下，使腕关节屈曲接近 90°。同时注意腕部的尺侧要略低于桡侧。

5. 掌虚　除拇指着力外，其余手指与手掌部都要放松，自然弯曲，手掌空松。

6. 指实　即拇指的指端或指腹着力，吸定于受术部位。

7. 紧推慢移　拇指摆动的频率较快，但拇指沿经络或治疗路线的移动要沉稳缓慢。

8. 深浅适度　一指禅推法有平、浅、深、陷 4 种劲，分别作用于不同层次：平劲在皮肤，浅劲在肌肉，深劲在筋骨之间，陷劲达到骨面或内脏。

【应用】

一指禅推法接触面小，功力集中，渗透性强，故可应用于全身各个部位。临床常用于头面部、颈项部、胸腹部和四肢关节等部位，尤以取经络腧穴为佳，即所谓"循经络，推穴道"。一指禅推法具有疏经活络、调和营卫、祛瘀消积、开窍醒脑、调节脏腑功能等功效。广泛应用于内、外、妇、儿各科病证，尤其擅长治疗胃肠疾病（如胃脘痛、久泻、便秘等）、内科杂病（如头痛、失眠、高血压、面瘫、劳倦内伤等）和关节疼痛等病证。

【按语】

一指禅推法节律性摆动操作时，虎口应随之开合，示指、拇指不宜相抵。但个别人拇指掌指关节背伸幅度过大，为避免掌指关节受伤，允许以示指抵住拇指指腹操作。

附一：缠法（twining manipulation）

此法出自《一指定禅》。缠，为缠绵不休之意。一指禅推法（包括一指禅偏锋推法）的频率加快到每分钟 220 次以上即为缠法。其特点是操作频率快，摆动幅度小，快而不乱，柔中带刚，接触面积小，能量扩散小，因此功力集中，易于深透。此法具有活血祛瘀、生肌托毒的功效和较强的消散作用，常用于治疗咽喉炎、扁桃体炎、瘰疬、痈疖初起、乳痈等外科病证和面神经麻痹、感冒、实热眼疾、食积等病证。

附二：跪推法（pushing manipulation with the flexed thumb）

跪推法的全称为一指禅跪推法。与一指禅推法的操作方法类似，但将着力点由拇指指端或指腹，改为拇指指间关节背部桡侧面，其余四指放松下垂（图 4-4a），也可以用屈曲的示指抵住拇指末节指腹以增加施术压力（图 4-4b）。跪推法操作时，可将中、环、小指扶持于受术部位旁。跪推法力矩较短，重心较低，易于吸定，刚劲有力，多应用于项部（操作手的同侧）、骨缝小关节间、腹部等部位。功效主治同"一指禅推法"。

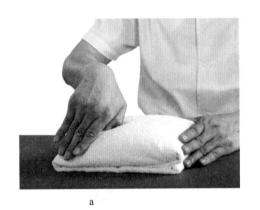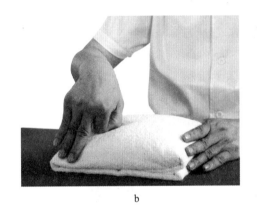

图 4-4　一指禅跪推法

二、一指禅偏锋推法（thumb-pushing manipulation using the lateral side of the thumb）

用拇指末节桡侧缘着力做一指禅推法的手法，称为一指禅偏锋推法。此法由一指禅推法演化而来。由于是用拇指的侧面操作，类似于书法中用毛笔的偏锋行笔，故名。

【术式】

术者掌指部自然伸直，拇指内收，以拇指桡侧偏锋着力于受术部位，腕关节自然放松，呈微屈或自然伸直状态。沉肩、垂肘，以肘关节为支点，前臂做主动摆动，带动腕部往返摆动和拇指掌指关节或拇指指间关节的屈伸活动，使所产生的功力作用于受术部位（图 4-5）。

【要领】

1. 频率为每分钟 120～160 次。

2. 中立位时，中指与前臂成一直线，有利于腕关

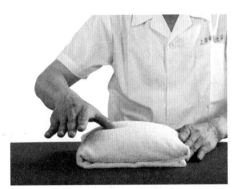

图 4-5　一指禅偏锋推法

节的左右侧偏运动。

3. 动作要轻快、平稳而有节奏感。

4. 着力点要吸定。

5. 部分拇指指间关节背伸幅度较大者,操作时应适当微屈指骨间关节,以避免因接触面过大而影响移动。

【应用】

一指禅偏锋推法动作轻快、柔和、舒适,适用于头面部、胸腹部和胁肋部等,尤以头面部最为常用。此法具有镇静安神、活血通络等功效。临床可用于治疗失眠、头痛、头晕、近视、视物模糊、牙痛、面瘫、劳倦内伤等病证。

【按语】

双手协同操作一指禅偏锋推法或一指禅推法,称为"蝴蝶双飞"(图4-3)。

三、㨰法(rolling manipulation with the ulnar side of the palm)

以手背近尺侧部分在受术部位做节律性往返滚动的手法,称为㨰法。㨰法由丁季峰先生于20世纪40年代初始创,由一指禅推拿流派原有的滚法发展而来,是㨰法推拿流派的标志性手法。

【术式】

术者五指自然放松,以小指掌指关节背侧为主吸定于受术部位,沉肩,以肘部为支点,前臂做主动摆动,带动腕关节屈伸和前臂旋转的复合运动,使手背近尺侧部分在受术部位做节律性来回滚动(图4-6)。

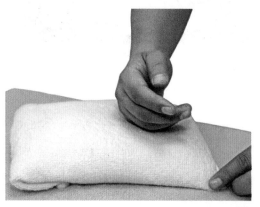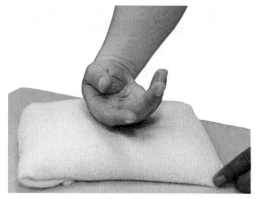

图4-6 㨰法

【要领】

1. 频率为每分钟120~160次。

2. 㨰法由腕关节的屈伸和前臂的旋转两个运动复合而成。这两个运动在中、环、小指的掌指关节背面和手背的尺侧这两条轴线上完成。两条轴线的交点即第五掌指关节背侧为本法的吸定点;而两条轴线在手背形成的三角形区域为本法前滚时的接触部位(图4-7)。

3. 肩部自然放松下垂,肩关节略前屈、外展,使上肢肘部与胸壁间相隔约一虎口的距离。

4. 腕关节的屈伸幅度较大,前滚时屈腕可达60°~80°,回滚时伸腕30°~40°。

5. 站立操作时上身前倾约30°,上臂与前臂的夹角120°~150°,前臂与受术体表的夹角30°~60°,可通过调整身体姿势来调整施术压力的大小(表4-1)。

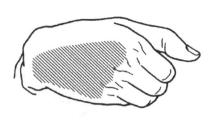
前滚时的接触面

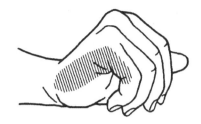
回滚时的接触面

图 4-7 滚法的接触面

表 4-1 身体姿势与施术压力的关系

身体姿势	加力	柔和
着力部位	掌指关节为主	手背尺侧为主
上身前倾角度	加大	减小
上臂与前臂的夹角	加大	减小
前臂与受术体表的夹角	加大	减小

6. 动作协调连贯，有节奏感，压力适中；压力、频率、幅度均匀。

7. 来回滚动都要用力，向外滚动和向内回滚用力大小的比例约为 3∶1。

【应用】

滚法接触面较大，刺激平和舒适，适用于颈项部、肩背部、腰臀部和四肢等肌肉较丰厚的部位。

滚法具有舒筋通络、活血祛瘀、滑利关节的功效，既是防治颈椎病、肩关节周围炎、腰椎间盘突出症、各种运动损伤、运动后疲劳、偏瘫、截瘫等疾病的常用手法，也是保健推拿的重要手法。

附：滚法（rolling manipulation with the proximal interphalangeal joints）

滚法又称指骨间关节滚法或握拳滚法。术者手握空拳，拇指盖住拳眼，用示、中、环指和小指近端指骨间关节背面吸定于受术部位，腕关节放松，前臂主动摆动，带动腕关节做屈伸运动，在受术部位做连续均匀的往返滚动，使所产生的功力轻重交替、持续不断地作用于受术部位（图 4-8）。频率为每分钟 120～160 次，具有舒筋通络、理气止痛的作用。主要适用于头顶部、项部和腹部，可治疗精神紧张、头痛、失眠、慢性疲劳综合征、落枕、颈椎病、腹泻、便秘等病证。

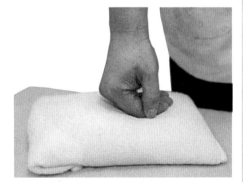
图 4-8 滚法

【按语】

滚法形成于丁季峰式滚法之前，是一指禅推拿流派的传统手法之一。

下载 医开讲APP
扫描二维码体验AR

下载 医开讲APP
扫描二维码体验AR

下载 医开讲APP
扫描二维码体验AR

四、揉法（kneading manipulation）

以指、掌等部位吸定于人体体表做环旋运动，并带动皮下组织一起运动的手法称为揉法。包括指揉法、鱼际揉法、掌揉法、前臂揉法等。

【术式】

1. 指揉法（kneading with the finger） 用指腹着力于受术部位，做轻柔缓和的小幅度环旋揉动，并带动皮下组织一起运动。常用的有拇指揉法（图 4-9）和中指揉法（图 4-10），以及用示、中指着力的二指揉法（图 4-11）。

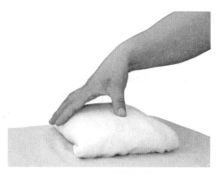

图 4-9　拇指揉法

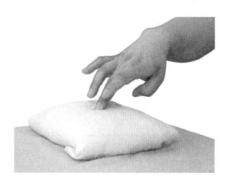

图 4-10　中指揉法

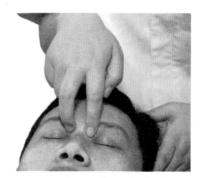

图 4-11　二指揉法

2. 鱼际揉法（kneading manipulation with the thenar） 节放松，呈微屈或水平状，拇指略内收，其余四指自然放松，用鱼际吸定于受术部位，稍用力下压，以肘关节为支点，以前臂主动做有节律的摆动，通过鱼际带动皮下组织一起揉动（图 4-12）。

3. 掌揉法（kneading with the palm） 用手掌或掌根着力于受术部位，以肘关节为支点，前臂做主动运动，带动腕及手掌做小幅度的环旋揉动，并带动皮下组织一起揉动（图 4-13）。做掌根揉时，要求掌根部稍用力下压，以加大深透力。如以一手掌叠加于另一手背之上做掌揉法，称为叠掌揉法（图 4-14）。

术者沉肩，屈肘成 120° 左右，腕关

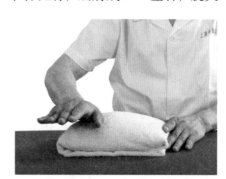

图 4-12　鱼际揉法

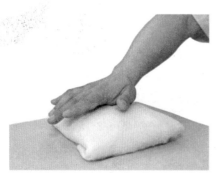

图 4-13　掌揉法

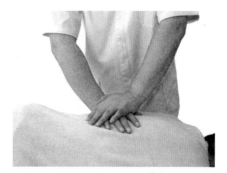

图 4-14　叠掌揉法

4. 前臂揉法（kneading with the forearm）　用前臂尺侧的上 1/3 部位着力于受术部位，以肩关节为支点，连同上臂带动前臂做环旋揉动（图 4-15）。要求带动皮下组织一起揉动。此法又名臂揉法或膊揉法。

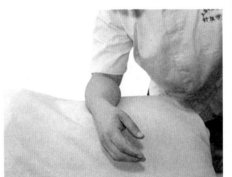

【要领】

1. 指揉法、鱼际揉法、掌揉法的频率一般为每分钟 120～160 次。但指揉面部腧穴、鱼际揉胃脘部等操作时可酌情缓慢施术。前臂揉法的频率为每分钟 100 次左右。

2. 揉法要求吸定于体表，并带动受术部位的皮下组织一起揉动，尽量避免体表摩擦。

图 4-15　前臂揉法

3. 鱼际揉法腕关节自然放松，掌揉法的腕关节松紧适度，指揉法的腕关节须保持一定的紧张度。

4. 需要移动时，要求做到"紧揉慢移"，动作连贯。

5. 一般要求节律性操作。

【应用】

揉法具有疏通经络、行气活血、消肿止痛、宁心安神、宽胸理气、健脾和胃等功效。指揉法接触面积小，功力集中，多在经络腧穴或压痛点上操作，也是小儿推拿的常用手法。鱼际揉法柔和舒适，常用于前额部、腹部和四肢关节等部位。掌揉法适用于面积较大的背部、腹部、下肢后部等处。前臂揉法压力较大，多用于肌肉丰厚的肩井部、腰背部、臀部等。

揉法可用于治疗头痛、眩晕、耳鸣、失眠、焦虑、面瘫等头面部疾患；胸闷胁痛、脘腹胀痛、便秘、泄泻等胸腹部疾患；颈肩腰背部、四肢关节部位的软组织损伤、肿痛、肌肉酸痛等疾患。也常用于小儿推拿和面部美容。

【按语】

鱼际揉法，根据其运动形态，可分为摆动式鱼际揉法和环旋式鱼际揉法两种。摆动式的鱼际揉法属于摆动类手法，其他揉法不强调摆动。

在推拿手法训练的初期就练习鱼际揉法，能训练手腕的柔韧性和灵活性，为以后练习一指禅偏锋推法、摩法等手法打好基础。

附：摆动类手法米袋练习法

摆动类手法的一指禅推法、一指禅偏锋推法、𢫊法、鱼际揉法的训练应先从米袋练习开始，再逐步过渡到人体操作练习。

米袋（图 4-16）的制作见本书第一章第五节。开始练习时米袋要扎得略紧些，以后可随着手法的进步而逐渐放松米袋。

1. 一指禅推法米袋训练　练习者取坐位，含胸拔背，双足分开，与肩同宽，气沉丹田，按下列顺序在米袋上练习一指禅推法。

（1）定点练习　以右手拇指指端或螺纹面吸定于米袋的一点，肘略低于腕，做一指禅推法练习。

图 4-16　米袋

（2）双手定点练习　在拇指定点一指禅推法有一定基础之后，双手拇指各吸定一点做双手定点一指禅推法练习，有双手对称和左右交替两种练习法。

（3）直线移动练习　在米袋上做单手一指禅推法的直线移动训练，从左到右，从上到下，进一步做直线往返移动训练。

（4）双手直线移动练习　最后做双手的直线移动练习，边推边上下往返移动，紧推慢移，须做到不使米袋移动和旋转（图4-17）。

2. 一指禅偏锋推法米袋训练　方法同一指禅推法米袋训练。但需增加顺时针和逆时针方向的环形移动练习，以便以后能适应眼眶部位的一指禅偏锋推法人体操作。也可以在自己掌心上做一指禅偏锋推法的定点和环形移动练习。

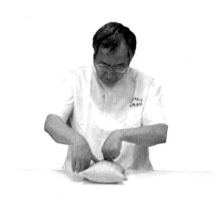

图4-17　双手一指禅推法米袋练习

3. 㨰法米袋训练　准备姿势：桌面上放置一米袋，其中轴线与身体约成45°。练习者站立位，两足分开，与肩等宽，上身前倾30°左右，自然呼吸，一手扶持米袋，一手施术，循序渐进做下列㨰法练习。

（1）左手扶持右手练习　右臂完全放松，将右手第五掌指关节背面放置于米袋中央；左手以拇指和示、中指捏住右手腕部，反复做连续的前推和后拉，而产生类似㨰法的动作。右手不可用力，以避免可能因用力不当造成的前臂过度旋转、拇指翘起等错误动作。教师可在课堂上手把手捏住学生的右手手腕做推拉动作，帮助学生体会㨰法的滚动动力主要来自于前臂的主动摆动，即肘关节的屈伸而不是前臂的主动旋转。此法适用于初学者，一般练习1～2天即可过渡到右手定点练习，但一旦自我感觉不对时，可再次退回本法练习，仔细体会左手发力而作用到右前臂下端手腕的感觉。

（2）右手定点练习　以右手第五掌指关节背面为吸定点置于米袋中央，右手单独用力做㨰法定点练习。前滚和回滚都要用力，使米袋中央凹陷，周围隆起，不可出现米袋一边低一边高的现象，也不可使米袋在桌面上旋转移动。

（3）右手直线移动练习　将米袋纵放或横放，右手边做㨰法边上下或左右直线移动，或直线往返移动。

（4）双手对称练习　在右手㨰法姿势基本正确，并达到一定熟练程度后，可将米袋横置，双手同步在米袋上做对称性的㨰法定点练习。此法的目的是利用右手已基本定型的动作惯性，带动左手迅速接近或达到右手的水平。在右手动作尚未达到基本正确的要求时不宜练习此法。以后必须两手轮流练习，不可偏废。

4. 鱼际揉法米袋训练　练习鱼际揉法的米袋应扎得紧一些。一手捏住米袋，一手以鱼际吸定于米袋中央，做较大幅度的摆动训练。待熟练以后再做移动练习。也可以在自己另一手的拳背上练习。鱼际揉法的米袋训练应早于一指禅推法和一指禅偏锋推法的训练。

【摆动类手法文献辑录】

《石室秘录》："脏腑癥结之法，以一人按其小腹揉之。不可缓，不可急，不可重，不可轻。最难之事，总以中和为主。揉之数千下乃止。觉腹中滚热，乃自家心中注定病，口微微漱津，送下丹田气海，七次乃止。如是七日，癥结可消。"

《陆地仙经·附治眼九法》："揉：屈两大指骨，蘸少津唾，揉大小眼角，各九次。"

《厘正按摩要术》："周于蕃曰：揉以和之。揉法以手宛转回环，宜轻宜缓，绕于其上也。是从摩法生出者，可以和气血，可以活经络，而脏腑无闭塞之虞矣。"

《一指定禅》："病在肌肤，推法治之。病如在血肉之间，以揉法治之。恐入经络，定当以缠法治之。"

《修昆仑证验·揉积论》："凡百病证，皆以气血为主，通则无积，不通则积。新则积小，久则积大。不论大小内外病证，果能揉之使经络气血通畅，则病无不愈者。"

《保赤推拿法》："揉者，医以指按儿经穴，不离其处而旋转之也。"

《小儿推拿补正》："揉：或用指，或用掌，以揉散其血气也。"

《推拿指南》："揉者，医人或以一手按穴揉之，或以两手按穴揉之。"

《一指禅推拿说明书》："推拿之术，自以一指禅为完备。一指禅之手术，即搓、抄、滚、捻、缠、揉、按、摩、推、拿十种。其效能与攻、补、汗、下之医理同。施术前应切脉以查病情，按筋以明征兆。患在何部，即施十门中之何法。例如，病宜攻即用滚，病宜补即用缠。能使患处受益，而他部无损。非若用药益此损彼，不能兼顾也。"

《最新按摩术讲义续编》："此肘揉法有二种，一用突起部，一以其下部即尺骨之上端之外侧，而行之者也。前者应用于用强刺激时，后者应用于比前者弱刺激时。肘之突起部，比于手指之尖端，知觉钝麻。且以其刺激强大，在未经熟练之人，徒用暴力，行此法时，往往于施术局部，致成损伤，或刺激附近之骨组织，与被术者以不快之感觉。术者对于此点，务宜注意。"

【思考题】

1. 一指禅推法因个人拇指生理条件的不同可以有哪些不同的术式？
2. 一指禅推法强调哪些动作要领？
3. 为什么鱼际揉法应在推拿手法学习初期习练？
4. 撩法主要适用于哪些部位？具有什么功效？主治哪些病证？

第二节　摩擦类手法
（category of scrubbing manipulations）

摩擦类手法是指以手在人的体表做直线或环旋移动的一类手法。主要包括摩法、推法、擦法和抹法。

一、摩法（circular rubbing manipulation）

用手在体表做环形摩动的手法，称为摩法。根据着力部位的不同，主要有指摩法、掌摩法两种。

【术式】

1. 指摩法（circular rubbing with the finger） 以手指指面作用于受术部位，手指自然伸直、并拢，腕关节放松微屈，沉肩、垂肘，以肘关节为支点，做肘关节的轻度屈伸运动，带动手指在体表做环形摩动（图4-18）。具体操作可以用拇指、示指、中指或多指并拢施术。

2. 掌摩法（circular rubbing with the palm） 以手掌掌面作用于受术部位，腕关节放松，掌指自然伸直，以肩关节为支点，通过肩、肘关节的运动带动手掌做环形摩动（图4-19）。操作时可分别用掌面、鱼际、小鱼际及掌根等部位施术。

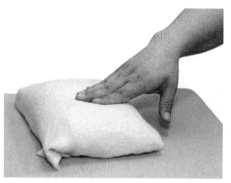

图 4-18　指摩法

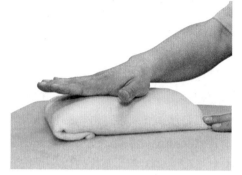

图 4-19　掌摩法

【要领】

1. 指摩法的频率为每分钟 120 次左右，掌摩法的频率为每分钟 100 次左右。

2. 摩动的速度不宜过快，力度适中。

3. 指摩时腕关节保持适度紧张，掌摩时腕关节要放松。

4. 操作时，仅与皮肤表面摩擦，不可带动皮下组织。

【应用】

摩法轻柔舒适，具有疏肝理气、健脾助运、消积导滞等功效，适用于全身各部，以面部、胸部、腹部为常用。临床主要用于脘腹胀满、消化不良、泄泻、便秘、咳嗽、气喘、月经不调、痛经、阳痿、遗精、外伤肿痛等病证，以及面部、腹部保健。

1. 掌摩胸胁部　掌摩膻中、胁肋部，可宽胸理气、宣肺止咳，治疗咳嗽、气喘等症。

2. 掌摩腹腰部　掌摩中脘、天枢、脐部及全腹部，可和胃理气、消食导滞，调节胃肠功能，治疗脘腹胀痛、消化不良、泄泻、便秘等胃肠道疾患；掌摩小腹部的关元、气海，可暖宫调经，治疗月经不调、痛经；掌摩下腹部、腰骶部，可涩精止遗、温肾壮阳，治疗遗精、阳痿。

3. 掌摩关节及损伤部位　掌摩外伤肿痛及风湿关节痹痛处，可行气活血、散瘀消肿。

4. 指摩面部　面部美容多用指摩法，具有润肤美容、祛皱抗衰、增加皮肤弹性的功效。

5. 指摩腧穴　保健摩法用于经络腧穴还有保健作用。常用的保健穴道有涌泉、肾俞、关元、神阙等。为增强疗效，可在腧穴上涂擦精油或中药软膏。

二、推法（pushing manipulation）

术者用指、掌或肘在受术部位做单方向直线推动的手法，称为推法。根据着力部位的不同可分为指推法、掌推法、肘推法等。

【术式】

1. 指推法（linear-pushing with the finger）　术者以手指贴附于施术部位，做单方向的向前挤压推动。具体操作时可有以下几种形式。

（1）拇指指腹推法　术者虎口张开，四指并拢，拇指向中指方向做对掌运动式直线推动（图4-20）。

（2）拇指侧推法　术者以拇指桡侧缘着力，向示指指尖方向做对掌运动式直线推动（图4-21）。可单手也可双手交替操作。

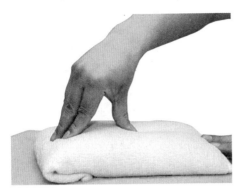

图 4-20　拇指指腹推法

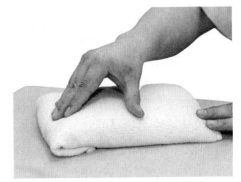

图 4-21　拇指侧推法

（3）指节推法　术者用拇指指骨间关节背面骨突着力，做单方向直线推动（图 4-22）。也可用屈曲的示、中二指指骨间关节背面着力直线推动（图 4-23）。

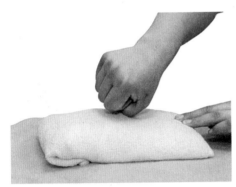

图 4-22　拇指指节推法

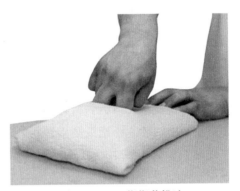

图 4-23　二指指节推法

2. 掌推法（linear-pushing with the palm）　术者用手掌面或掌根着力于受术体表，以掌根为重点，肩关节发力，推动肘关节由屈到伸，带动掌面或掌根做直线推动（图 4-24）。仅以掌根着力推动者，称为掌根推法。拇指与其余四指分开，以手掌近虎口部（第 1、2 掌骨部）着力推动者，称为虎口推法。掌推法可双手协同操作。

3. 肘推法（linear-pushing with the elbow）　术者肘关节屈曲，用前臂上端近肘尖处着力，以肩关节的运动为主，带动前臂近肘端在手术部位做直线推动（图 4-25）。

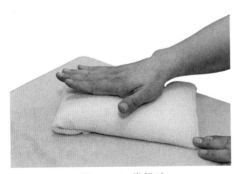

图 4-24　掌推法

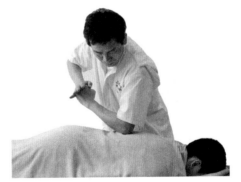

图 4-25　肘推法

【要领】

1. 推法要直线运动，不可扭曲歪斜。

2. 操作全程着力面贴实皮肤，压力均匀。

3. 掌推法和肘推法宜慢而平稳。

4. 肘推法刺激最强，应根据病情需要和受术者的耐受性选择运用，老弱瘦小者慎用。

5. 四肢掌推法的方向可以是离心性的，也可以是向心性的。

6. 直接在体表操作而用力较重时，可在受术部位涂少许油性介质，以利于手法操作和保护皮肤。

【应用】

推法具有活血化瘀、促进血液循环等作用。四肢离心性的推法能促进动脉血向四肢输送，向心性的推法能促进静脉血和淋巴液回流。适用于全身各部。主要治疗高血压、头痛、头晕、失眠、腰腿痛、腰背部僵硬、风湿痹痛、感觉迟钝、胸闷胁胀、烦躁易怒、腹胀、便秘、食积、软组织损伤、局部肿痛等病证。

附：刮法（scraping manipulation）

术者用示指桡侧缘或指骨间关节背面，或借助汤匙、钱币等工具刮拭的方法，称为刮法。

【术式】

术者以示指桡侧缘（或近侧指骨间关节背面）着力，或握拳，以示、中、环、小指近侧指骨间关节背面着力，或借助牛角片、汤匙、钱币等工具蘸介质后紧贴于受术体表，做单方向直线推动（图 4-26）。

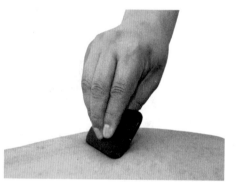

图 4-26　牛角片刮法

【要领】

1. 刮法宜紧贴皮肤，动作轻巧，用力比推法稍重。

2. 借助工具的刮法应蘸液体介质操作，以保护皮肤、增强疗效。

3. 一般刮至受术皮肤呈紫红色，或有瘀血（红斑）即可。

【应用】

刮法在民间应用广泛，适用于颈项部、肩部、背部、脊柱两侧、胸部肋间、足底等处，具有发散解表、温通经络、舒筋活血、解痉止痛的功效，主治头痛、发热、颈项强痛、痧症等。

三、擦法（scrubbing manipulation）

在受术部位做直线来回摩擦运动的手法，称为擦法。根据着力部位的不同，可分为小鱼际擦法（侧擦法）、鱼际擦法、掌擦法、指擦法等。

【术式】

术者腕关节伸直并保持一定的紧张度，着力部位贴附于体表，稍用力下压，以肩关节和肘关节的联合屈伸动作，带动手指或手掌在受术体表做均匀的直线往返摩擦运动。用小鱼际着力摩擦的，称为小鱼际擦法（图 4-27），又称为侧擦法；用鱼际着力摩擦的，称为鱼际擦法（图 4-28）；用全掌着力摩擦的，称为掌擦法（图 4-29）；用拇、中二指或示、中、环三指螺纹面着力摩擦的，称为指擦法（图 4-30）。

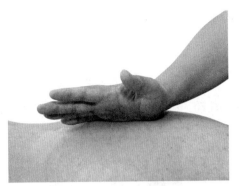

图 4-27 小鱼际擦法

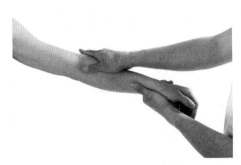

图 4-28 鱼际擦法

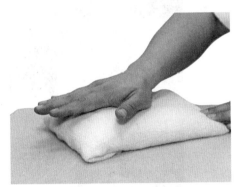

图 4-29 掌擦法

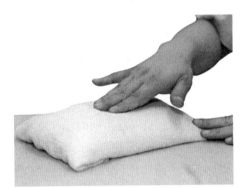

图 4-30 指擦法

【要领】

1. 频率一般为每分钟 80～120 次。

2. 操作时保持直线运动，动作连续不断而有节奏。

3. 往返都要用力，力度要均匀。

4. 将往返操作的距离尽可能拉长，以提高单位时间内的运动速度，增加产热量。

5. 要根据受术体表的起伏形状调整手形，指掌贴实体表，保持操作全程压力均匀。

6. 用力大小以热量能渗透而皮肤不起皱褶为度。

7. 术者自然呼吸，切忌屏气。

8. 擦法可隔着一层棉质单衣或治疗巾操作。如直接接触皮肤，应先在受术部位涂上少许麻油、冬青膏等润滑介质，既有助于热量渗透，也可防止破皮。

9. 经擦法操作过的皮肤，一般不能再在该处施用其他手法，以免皮肤损伤。

10. 操作环境应保持温暖，以免着凉。

【应用】

擦法适用于全身各部。其中，小鱼际擦法适用于脊柱两侧、肩胛上部、肩胛间区、肋间部；鱼际擦法适用于四肢部位，尤以上肢部为多；掌擦法接触面积大，适用于肩背部、胁肋部、胸腹部等部位；指擦法适用于四肢小关节及胸骨部、锁骨下窝等处。

擦法是一种柔和温热的刺激，临床多用于虚证、寒证和痛证。其功效主治为：①温肺化痰。擦上胸部及背部，用于咳嗽、气喘、胸闷。②温中健脾。擦上腹部及左侧下背部，用于慢性胃炎、胃及十二指肠溃疡等。③疏肝理气、消食导滞。擦胁肋部，治疗肝气郁结之腹胀、胸闷等。④温肾助阳。擦肾俞、命门、督脉、八髎、涌泉等处，用于肾阳不足、气虚下陷诸证和小儿遗尿。⑤温散寒邪。擦背部两侧膀胱经、项部和鼻翼旁等，用于风寒感冒、鼻塞等病证。⑥活血祛瘀。治疗四肢软组织损伤、关节屈伸不利及颈肩腰背痛等。⑦保健强身。用于面部、腰骶部、涌泉等处。擦法还常用于自我保健推拿，如掌擦腰骶、擦涌泉等。

四、抹法（wiping manipulation）

用拇指螺纹面或掌面在体表做上下、左右或弧形的抹动，称为抹法。分为指抹法与掌抹法两种。

【术式】

1. 指抹法（wiping with the finger） 以指腹或螺纹面置于受术体表，以腕关节为支点，手掌主动施力，做自由的直线及曲线抹动，称为指抹法（图4-31）。可用拇指、示指或中指抹动，也可采取二指、三指或四指抹法。可双手同时操作。

2. 掌抹法（wiping with the palm） 以掌面局部着力于施术部位，以肘关节为支点，腕关节放松，以前臂主动运动带动腕关节做自由的抹动（图4-32）。可用全掌、鱼际、小鱼际操作。也可双手同时操作。

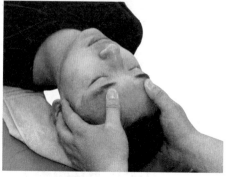

图4-31 指抹法

【要领】

1. 抹法的运动路线比较自由，可直线也可弧线、曲线移动，可单向也可往返操作，应根据受术体表的解剖特点灵活运用。

2. 抹法要求平稳缓和，轻而不浮，重而不滞。

3. 可在操作部位涂以润滑介质。

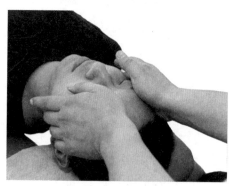

图4-32 掌抹法

【应用】

抹法轻柔舒适，多应用于头面部、胸腹部和手部。

1. 抹前额、头面部 具有开窍镇静、安神明目的功效，常用于治疗感冒、头痛、头晕、失眠、近视、面瘫等病证。

2. 抹肋间 具有宽胸理气的功效，常用于治疗胸闷、咳嗽气喘等症。

3. 抹掌心及手背 具有舒筋通络、行气活血的功效，常用于治疗手指掌部麻木、酸痛等症，也是上肢保健推拿的常用手法。

4. 掌抹腰部 具有舒筋活血、解痉止痛的功效，配合涂抹精油或红花油，治疗急慢性腰部软组织损伤。

5. 面部保健 抹法手法柔和，较多应用于面部美容、胸部保健，应用时常涂抹按摩膏或精油。

【摩擦类手法文献辑录】

《外台秘要》："患痁瘲等病，必瘦，脊骨自出。以壮大夫屈手头指及中指，夹患人脊骨，从大脊向下尽骨极，指复向上，来去十二三回。"

《保生秘要》："以手摩擦两乳下数遍，后擦背，擦两肩。定心，咽津降气，以伏其喘。"

《医学研悦》："从印堂而上，左右分抹眉额眼胞各数十下。"

《小儿推拿广意》："凡推法必似线行，毋得斜曲，恐动别经而招患也。"

《石室秘录》："摩治者，抚摩以治之也。譬如手足疼痛，脏腑癥结，颈强直口眼㖞斜是也。法当以人手为之按摩，则气血流通，疾病易愈。"

《医宗金鉴》："按摩法：按者，谓以手往下抑之也。摩者，谓徐徐揉摩之也。此法盖为皮肤筋肉受伤，但肿硬麻木，而骨未断折者设也。或因跌仆闪失，以致骨缝开错，气血郁滞，为肿为痛，宜用按摩法，按其经络，以通郁闭之气，摩其壅聚，以散瘀结之肿，其患可愈。"

《厘正按摩要术》："周于蕃曰：'按而留之，摩以去之。'又曰：'急摩为泻，缓摩为补。'摩法较推则从轻，较运则从重。或用大指，或用掌心，宜遵《石室秘录》摩法，不宜急，不宜缓，不宜轻，不宜重，以中和之义施之。其后掐法属按，揉法、推、运、搓、摇等法，均从摩法出也。"

《一指阳春》："擦，以疏其积秽。痰壅食积，导之使稍化，擦之效捷（擦，摩也）。"

《推拿指南》："推者，以指推去而不返。"

【思考题】

1. 摩擦类手法主要包括哪几种手法？
2. 摩法常用于哪些部位？举例说明摩法的功效和主治病证。
3. 推法在操作时需掌握的动作要领有哪些？
4. 擦法的术式是怎样描述的？

第三节　挤压类手法
（category of squeezing-pressing manipulations）

用指、掌或肢体其他部位垂直按压或对称挤压受术部位的手法，称为挤压类手法。包括按法、点法、捏法、拿法、搓法、捻法和拨法等。可分为垂直用力和对称性用力两部分。垂直用力时作用力自肌表缓缓透达体内，可深达脏腑，以按法为代表手法；对称性用力时刺激深透而柔和，以拿法为代表手法。

一、按法（pressing manipulation）

按法是指用指腹、手掌或肘尖等部位着力，先轻渐重，由浅而深地反复垂直按压体表的手法。根据其着力部位的不同，可分为指按法、掌按法与肘按法等。

【术式】

1. 指按法（pressing with the finger）　术者以手指螺纹面或指节着力于受术部位，由轻而重垂直向下用力按压。可单指或多指操作，也可双手操作或双手叠指操作。如拇指按法，以拇指螺纹面着力，其余四指握拳或张开以支撑协作，使刺激充分达到肌肉组织的深层，待受术者产生酸、麻、重、胀等感觉时持续数秒，然后逐渐减压放松，如此反复操作（图4-33）。叠指按时，一拇指螺纹面置于治疗点上，另一手拇指叠按其指甲部助力（图4-34）。

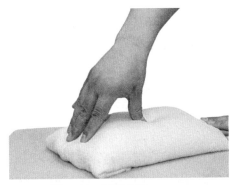

图4-33　拇指按法

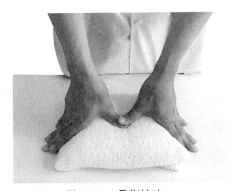

图4-34　叠指按法

2. 掌按法（pressing with the palm）

（1）单掌按法　术者上身略前倾，腕关节背伸，用掌根部或全掌着力于受术部位，以上臂发力，由浅入深，由轻而重，垂直向下按压至局部产生得气感，稍作停留，即"按而留之"，再逐渐减压，回复起始位置（图4-35）。

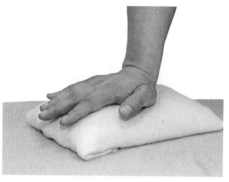

图 4-35　单掌按法

（2）叠掌按法　一手掌在下，作为主力手置于受术部位，另一手掌叠放在其手背上助力，上身前倾，依靠躯干发力，使力沿上肢纵轴传导到手掌，垂直向下按压，再逐渐减压，回复起始位置（图4-36）。另外，当叠掌按法用于整复胸、腰椎后关节紊乱时，可在上半身前倾、重心落到相应的棘突之后，再用"寸劲"做一快速发力按压，旋即抬手，可反复2～3次。

3. 肘按法（pressing with the elbow）　术者上身前倾，一手肘关节屈曲，以前臂上端近肘关节部着力于受术体表，依靠身体重力发力，由浅入深，由轻而重，向下垂直按压，再逐渐减压，回复起始位置（图4-37）。

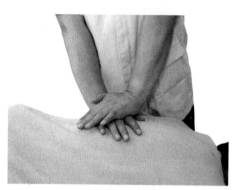

图 4-36　叠掌按法

【要领】

1. 按压的方向应垂直于受术体表。

2. 除了用于整复脊柱以外，用力要由轻到重平稳加压，再由重而轻逐渐减压。

3. 临证时需根据受术部位及受术者个人体质的强弱与耐痛的程度，辨证选用各种按法。

4. 可用叠指、叠掌、伸肘、上身前倾等姿势来增加按压的力量。

5. 指按或掌按背部时须节律性操作，下按时患者呼气，减压时患者顺势吸气，一个动作周期4～6秒钟。

6. 掌按腹部时，手掌应随着受术者的呼吸而起伏用力。

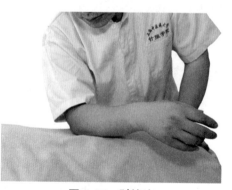

图 4-37　肘按法

【应用】

按法具有开通闭塞、解痉止痛、舒筋活血、蠲痹通络、理筋整复的作用。指按法施术面积小，可"以指代针"，用于全身各部的经穴及压痛点，对软组织损伤、各种退行性病变以及内科、妇科、五官科等疾病均适用。掌按法多用于面积大而又较为平坦的部位，如腰背部、臀部、腹部、下肢部等，适用于急慢性腰痛、脊柱后关节紊乱、脊柱生理曲度变直或后弓畸形、腹痛等，并常与揉法复合成按揉。肘按法压力较大、刺激较强，具有理气止痛的功效，多用于肩胛上部、臀部、股后部、腰骶部等肌肉丰厚处，主要适用于慢性腰腿痛等顽固性软组织疼痛。

附：指压法（pressing with the finger）

用手指节律性地按压受术部位的手法，称为指压法。"压"与"按"同义。"压"，中国古代多称"按"或"厴"，均为向下抑按之意。近代日本有以指压手法为主的指压（Shiatsu）按摩流派，其指压手法的特点是双手沿着特定线路节律性地按压并移动，着力部位一般为指腹。

二、点法（point-pressing manipulation）

以指端、指骨间关节突起部或肘尖垂直按压的手法，称为点法。点法由按法演化而来。包括指点法和肘点法。

【术式】

1. 指点法（point-pressing with the finger） 有指端点法和指节点法两种方法。

（1）指端点法 主要有拇指指端点法、中指指端点法。拇指点时腕关节伸直或略屈曲，手握空拳，拇指伸直并紧贴示指中节桡侧，用拇指端着力于受术部位，逐渐垂直用力向下按压（图4-38）。或以拇、示、环三指用力夹持中指末节，以中指指端着力于体表，垂直向下用力按压（图4-39）。前者平稳用力，后者可冲击发力。

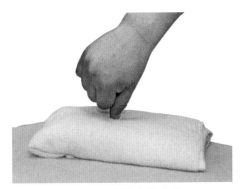

图4-38 拇指指端点法

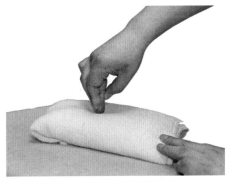

图4-39 中指指端点法

（2）指节点法 又称屈指点法。手握空拳，前臂略旋前，以屈曲的示指或拇指的指骨间关节背侧突起部着力，垂直用力平稳下压（图4-40、图4-41）。

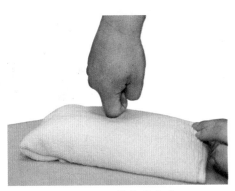

图4-40 示指指节点法

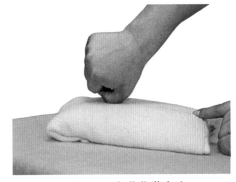

图4-41 拇指指节点法

2. 肘点法（point-pressing with the elbow） 术者一手屈肘握拳，拳心向胸，以肘尖部着力于受术体表，另一手屈肘，以掌按住下面的拳面，上身前倾，以肩及躯干发力，垂直用力平稳下压（图4-42）。

【要领】

1. 点法的用力方向要垂直于受术部位。

2. 用力由轻至重，由浅入深，再由深而浅，平稳

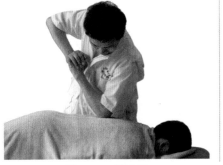

图4-42 肘点法

持续。

3. 指点法操作时腕关节保持紧张，既有利于力的传导，又能避免腕关节损伤。

4. 拇指指端点按时，示指桡侧缘须抵住拇指螺纹面，以避免拇指受伤。

5. 中指冲击式点法刺激较强，会引起疼痛，在操作前须告知患者。

6. 肘点法压力大、刺激强，要根据受术部位、病情、患者体质等情况酌情使用，点后常继以揉法，以缓解刺激。

【应用】

点法着力面小，压力集中，作用层次深，刺激较强，适用于全身各部腧穴或压痛点。此法具有开通闭塞、通络止痛、调节脏腑的功效，用于治疗脘腹挛痛、风湿痹痛、经筋或骨缝深处的慢性疼痛、痿证瘫痪等，也可根据腧穴的主治特点治疗相应的病证。冲击式的指点法多用于中风偏瘫、截瘫等感觉迟钝、麻木不仁的患者。肘点法一般用于环跳等肌肉丰厚处，主治顽固性腰腿痛。

【按语】

根据治疗需要，也可借助点穴棒等工具施以点法。

附：掐法（nipping with the thumb nail）

用拇指指甲垂直按压腧穴或点状部位的手法，称为掐法。

【术式】

术者手握空拳，示指抵住拇指指腹，以拇指指甲端着力于治疗点，平稳地垂直按压（图4-43）。

【要领】

1. 取穴准确。

2. 施术时为避免掐破皮肤，可在受术部位上垫一薄布。

3. 掐按方向与受术体表垂直，用力平稳，急救时方可重力掐按。

4. 操作次数一般为每个治疗点4～5次，或中病即止，不宜长期反复施术。

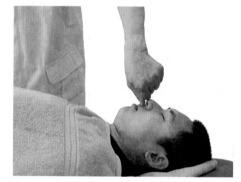

图4-43　掐法

5. 掐后可继用揉法，以缓和刺激，减轻局部不适感。

【应用】

掐法为点状重刺激手法，能以甲掐代针，适用于全身各部腧穴。重掐法有开窍醒神、回阳救逆、镇惊止痛、解除痉挛之功，主要用于急救，如掐水沟、老龙、十王等穴，可治疗昏厥、抽搐等病证；轻掐法有发汗解表、和中消积等作用，如掐四横纹、板门等，可用于治疗小儿疳积。

三、捏法（pinching manipulation）

用拇指与其他手指相对用力挤捏肌肤的手法，称为捏法。有二指捏法、三指捏法、五指捏法等。

【术式】

术者用拇指与其他手指指腹相对用力挤捏肌肤。二指捏法为拇指与示指或中指末节指腹或屈曲的示指中节桡侧相对用力（图4-44）；三指捏法为拇指与示、中二指相对用力；五指捏法为拇指与其余四指相对用力。可反复多次。

【要领】

1. 术者指骨间关节应尽量伸直，用指面着力挤捏，不宜用指端抠掐。

2. 连续操作时要有节律性，用力要均匀而柔和。

3. 可边挤捏边沿肢体纵轴方向移动，如用于促进静脉血和淋巴液回流，一般是向心性移动。

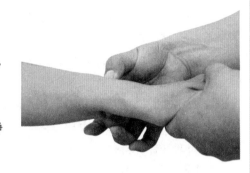

图 4-44 二指捏法

【应用】

捏法适用于肩背、四肢、颈项部和头面部，具有舒筋通络、行气活血、解肌发表、解除疲劳的作用。常用的捏法操作，有捏风池、捏内外关、捏合谷、捏脊、捏胸锁乳突肌、捏跟腱等。常用于治疗颈项和四肢的肌肉痉挛、酸痛、小儿肌性斜颈等病证。二指捏法在面部操作还可治疗面瘫、面肌痉挛后期肌肉萎缩、麻痹等，也可用于美容保健。

【按语】

1. 以全部手指面和掌心相对挤捏四肢的方法，又称为握法，多用于上肢。

2. 以双手虎口部相对挤压四肢的方法，又称为合法。

3. 双手捏住背部脊柱两侧皮肤，结合上提动作，并沿着背部膀胱经向上移动，属于拿法，但传统称为捏脊法。详见第五章。

4. 将手掌平放于受术部位，随即全掌捏住该部肌肉，稍停，放手，前移，再重复上述动作，并不断移动的方法，民间称为挪法。可双手协同操作。适用于背部、腹部、四肢。主治局部软组织损伤、腹胀痞满、饮食积滞、月经不调，也可用于腹部减肥。

四、拿法（grasping manipulation）

捏而提起谓之拿。有三指拿法、五指拿法等。

【术式】

术者腕关节略屈曲，用拇指与其余手指的螺纹面相对用力，捏住肌肉并将其垂直提起，再缓慢放松，如此反复操作。拇指与示、中二指协同用力者称为三指拿法，拇指与其余四指协同用力者称为五指拿法（图 4-45）。拿法可单手操作也可双手操作（图 4-46）。

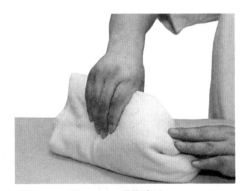

图 4-45 五指拿法

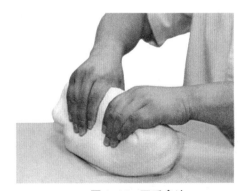

图 4-46 双手拿法

【要领】

1. 腕关节要自然放松，动作协调、灵活、轻巧。

2. 指骨间关节宜伸直，以加大接触面积，不宜用指端、指甲抠掐。

3. 提拿动作形成节奏性操作，一般重复多次。

4. 提起后需配合回送动作，以使动作连贯而柔和。

5. 捏拿和回送的操作要由轻到重，再由重到轻，平稳过渡。

6. 双手拿时，两手可同步或交替地做提拿与放松动作。

7. 可沿肌筋走行方向边拿边移动，也可在局部反复操作。

8. 应避开骨突部位，防止引起疼痛。

【应用】

拿法刺激深沉而柔和，临床主要用于颈项、肩背、侧腹部和四肢部，具有发汗解表、行气活血、通经活络、软坚散结、解痉止痛的功效。与其他手法配合治疗颈椎病、软组织损伤、落枕、肩关节周围炎、外感头痛、腹痛、半身不遂、高血压、运动性疲劳等病证。常用的拿法操作有拿项部、拿胸锁乳突肌、拿肩井、拿四肢、拿三角肌、拿前臂伸肌群、拿小腿后部等。

【按语】

拿法常与揉法复合操作，称为拿揉法。详见第五章。

附：抓法（seizing manipulation）

以五指指端相对用力抓捏的手法，称为抓法。

【术式】

五指张开，指骨间关节屈曲，以五指指端接触受术部位，各指骨间关节用力屈曲，相对用力抓抠（图4-47）。

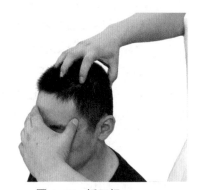

【要领】

1. 抓法主要以五指指骨间关节屈曲发力。

2. 着力面为五指指端，不要用到指甲。

图 4-47　抓五经

【应用】

多用于头顶部，称为"抓五经"，具有祛风散寒、平肝潜阳、开窍醒神、健脑益髓之功效，配合其他手法可治疗感冒、高血压、神经衰弱、失眠及头昏、头晕、头胀、头痛等病证。用于其他肌肉丰厚处，具有调和气血、疏经通络的功效。也可用于推拿保健。

五、搓法（twisting manipulation with both palms）

双手掌夹持住肢体来回搓动的手法，称为搓法。

【术式】

术者用双手掌面相对用力夹持住肢体，做方向相反的来回搓动（图4-48）。

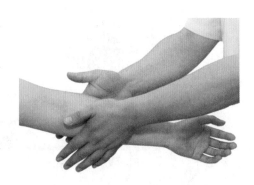

【要领】

1. 操作频率为每分钟 200 次左右。

2. 两手掌面对称用力，夹持力度宜轻不宜重，动作轻巧灵活。

3. 在双手交替搓动的同时，可沿躯干或四肢的纵轴上下移动。

图 4-48　搓法

4.搓动的频率宜快，但上下移动的速度则宜稍慢，即"紧搓慢移"。

【应用】

搓法是推拿常用的辅助手法之一，多用于人体四肢，也可用于腰及胁肋部，具有行气活血、舒筋通络的功效。用于治疗肢体酸痛、关节活动不利及胸胁屏伤等病证。常与抖法结合使用，作为结束手法。

【按语】

如带有旋转动作，即搓法与揉法结合，称为搓揉法，如搓揉肩部。

附：捻法（holding-twisting manipulation）

用拇指与示指夹持住受术者的手指或脚趾做往返搓动的手法，称为捻法。

【术式】

术者用拇、示二指螺纹面，或拇指螺纹面与屈曲的示指中节桡侧面着力，夹持住受术者手指或脚趾，做相反方向的来回搓动（图4-49）。

【要领】

1.频率为每分钟200次左右。

2.捻法动作要灵活连贯，各指的搓捻动作要配合默契，用力均匀适度。

3.捻手指时，可沿手指的纵轴做离心方向的缓慢移动。

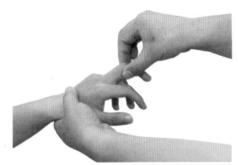

图4-49 捻法

【应用】

捻法适用于手指、脚趾，具有理筋通络、滑利关节、消肿止痛等功效。捻手指时，夹持住手指侧面时主要作用于神经、经络。夹持住手指上下面时主要作用于肌腱。夹持住指骨间关节时主要作用于关节韧带。多用于治疗指（趾）骨间关节扭伤、肿痛、屈伸不利，也可作为类风湿关节炎的辅助治疗。

六、拨法（plucking manipulation）

用手指等部位按压并做横向拨动肌筋的手法，称为拨法，又名弹拨法。

【术式】

1.指拨法（plucking with the finger） 术者用拇指或示、中指任一指端着力于肌腹或肌腱部位，下压至有酸胀感时，做与肌纤维（或韧带）垂直的横向拨动（图4-50），状若弹拨琴弦。如用示、中、环三指指端着力，称为三指拨法（图4-51）。

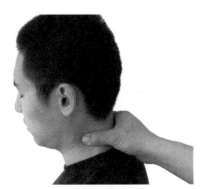

图4-50 拇指拨法

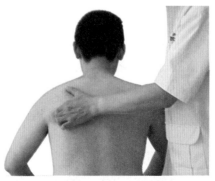

图4-51 三指拨法

2. 肘拨法（plucking with the elbow） 术者用前臂上段靠近肘尖部位着力于受术部位的肌筋，用力下压至一定深度，待有酸胀感时，以肩部发力，做与肌纤维（或韧带）垂直的横向拨动（图 4-52）。

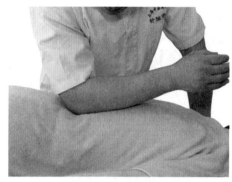

图 4-52　肘拨法

【要领】

1. 拨法的方向应与局部肌肉的肌纤维走行方向垂直。

2. 拨动时指下应有在肌腹或肌腱上滑过的弹拨感，不宜在表皮摩擦。

3. 拨法可以单向拨动，也可来回双向拨动。

4. 可定点拨动，也可沿着经筋等局部组织的长轴方向边弹拨边移动。

5. 拨法用力要轻重得当，以受术者能够忍受为度。

6. 有节奏技巧的拨法，有助于缓解操作带来的疼痛。

7. 需要增加施术压力时，可叠指操作。

【应用】

拨法的刺激力度较强，常在压痛点或指下触及"筋结"感的部位应用。此法具有解痉止痛、剥离粘连、消散结聚、疏理肌筋的功效。主要适用于颈、肩、背、腰、臀、四肢等部位的肌肉、肌腱、韧带、痛性筋索等生理、病理性条索状组织。多用于治疗颈椎病、落枕、肩关节周围炎、腰椎间盘突出症等软组织损害引起的肌肉痉挛、疼痛等症。常用的拨法操作如拨项部、拨竖脊肌、拨委中、拨肩胛提肌肩胛骨附着点、拨前臂伸肌群、拨阳陵泉、拨跟腱等。

拨法也常用作诊断手法。通过不同力度、角度拨动受术部位肌肉肌腱，体会指下的感觉，以判断正常组织与疲劳、变性组织的不同，如有捻发感、剥离感，或触及条索状物或结节状物则可判断为病态，同时结合受术者的酸胀、疼痛感觉和身体状况做出综合判断。

【挤压类手法文献辑录】

《引书》："失欲口不合，引之，两手奉其颐，以两手拇指口中壓，穿耳而力举颐，即已矣。"

《素问·举痛论篇》："寒气客于背俞之脉则脉泣，脉泣则血虚，血虚则痛，其俞注于心，故相引而痛，按之则热气至，热气至则痛止矣。"

《肘后备急方》："令卧，枕高一尺许，拄膝，使腹皮踧，气入胸。令人抓其脐上三寸便愈。"

《备急千金要方》："又以肌肉纹理节解缝会宛陷之中，及以手按之，病者快然。""有阿是之法，言人有病痛，即令捏其上，若里当其处，不问孔穴，即得便快或痛处，即云阿是。灸刺皆验，故曰阿是穴也。"

《演繁露》（宋·程大昌）："医有按摩法，按者以手捏捺病处也，摩者按搓之也。"

《石室秘录》："颈项强直，乃风也。以一人抱住下身，以一人手拳而摇之，至数千下放手。深按其风门之穴，久之，则其中酸痛乃止。"

《按摩经》："背胂后有筋通肾俞穴，令患人正坐取之。用手抓起有声，顺筋揪十数把，受术者痛楚，使脏气流行，各归经络。闭塞凝滞、暴疾不省人事、腹痛难言、感冒伤风、脊强臂痛皆可。"

《医宗金鉴》："推拿法：推者，谓以手推之，使还旧处也。拿者，或两手一手捏定患处，酌其宜轻宜重，缓缓焉以复其位也。若肿痛已除，伤痕已愈，其中或有筋急而转摇不甚便利，或有筋纵而运动不甚自如，又或有骨节间微有错落不合缝者，是伤虽平，而气血之流行未畅，不宜接、整、端、提等法，惟宜推拿，以通经络气血也。"

《保赤推拿法》："捻五指背皮法：将五指背面夹缝上皮，轻轻捻之，治惊吓，又燥湿。"

《厘正按摩要术》："周于蕃曰：'搓以转之。'谓两手相合，而交转以相搓也。或两指合搓，或两手合搓，各极运动之妙。是从摩法中生出者。""掐法以大指甲按主治之穴，或轻或重，相机行之。""掐由甲入，用以代针。掐之则生痛，而气血一止，随以揉继之，气血行而经络舒也。"

《一得集》："揉以运气，掐以定惊。"

《医学衷中参西录》："捏结喉法……其令人喉痒作嗽之力速。欲习其法者，可先自捏其结喉，如何捏法即可作嗽，则得其法矣。""然当气塞不通时，以手点天突穴，其气即通。"

《小儿推拿补正》："拿：用手指紧握其病之所在如捉物然，然后或用运、揉、搓、摩以散之。掐：用指甲在部位上掐之，以聚乏血于其所；掐后，气血即散。运：或用大指，或屈中指，随左、右、阴、阳、气、血而旋转之……拈：用两指拈病儿手指而左右之，以调和其血气也。搓：与拈不同，拈是有左右，搓则以指向前，较推法短而急，较摩法重而着，使血气随指下往来也。"

《保赤推拿秘术》："按法：此法亦名拿法。用手在穴上抑之使下也。其手术有四：一用右手大中二指，相对着力合按之；二用右手大指面直按之；三用大指背屈按之；四用右手掌心按之。""搓法：此法以指在穴上往来摩之也。其手术有三：一用右手大食二指，合而搓之；二用右手大中二指合而搓之；三用两手合搓之。"

【思考题】

1. 挤压类手法包括哪两种不同用力方式的手法？

2. 按法操作应掌握哪些动作要领？

3. 拿法可以用哪句简短的语句来定义？

4. 抓五经怎样操作，具有什么功效？

5. 拨法如何用作诊断手法？

第四节 叩击类手法
（category of tapping manipulations）

以手或工具有节奏地击打体表的手法，称为叩击类手法。主要包括拍法、击法、弹法等。

一、拍法（patting manipulation）

用手掌或手指拍打受术体表的手法，称为拍法。

【术式】

1. 掌拍法（patting with the palm） 术者五指并拢，掌指关节微屈，掌心微凹成虚掌，腕关节放松，以肘关节的屈伸发力，使手掌平稳地拍打受术部位（图 4-53）。

2. 指拍法（patting with the finger） 术者手指伸直并拢，借用前臂力量，以中间 3 个手指的指腹轻巧而有节奏地拍打受术部位（图 4-54）。

【要领】

1. 拍法要求动作轻巧平稳而有节律。

2. 腕关节应放松，以前臂带动手掌。

3. 掌拍法的指面和手掌要同时接触受术部位。

4.腕关节动作幅度不可过大，手指不可甩动，以避免受术者皮肤疼痛。

5.可双手交替操作。

6.掌拍背部用于肺部排痰时，要由下而上、由外到内地操作。

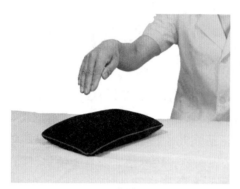

图 4-53 掌拍法

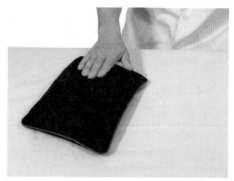

图 4-54 指拍法

【应用】

拍法具有促进气血运行、消除肌肉疲劳、解痉止痛、宣肺排痰等功效。手法接触面积大，适用于肩背部、腰骶部和下肢部。常与㨰法、拿法等配合运用，治疗急性扭伤、肌肉痉挛、慢性劳损、风湿痹痛、局部感觉迟钝、麻木不仁等病证。掌拍背部和三指拍胸骨部法，有促进痰液排出的作用。拍法还是保健推拿的常用手法，常作为某一部位的结束手法。

二、击法（knocking manipulation）

用拳、掌、指和棒状工具叩击体表的手法，称为击法，可分为拳击法、掌击法、指击法、棒击法 4 种。

【术式】

1.拳击法（knocking with the fist） 术者手握空拳，拇指置于掌心，腕关节放松，以前臂主动用力，用下拳眼（小鱼际及屈曲的小指尺侧部）或拳心（鱼际、小鱼际、四指指背）击打受术部位，分别称为拳眼击法（图4-55）和拳心击法（图 4-56）。还有一种以握拳的拳背击打的拳背击法，叩击时腕关节要挺直（图 4-57）。

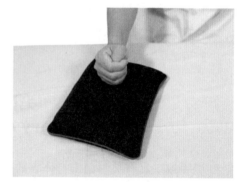

图 4-55 拳眼击法

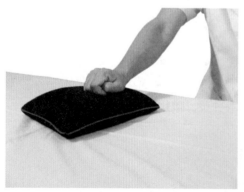

图 4-56 拳心击法

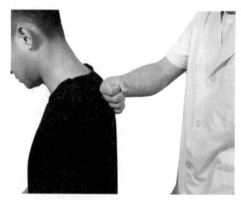

图 4-57 拳背击法

2. 掌击法（knocking with the ulnar-side palm） 术者运用肘关节屈伸的力量，以手掌尺侧部、掌根或掌心着力，击打受术部位，分别称为掌侧击法（图 4-58）、掌根击法和掌心击法（图 4-59）。也可两掌相合，以前臂的旋后运动发力做掌侧击法，称为合掌击法（图 4-60）。

3. 指击法（knocking with the finger） 术者手指略弯曲，五指分开成爪形，以腕关节的屈伸发力，五指指端同时叩击受术部位（图 4-61）。另有一种两掌相合，两手拇指、环指和小指相扣，以前臂的旋后运动发力，以示、中二指侧面叩击受术部位的手法，称为二指侧击法。

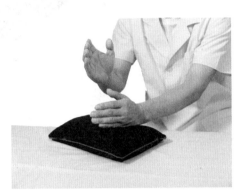

图 4-58 掌侧击法

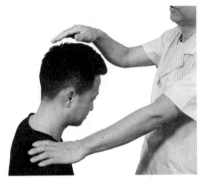

图 4-59 掌心击法

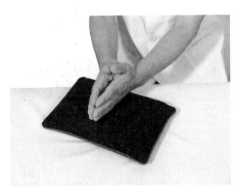

图 4-60 合掌击法

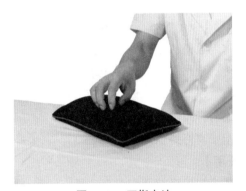

图 4-61 五指击法

4. 棒击法（knocking with a stick） 术者手握特制的桑枝棒的一端，用棒体平稳而有节律地击打受术部位。每个部位连续击打 3～5 次（图 4-62）。

【要领】

1. 叩击时用力要平稳。

2. 拳击法和掌击法可单手操作，也可双手操作。

3. 指端叩击时，指甲应修短而不尖锐。

4. 拳击法和棒击法操作时应提前告知受术者，或注意轻重节奏，不可施加冷拳或冷棒。

5. 棒击法操作时，棒体一般应与肢体或肌纤维方向平行（腰骶部除外）。

6. 骨骼关节突起处慎用掌击和指击，禁用棒击；后脑、肾区部位和小儿禁止拳击、棒击。

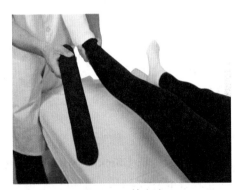

图 4-62 棒击法

【应用】

击法多适用于肩背和四肢部，具有通经活络、行气止痛、活血散瘀的功效，用于治疗软组织疼痛、肌肉紧张痉挛、风湿痹痛、头痛、头晕等病证。常用的操作法有拳击肩胛上部、腰背部和四肢，拳背击大椎，掌根击肩胛骨间部，合掌击项部、肩胛上部，掌心击头顶，五指击头顶，二指侧击前额，棒击下肢等。

【按语】

桑枝棒制作方法：在三伏天，取长为 36～40cm、粗 0.5cm 的嫩桑枝 12 根，去皮阴干。先用桑皮纸包裹每根桑枝，然后用棉线密密环绕一层，再将 12 根桑枝合并成一把，用桑皮纸包裹并用棉线扎紧，最后在外面缝上棉布套即可（图 4-63）。

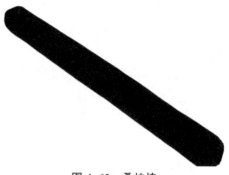

图 4-63　桑枝棒

附：啄法（pecking manipulation）

五指指端聚拢成梅花状叩击受术部位的手法，称为啄法。以其状如小鸡啄米，故名。

【术式】

术者五指呈屈曲状，拇指与其余四指聚拢成梅花状，做腕关节屈伸运动，以五指指端垂直叩击受术部位（图 4-64）。

【要领】

1.腕部放松，动作轻巧、灵活。

2.头部操作宜幅度小、频率快；背部操作宜幅度大、频率慢。

3.用力轻而快，着力均匀。

4.指甲宜修短。

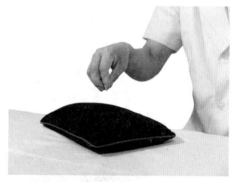

图 4-64　啄法

【应用】

啄法多用于头部及胸背部，具有活血止痛、通经活络、开胸顺气、安神醒脑的功效，多用于局部软组织疼痛、咳嗽痰多、头目昏沉、嗜睡乏力等病证。

三、弹法（flicking manipulation）

用手指弹击受术部位的手法，称为弹法。分指甲弹法和指腹弹法两种。

【术式】

1.指甲弹法（flicking with the finger nail） 施术者以拇指指腹扣住屈曲的示指或中指指甲，然后将示指或中指快速伸直弹击受术部位，反复操作（图 4-65）。如以拇指扣住示、中、环指三指指甲，然后三指同时或轮流快速伸直弹击，称为多指弹法。

2.指腹弹法（flicking with the finger pulp） 先用示指指腹压住中指指甲，示指和中指相对用力，在中指伸直向上的同时示指突然向下滑落，以示指指腹快速弹击受术部位（图 4-66）。

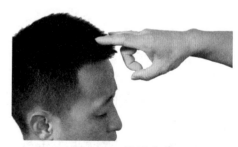

图 4-65　指甲弹法

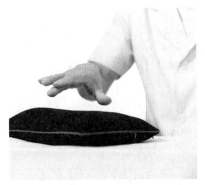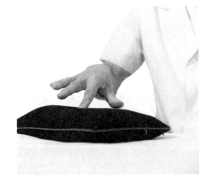

图 4-66 指腹弹法

【要领】

1. 连续弹击的频率每分钟约 160 次。

2. 弹击的力度要均匀而连续。

3. 弹击的强度以不引起疼痛为度。

4. 动作要轻巧、灵活。

【应用】

弹法适用于枕部、头顶、项部、前额及印堂、风池等穴，具有醒脑聪耳、行气通络的功效，常用于头痛、失眠、耳鸣等病证的辅助治疗。也是保健推拿手法之一。

【叩击类手法文献辑录】

《灵枢·经筋》："弹之应小指之上。"

《肘后备急方》："疗人䵟，令人面皮薄如蕣华方：鹿角尖，取实白处，于平石上以磨之，稍浓取一大合，干姜一大两，捣、密绢筛，和鹿角汁，搅使调匀。每夜先以暖浆水洗面，软帛拭之。以白蜜涂面，以手拍，使蜜尽，手指不黏为尽。然后涂药，平旦还，以暖浆水洗，二三七日，颜色惊人。涂药不见风日，慎之。"

《备急千金要方》："若有手患冷，从上打至下，得热便休。""若有脚患冷者，打热便休。"

《寿世青编》："鸣天鼓：将两手掌掩两耳窍，先以第二指压中指弹脑后骨上，左右各二十四次。去头脑疾。"

《医宗金鉴·正骨心法要旨》："振梃，即木棒也。长尺半，圆如钱大。或面杖亦可。盖受伤之处，气血凝结，疼痛肿硬，用此梃微微振击其上下四旁，使气血流通，得以四散，则疼痛渐减，肿硬渐消也。""凡头被伤，而骨未碎筋未断，虽瘀聚肿痛者，皆为可治。先以手法端提颈项筋骨，再用布缠头二三层令紧，再以振梃轻轻拍击足心，令五脏之气上下宣通，瘀血开散，则不奔心，亦不呕呃，而心神安矣。"

《吊脚痧方论》："一要人捶敲，取其流通气血。"

《按摩十法》："气滞宜多刹。"

【思考题】

1. 击法有哪几种？

2. 击法的动作要领有哪些？

3. 弹法有什么功效？

第五节 振动类手法
（category of vibrating manipulations）

以较高频率的节律性刺激，持续作用于人体的手法，称为振动类手法。包括抖法和振法。

一、抖法（shaking manipulation）

握住受术者的四肢做连续、小幅度径向抖动的手法，称为抖法。有抖上肢法、抖腕部法和抖下肢法。

【术式】

1. 抖上肢法（shaking the upper limbs） 受术者取坐位或仰卧位，术者用双手握住受术者的腕部，将其上肢缓缓向前外侧抬起 60°左右，然后做小幅度连续的、频率较高的上下抖动，将抖动波向上传送到肩部（图 4-67）。也可单手握住受术者掌部做左右横向抖动，要求将抖动波向上传送到肱三头肌（图 4-68）。

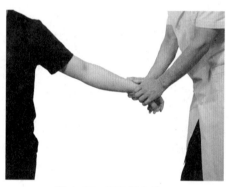

图 4-67 双手抖上肢

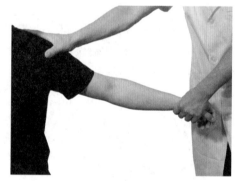

图 4-68 单手抖上肢

2. 抖腕部法（shaking the wrist） 受术者取坐位，腕关节放松。术者站在其侧前方，双手拇指相对，横置于腕背横纹处，两示指相对，横置于受术者腕关节掌侧横纹处，双手拇指和示指相对用力捏住受术者腕关节上下横纹处，并做上下往返的快速搓动，带动腕关节做频率较快的、连续的、小幅度屈伸运动（图 4-69）。或者术者面朝受术者手指，双手拇指在上、四指在下握住前臂下段，做上下快速抖动，使腕关节产生小幅度连续的、频率较快的屈伸运动（图 4-70）。

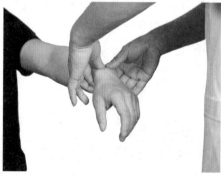

图 4-69 抖腕部（1）

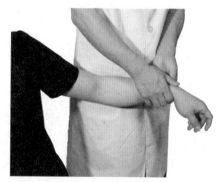

图 4-70 抖腕部（2）

下载 医开讲APP
扫描二维码体验AR

3. 抖下肢法（shaking the lower limbs） 受术者取仰卧位，下肢自然放松伸直。术者站于其足后方，用双手握住受术者的踝部，向上提起并抬离床面，然后做连续的、小幅度的上下抖动，使抖动波向上传送到股四头肌及髋部（图 4-71）。

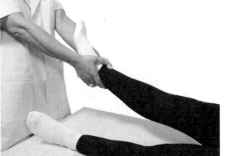

图 4-71 抖下肢

【要领】

1. 抖上肢的频率为每分钟 200～250 次，抖下肢的频率为每分钟 100 次左右。

2. 抖动频率要由慢到快。

3. 受术肢体要伸直，自然放松。

4. 操作时动作要连续不断。

5. 抖上肢的幅度较小，应控制在 2～3cm，抖下肢则幅度稍大。

6. 术者操作时要保持呼吸自然，不可屏气。

7. 在抖上、下肢前，可先施以拔伸法和搓法。

8. 有习惯性肩关节脱位者慎用上肢抖法。

【应用】

抖法主要用于四肢，以上肢最为多用，经常作为一个部位的结束手法。抖法有舒筋活血、通络解痉、滑利关节、松解粘连、消除疲劳的功效，对三角肌、肱三头肌、股四头肌等上、下肢肌肉的放松效果较好，可对肩关节周围炎、肩部伤筋、肘部伤筋、腕部伤筋、髋部伤筋、膝部伤筋及四肢运动性疲劳酸痛等病症起到辅助性治疗作用。

二、振法（vibrating manipulation）

以指或掌做垂直于体表的快速振颤运动的手法，称为振法，又称振颤法。主要有掌振法与指振法两种。

【术式】

1. 掌振法（vibrating with the palm） 受术者取坐位或卧位。术者站立或坐位，沉肩、垂肘，放松上臂和前臂，五指自然伸直，以手掌根及五指指腹为着力点，将手掌面轻放于受术部位，意念集中于掌心，主要靠前臂肌肉做静止性收缩，发出快速而强烈的振颤，使振动波通过掌心垂直作用于受术体表（图 4-72、图 4-73）。

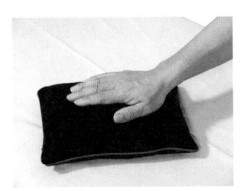

图 4-72 掌振法（1）

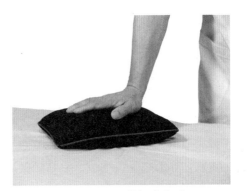

图 4-73 掌振法（2）

2. 指振法（vibrating with the finger） 受术者取坐位或卧位。术者以中指端轻轻抵住受术部位，示指和环指屈曲并夹住中指，意念集中于指端，前臂和手部的肌肉做静止性收缩，手臂发出强烈而快速的振颤，使振颤波沿着手指的轴线方向垂直作用于受术部位（图4-74）。也可将示指叠于中指之上做指振法（图4-75）。

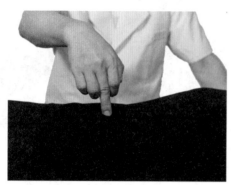

图4-74　指振法（1）

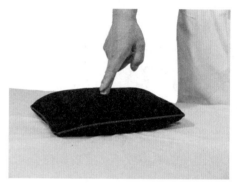

图4-75　指振法（2）

【要领】

1. 振法的频率可高达每分钟700次左右，最低要求为每分钟300次。掌振法略快于指振法。

2. 前臂、掌指部必须静止性用力，即手部及前臂肌肉绷紧，而外观无大幅度的关节运动。

3. 掌振法根据流派师传而有多种发力方法。一法需腕关节松直，以前臂屈肌群快速收缩发力（图4-72）；一法需腕关节背伸，以前臂伸肌群紧张振颤发力（图4-73）。

4. 振动时手掌或手指轻置于受术体表，不要用力按压。

5. 意念集中在指端或掌心，呼吸自然匀称，不可屏气。

6. 术者可通过肘关节做缓慢的小幅度屈伸，使上肢的屈肌群与伸肌群交替紧张与放松，保持血流通畅，以缓解疲劳，但施术压力要尽可能保持均匀不变。

7. 振法的振动波要垂直作用于受术体表。

8. 振动要持续，最好能达到3分钟以上。

【应用】

振法具有温经止痛、活血消肿、宽胸理气、温阳补虚等功效，多用于腹部、背部和腰骶部，指振法适用于全身各部腧穴。①掌振疼痛局部有温经散寒、消肿止痛的作用，可治疗软组织损伤肿痛、寒湿痹痛。②掌振腹部有温中健脾等作用，可治疗胃脘挛疼痛、呕吐、脾虚泄泻、便秘、痛经、月经不调。③掌振肩胛骨间区有宽胸理气、化痰畅肺的作用，用于治疗咳嗽痰多等肺系病证及心悸、胸痹等。④掌振小腹丹田和腰骶命门有益气温阳、调理冲任的作用，用于遗尿、怕冷、腰膝酸软、阳痿、早泄、前列腺炎、不育不孕、月经不调、痛经、闭经诸证。⑤指振翳风和耳后乳突可治疗面瘫。⑥指振印堂可治疗失眠、头晕。⑦指振颧髎、迎香可治疗鼻塞不通。

【振动类手法文献辑录】

《西洋按摩术》（丁福保）："颤振法：其术颇难。将手掌或手指头贴于施术部，行颤振运动；或以手把握一部而颤动之。犹之叩打法，唯术者之手，不与皮肤相离耳。行此法之际，术者之前膊，于腕关节曲为直角，上膊与肘关节曲为直角，伸直手指，自肘关节以次震及于前膊全部，而患者之皮肤，亦因之受震动也。手掌颤振法，用于胸腹内脏；指头颤振法，用于神经系；把握颤振法，用于腹部内脏。"

《按摩十法》："骨节屈伸不利宜多抖。"

《西洋按摩术》（紫霞居士）："指尖振颤法：如前曲右肱，以中指尖按体上，用力振颤。其时指头须强直，前膊全体必一律颤动。"

《最新按摩术讲义》："振颤法：此法轻轻屈曲肘关节，而以指头或手掌，贴于被术者之体表，迅速屈伸肘关节，而使起正规则之微细震动。其震动以前膊手关节及手指为介，而使传达于施术部，且以应用于头部、胸部、腹部等者也。此振颤法，欲完全行之，亦须有多年之练习。""振颤法之生理的作用：振颤法者，其主要在作用于神经及筋肉，而使盛其机能。即对于神经，弱振颤法，增其亢奋性；强振颤法，则制止之。又对于筋肉，则有增其收缩力之效。"

【思考题】

1. 抖上肢两种不同的术式如何描述？

2. 振法频率最低要求是多少？

3. 怎样理解振法的"静止性用力"？

4. 不同部位应用振法分别具有什么作用？

第六节　运动关节类手法
（category of mobilizing manipulations）

对关节做被动性活动，使之产生滑动、分离、旋转、屈伸、收展等运动的一类手法，称为运动关节类手法。主要包括摇法、拔伸法、屈伸法、背法和扳法。

一、摇法（rotating manipulation）

将关节沿运动轴的方向做被动的环旋运动，称为摇法。

【术式】

1. 颈椎摇法（rotating of the neck） 受术者取坐位，颈项部放松，头略前倾。术者站其侧后方，以一手扶持其顶枕部，另一手托住其下颏部，两手协同用力，将受术者头部做顺时针或逆时针方向环旋运动，从而带动颈椎摇转（图4-76）。或术者一手扶持其后枕部，另一手托住其下颏部，在保持一定向上牵引力的状态下做颈椎环旋摇动（图4-77）。

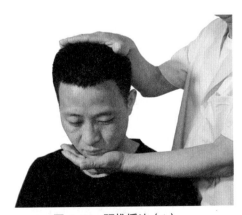

图4-76　颈椎摇法（1）

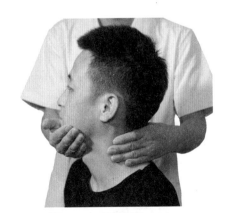

图4-77　颈椎摇法（2）

2. 肩关节摇法（rotating of the shoulder）

（1）托肘摇肩法　受术者取坐位或仰卧位，上肢放松。术者站于其身侧，一手扶住近侧肩上部，另一手虎口轻扣其肘弯并托住其肘部，使其前臂搭在术者前臂上。然后做肩关节顺时针和逆时针方向的环旋摇动（图 4-78）。

（2）握肘摇肩法　受术者取坐位，上肢放松，肘自然屈曲。术者站于其侧后方，一手扶住近侧肩上部，另一手轻轻握住肘部，由低到高做肩关节的环旋运动（图 4-79）。

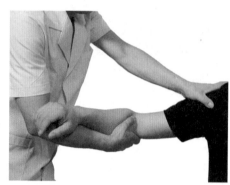

图 4-78　托肘摇肩法

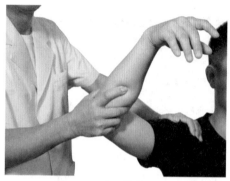

图 4-79　握肘摇肩法

（3）握手摇肩法　受术者取坐位或仰卧位，上肢放松。术者站立其侧前方，一手扶住近侧肩上部，另一手握住其同侧手掌，稍用力将其手臂牵引伸直，然后做肩关节顺时针和逆时针方向的环旋摇动（图 4-80）。

（4）大幅度摇肩法　又称运肩法。受术者取坐位，上肢自然放松下垂，肩关节略外展。起始姿势：术者两足呈"丁"字步立于其外侧，双手夹持住受术者前臂下端近腕部（图 4-81a）；术者以一手的手背和一手的手掌夹住受术者手腕，将其上肢缓缓向前上方抬起至水平位（图 4-81b）；继续前上举，位于下方之手应逐渐旋前翻掌，当前上举至最高点时，翻掌之手以虎口握住其腕部

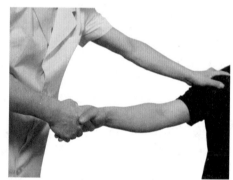

图 4-80　握手摇肩法

（图 4-81c）；随即握腕之手引导上肢从最高点向后下方下降至水平位，同时另一手以虎口顺势从腕部沿前臂、上臂下抹至肩上部（图 4-81d）；一手继续引导受术者上肢下降至起始位置，从水平位下降的过程中，抹至肩部之手掌旋转 180°并继续以虎口沿其上臂、前臂下抹至腕部，回复到两手夹持腕部的起始姿势（图 4-81a）。如此周而复始。摇转若干圈以后，术者可旋转腰部并调整步态，做反方向的大幅度摇肩法。

3. 肘关节摇法（rotating of the elbow）　受术者取坐位或仰卧位，上肢放松。术者一手手掌托其肘后部，另一手轻轻捏持其腕部，做顺时针或逆时针方向的肘关节环旋摇动（图 4-82）。

4. 腕关节摇法（rotating of the wrist）　受术者取坐位或仰卧位，上肢放松。术者一手捏住其前臂下段，另一手捏住其手掌或手指，先略做拔伸，然后双手协同用力，在保持一定牵拉力的状态下，引导腕关节做顺时针或逆时针方向的环旋摇动（图 4-83）。或术者一手捏住前臂下端，另一手五指分开与受术者五指相扣，双手配合，引导腕关节做双向环旋摇动（图 4-84）。

5. 掌指关节摇法（rotating of the metacarpophal angeal joint）　受术者取坐位或仰卧位。术者一手捏住受术者手掌，另一手捏住某一手指，在稍做牵拉的状态下做掌指关节的双向环旋摇动（图 4-85）。

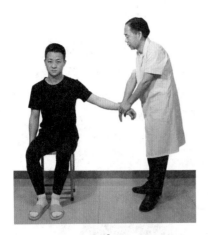
a

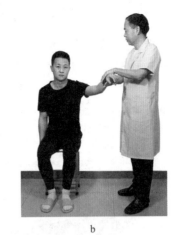
b

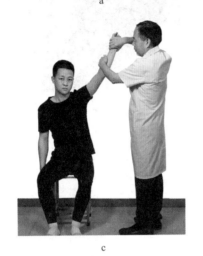
c

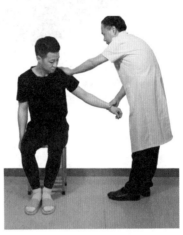
d

图 4-81 大幅度摇肩法

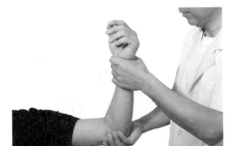

图 4-82 肘关节摇法

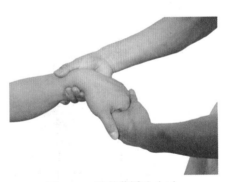

图 4-83 腕关节摇法（1）

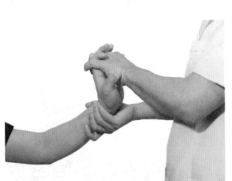

图 4-84 腕关节摇法（2）

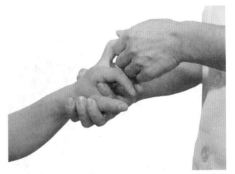

图 4-85 掌指关节摇法

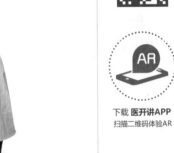

下载 医开讲APP
扫描二维码体验AR

下载 医开讲APP
扫描二维码体验AR

6. 腰椎摇法（rotating of the lumbus）

（1）俯卧位腰椎摇法　受术者俯卧，双下肢并拢伸直。术者一手按于其腰部，另一手从其双膝下穿过，将双下肢托起，引导双下肢做双向环旋摇动（图4-86），逐渐加大摇转的幅度。

（2）坐位腰椎摇法　受术者取坐位，双手十指相扣并环抱于枕项部。术者站于其侧后方，一手按住其腰部，另一手从其肩前穿过，以手掌扣住其项部，两手协调用力，引导受术者腰部做缓慢的环旋运动（图4-87），逐渐加大摇转的幅度。

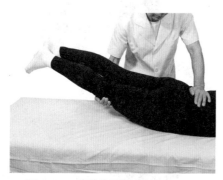

图4-86　俯卧位腰椎摇法

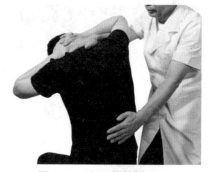

图4-87　坐位腰椎摇法

7. 髋关节摇法（rotating of the hip）　受术者取仰卧位。术者站于其侧，先一手扶其膝部，另一手握其足踝部或足跟部，先将一侧下肢屈髋屈膝，然后两手协同用力，做髋关节的顺时针或逆时针方向的环旋摇动（图4-88）。或术者一手前臂从受术者腘窝下穿过，双掌抱住受术者膝部两侧，做髋关节的双向环旋摇动（图4-89）。

8. 膝关节摇法（rotating of the knee）　受术者仰卧，一侧下肢屈髋屈膝，对侧下肢伸直放松。术者以一手托住腘窝下方，另一手握住其足跟部或足踝部，做小幅度的双向环旋摇动（图4-90）。也可取俯卧位屈膝摇之（图4-91）。

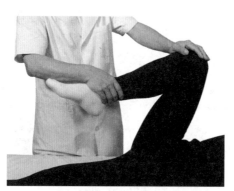

图4-88　髋关节摇法（1）

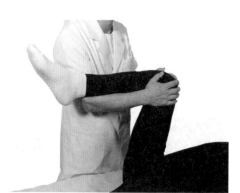

图4-89　髋关节摇法（2）

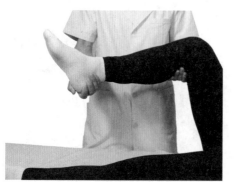

图4-90　仰卧位膝关节摇法

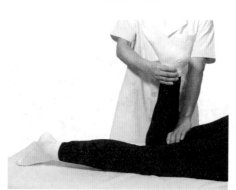

图4-91　俯卧位膝关节摇法

9. 踝关节摇法（rotating of the ankle） 受术者取仰卧位或坐位，下肢放松伸直。术者站于其足后，以一手掌心托住足跟，另一手捏住脚掌侧面，在稍用力拔伸的状态下做双向环旋摇动（图4-92）。或受术者取俯卧位，一腿屈膝屈髋。术者站于其侧，一手握住小腿下端近踝关节部，另一手捏住其足趾部，双手配合做踝关节的双向环旋摇动（图4-93）。

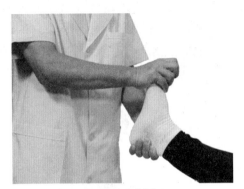 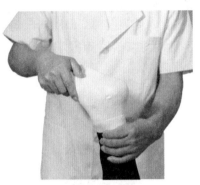

图 4-92　仰卧位踝关节摇法　　　　图 4-93　俯卧位踝关节摇法

【要领】

1.摇转的幅度应由小到大，并控制在关节的生理活动范围内，或在受术者能够耐受的范围内操作。

2.摇转的速度宜慢，尤其是起始操作时速度要缓慢，在受术者逐渐适应后稍微加速。

3.操作要协调平稳，因势利导，适可而止。

4.习惯性关节脱位、椎动脉型颈椎病、交感神经型颈椎病以及颈部外伤、颈椎骨折等病症，禁用相应部位的摇法。

【应用】

摇法具有舒筋活络、滑利关节、松解粘连等功效，适用于颈椎、腰椎、肩关节、肘关节等全身各关节部位。多用于治疗关节酸痛、各种软组织损害性疾病及运动功能障碍等病症。如针对落枕、颈椎病和颈项部软组织损害，可用颈椎摇法；肩关节周围炎、肩部软组织损害，可用肩关节摇法；急性腰扭伤或腰肌劳损、腰椎间盘突出症的恢复期，可用腰部摇法；髋部伤筋、中风后遗症髋外旋畸形、股骨头无菌性坏死等病症，可酌情用髋关节摇法；膝、踝关节扭伤的恢复期、骨折后遗症等，可用膝关节摇法和踝关节摇法。

二、拔伸法（pulling-stretching manipulations）

固定关节或肢体的一端，沿纵轴方向牵拉另一端的手法，称为拔伸法。包括脊柱和四肢关节的拔伸法。拔伸法又名牵引法。

【术式】

1. 颈椎拔伸法（pulling-stretching of the neck）

（1）坐位颈椎拔伸法之一　受术者取坐位，头部呈中立位或略前倾。术者站于其身后，双手前臂下1/3处置于受术者肩上部，虎口张开，双手拇指抵住枕部两侧的风池处，双手其余手指托住受术者下颌骨两侧，以前臂的压肩点为支点，肘部下压，双手上托，将受术者头部平稳地向上提伸（图4-94）。此法又名虎口托颌拔伸法。

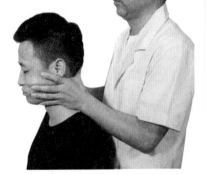

图 4-94　坐位颈椎拔伸法（1）

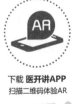

（2）坐位颈椎拔伸法之二　受术者取低坐位，头部呈中立位或略前倾。术者站于受术者侧面，略下蹲，两肘屈曲并夹住胸廓，以一手掌心托住受术者下颏部，另一手以张开的虎口托住其枕部，以下肢从下蹲位起立的力量将受术者头部平稳地向上提伸（图4-95）。此法又名掌托拔伸法。

（3）坐位颈椎拔伸法之三　受术者取低坐位，头部呈中立位或略前倾。术者站于其侧后方，一手的手掌搭在对侧肩上部，以肘弯部勾住受术者下颏部并向上抬起，另一手以手掌抵住枕部并前推，两手协调，以抬肘和推掌的合力将头部平稳地向上提伸（图4-96）。此法又名肘托拔伸法。

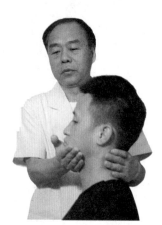

图4-95　坐位颈椎拔伸法（2）

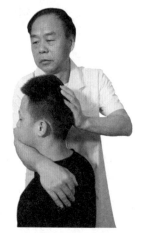

图4-96　坐位颈椎拔伸法（3）

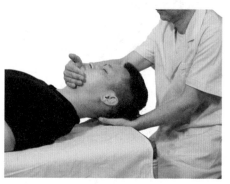

图4-97　仰卧位颈椎拔伸法

（4）仰卧位颈椎拔伸法　受术者仰卧。术者坐或站于其头后方，以一手掌心托住其枕部，另一手掌心勾住其下颏部。上身略后仰，双手协同用力，持续拔伸颈椎（图4-97）。

2. 肩关节拔伸法（pulling-stretching of the shoulder）

（1）肩关节上举拔伸法　受术者取坐位。术者站于其身后，双掌握住其上臂近肘部，慢慢引导上肢上举至最大限度，并保持向上的牵引力（图4-98）。

如凳子较低，术者可握住受术者的前臂近腕部向上拔伸。

（2）肩关节对抗拔伸法　受术者取坐位。术者站于其侧，双手分别握住其腕部和肘部，引导肩关节外展，并逐渐用力牵拉；同时嘱受术者身体向另一侧倾斜（或请助手协助，双手抱住其上半身），以对抗拔伸之力（图4-99）。此法术者也可坐位操作。

3. 腕关节拔伸法（pulling-stretching of the wrist）　受术者取坐位。术者站于其对面，一手握住其前臂中段，另一手握住其手掌，双手缓缓做相反方向的用力拔伸（图4-100）。

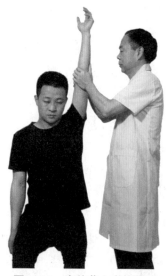

图4-98　肩关节上举拔伸法

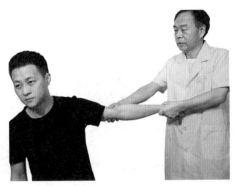

图 4-99　肩关节对抗拔伸法

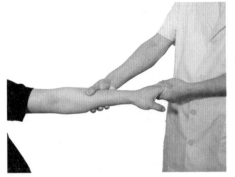

图 4-100　腕关节拔伸法

下载 **医开讲APP**
扫描二维码体验AR

4. 手指拔伸法（pulling-stretching of the finger）　受术者取坐位或卧位。术者以一手握住其腕部或手掌，另一手捏住手指远端，双手缓缓向相反方向用力，持续拔伸掌指关节或指骨间关节（图 4-101）。

5. 腰椎拔伸法（pulling-stretching of the lumbus）

（1）俯卧位腰椎拔伸法　受术者取俯卧位，双手抓住头前床沿，或由助手固定受术者两腋部以对抗牵引。术者站于其足端后方，双手分别握住其两踝部，使小腿与床面约成20°夹角，然后身体后倾，借助两足蹬地或两膝顶床头发力，使牵引力作用到腰椎（图 4-102）。还可用治疗巾或大毛巾缚住受术者双踝来拔伸，以减轻工作强度。

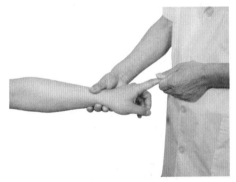

图 4-101　手指拔伸法

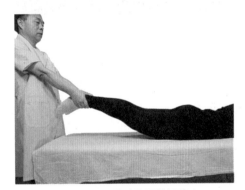

图 4-102　俯卧位腰椎拔伸法

下载 **医开讲APP**
扫描二维码体验AR

（2）坐位腰椎拔伸法　受术者取低坐位，两前臂上下平行交错于腹前。术者站立其后，胸部抵住受术者背部，两手从其两腋下穿过，双掌扣住受术者前臂，向上提拉受术者上半身，并使拔伸之力作用于腰椎，结束前可上下颠几下以加强拔伸效果（图 4-103）。女性受术者行此法时可在胸前垫枕。

6. 髋关节拔伸法（pulling-stretching of the hip）　受术者取仰卧位。术者一手以手掌按住受术者的膝部，一手以上臂夹住受术者足踝部，而前臂从小腿下面穿过，扣住另一手的前臂，双手将下肢交锁住，上身后仰，利用躯干的力量拔伸其下肢（图 4-104）。为加强拔伸力，可在受术者会阴部垫一软枕，术者以一足跟部抵住其会阴部软枕处，手牵足蹬，持续牵引。此法亦可作用于骶髂关节。

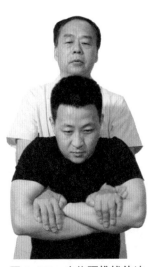

图 4-103　坐位腰椎拔伸法

下载 **医开讲APP**
扫描二维码体验AR

7. 膝关节拔伸法（pulling–stretching of the knee）

受术者取俯卧位，屈膝 90°。术者站于其患侧，用膝部压住其股后近腘窝部（或请助手按压），双手握住其踝部，向上拔伸膝关节并停留片刻（图 4-105）。或受术者取仰卧位，下肢自然伸直。术者双手握住一腿的踝部拔伸之，并用膝部顶住受术者另一侧下肢足底。此法可同时拔伸髋关节。

8. 踝关节拔伸法（pulling–stretching of the ankle）

受术者取仰卧位。术者以一手托住其患侧足跟部，另一手握住其患侧脚掌或脚趾，双手协同，持续牵引踝关节（图 4-106）。

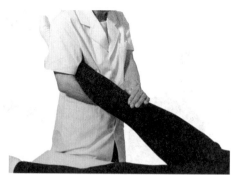

图 4-104　髋关节拔伸法

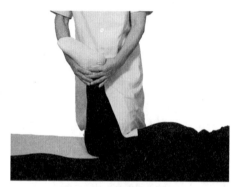

图 4-105　膝关节拔伸法

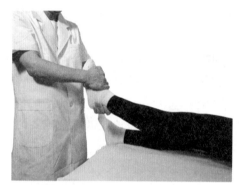

图 4-106　踝关节拔伸法

9. 脚趾拔伸法（pulling–stretching of the toe） 受术者仰卧位或半靠位。术者一手固定脚掌，一手捏住其脚趾并拔伸之。可酌情拔伸单个脚趾，或依次拔伸每个脚趾（图 4-107）。

【要领】

1. 一般需要持续拔伸 1～2 分钟。

2. 拔伸时动作要平稳和缓，用力要均匀持续。用力要由小到大逐渐增加，待拔伸力达到一定程度后，则需保持稳定的持续牵引力，并维持足够的拔伸时间。

3. 根据病情的轻重缓急和不同的施术部位，控制好拔伸的力量和方向。如拔伸颈椎时，受术者头部应保持中立位或略前倾位。

4. 拔伸时不可使用蛮力，一般不使用瞬间发力牵引，避免造成牵拉损伤。

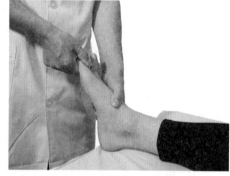

图 4-107　脚趾拔伸法

5. 关节复位时不可在疼痛、痉挛较重的情况下拔伸，以免手法失败和增加患者的痛苦。

6. 颈椎、腰椎等部位拔伸前，应先以适当的手法放松局部软组织。

7. 尽量运用大肌肉群用力，以节省体力，减少疲劳。

【应用】

拔伸法适用于颈椎、腰椎及四肢等全身各关节部位，具有良好的滑利关节、整复错位、舒筋通络、缓解痉挛等作用，多用于治疗椎骨错缝、关节僵硬疼痛、屈伸转侧不利、肌肉痉挛疼痛等症。如颈椎病，宜用颈椎拔伸法；腕关节扭伤、腕骨错位等可用腕关节拔伸法；腰椎间盘突出症、腰椎后关节紊乱、腰椎后关节滑膜嵌顿、急性腰扭伤等症，可用腰部拔伸法；骶髂关节、髋关节、膝关节病症，可用髋关节、膝关节拔伸法；陈旧性踝关节扭伤，可采用踝关节拔伸法。

附：勒法（tweezing manipulation）

勒法是一种用手指夹住受术者手指或脚趾，做急速滑拉动作的手法。

【术式】

术者用屈曲的示、中指第二指节侧面钳夹住受术者手指或足趾根部的上下面，做急速的滑拉动作，迅速滑出指端或趾端，或用"寸劲"发力。若手法熟练，操作时可发出清脆的"嗒"声（图4-108）。也可用中指与环指钳夹。

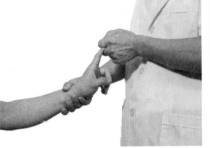

【要领】

1. 一般每指（趾）可勒3～5次。

2. 在最后滑出指（趾）端前，应先将其末节指（趾）骨间关节屈曲再做拉滑动作，有助于发出拔指声。

3. 操作时动作应轻快柔和。

图4-108　勒法

【应用】

勒法具有疏经通络、行气活血、滑利关节的功效，适用于手指及足趾部。常用于治疗手指或足趾部酸胀、麻木、屈伸不利等症。但指、趾关节急性损伤在24小时之内者，不宜使用本法。

三、屈伸法（flexing-stretching manipulation）

缓慢、反复地屈伸关节，使关节周围的软组织得到伸展，并使关节活动度增加的手法，称为屈伸法。

【术式】

固定关节的一端为支点，握住关节另一端的肢体，将关节做缓慢的反复屈伸动作。

1. 伸肩法（stretching of the shoulder）　术者半马步，站于受术者侧方或侧后方，将受术者上肢搭于术者肩上，双手合抱受术者肩部，缓慢地站起，根据受术者肩关节可以外展和前屈的功能状态及疼痛程度，控制伸肩的幅度并保持在一定高度，持续1分钟左右后放松，反复数次（图4-109）。

2. 伸肘法（stretching of the elbow）　受术者与术者相对而坐（或站）。术者用一手托住受术者肘部，另一手握住腕部，在腕关节背伸的状态下，将肘关节缓缓伸直，至限制位后保持数秒钟，反复数次（图4-110）。

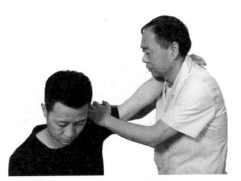

图4-109　伸肩法

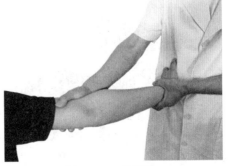

图4-110　伸肘法

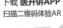

3. 伸腕法（stretching of the wrist）　术者一手握住受术者前臂近手腕部，一手与受术者五指外相叉扣住，在将其掌指关节背伸的状态下，做缓慢的腕关节背伸运动，到位后需保持数秒钟，反复数次（图 4-111）。此法可指导腕关节功能障碍者自我操作。

4. 伸髋法（stretching of the hip）　受术者取健侧卧位，术者站于其身后。一手握住患侧踝部，另一手按于其腰骶部。然后两手协同用力，一手将患肢向后牵拉，而置于腰骶部之手同时向前推按，状似拉弓，如此有弹性地反复一拉一按，重复操作数次（图 4-112）。

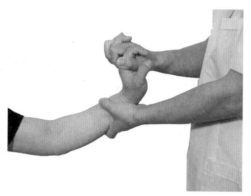

图 4-111　伸腕法

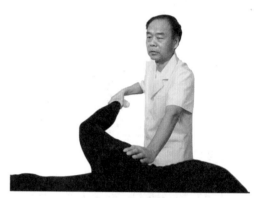

图 4-112　伸髋法

5. 屈膝屈髋法（flexing of the hip and knee）　受术者取仰卧位或坐位，术者一手握住其患肢的踝部，另一手按于膝部，使患肢屈膝，然后术者两手协调用力，使其髋、膝同时缓缓屈曲，使受术者大腿尽量靠近其腹部，并保持数秒钟（图 4-113）。

6. 双屈髋法（flexing of the hips）　受术者取仰卧位，嘱其两腿屈髋屈膝，双侧踝部交叉，术者一手按住受术者膝部，一手握住其踝部，将两侧髋、膝关节缓缓屈曲，并使其大腿尽量靠近腹部（图 4-114）。如在双屈髋法的基础上加大幅度，一手扶住膝部，另一手托其骶骨部，使其腰骶部产生屈曲动作，则演变为屈腰法（图 4-115）。

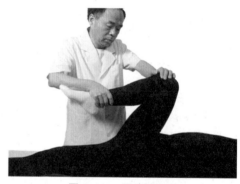

图 4-113　屈膝屈髋法

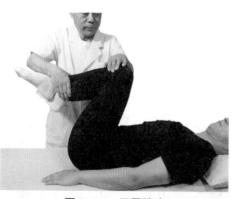

图 4-114　双屈髋法

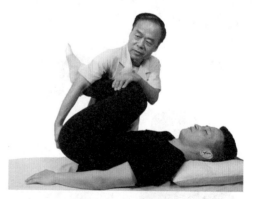

图 4-115　屈腰法

7. 屈膝法（flexing of the knee）　受术者俯卧位。术者一手握住其小腿远端，一手按住股后近腘窝部，然后缓缓屈曲其膝关节，使足跟向大腿靠近，并保持数秒钟（图 4-116）。

8. 伸膝法（stretching of the knee） 受术者仰卧位，两下肢伸直放松。术者站于患侧，以一手从患肢小腿下穿过，将其小腿搁于术者前臂，双手合抱膝部，使其屈膝屈髋（图 4-117a）；继而做伸髋伸膝动作：托扶小腿的手做抬肘动作，使其膝关节伸直，同时使患腿逐渐上抬。直腿抬高的幅度，需根据病情以及受术者能忍受的程度而定（图 4-117b）。

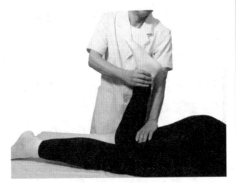

图 4-116　屈膝法

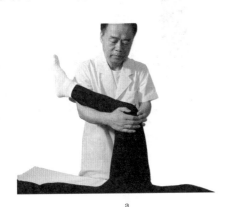

a

b

图 4-117　伸膝法

【要领】

1. 关节的屈伸法有以伸为主和以屈为主之不同，要求能针对性地作用于欲拉伸的目标软组织。

2. 熟悉各关节的生理活动范围，以免造成损伤。

3. 屈伸幅度应由小到大。

4. 对痉挛性瘫痪肌张力亢进者，在伸展其关节时要小心缓慢，逐步拉开。

5. 对于肌张力下降的患者，做屈伸关节手法时，动作不宜过快。

6. 将痉挛的肌肉拉长，最好同时伸展两个关节。如在伸腕的状态下伸肘，在伸指的同时伸腕等。

7. 对肩关节周围炎等患者做肩关节屈伸时，应先以手法放松其局部软组织。

【应用】

屈伸法主要用于肩、肘、腕、髋、膝、踝等关节，具有舒筋解痉、松解粘连、滑利关节的功效。常用于关节疼痛、屈伸不利、骨折后遗症、中风后遗症等的治疗和康复，如肩关节周围炎的粘连期、腰骶关节劳损、强直性脊柱炎、髋关节滑膜炎、膝关节滑膜炎、中风后遗症之上肢屈曲性痉挛等。

四、背法（back-carrying manipulation）

将受术者背起，对腰椎进行牵引、摇晃、振动及瞬间后伸的操作方法，称为背法。

【术式】

术者与受术者背靠背站立，双足分开与肩同宽，两臂从受术者腋下穿过，两肘勾住受术者两肘。然后屈膝、弯腰，以骶部抵住受术者腰部，将受术者反背起，使其双足离地，停留片刻后，小幅度地左右摇晃或上下抖动数次，最后做一突发、快速的伸膝挺臀动作，常可听到腰椎关节的弹响声（图4-118）。另有一种单手侧身操作的背法，参见数字化教材。

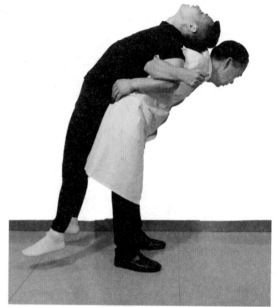

【要领】

1. 术者应以骶部抵住受术者腰部病变节段。

2. 受术者被背起时应自然呼吸，仰靠于术者背上，充分放松身体，两腿自然下垂，利用其自重牵拉腰椎。

3. 背法的关键动作是伸膝挺臀，伸膝挺臀动作的准备姿势是弯腰屈膝。整个动作要协调连贯，一气呵成。

4. 操作时要根据受术者的体质、病情、耐受力调整挺臀的力量、速度，避免暴力。

5. 操作完毕将受术者缓慢放下时，须避免因体位改变而失去平衡。

图 4-118　背法

6. 术者如身高明显低于受术者，可站在踏板上操作。

7. 对于腰部后伸时疼痛剧烈者，应适当减少瞬间后伸力度和幅度，或不做本法。

【应用】

背法用于腰部，既可利用下肢重量对腰部进行牵引拔伸，又可增加腰部后伸屈度，具有舒筋解痉、整复错缝的作用。适用于腰部急慢性软组织损伤、腰椎间盘突出症及腰椎退行性病变所出现的腰肌痉挛、腰椎后关节紊乱等症的治疗。

五、扳法（pulling manipulation）

以"寸劲"作用于关节，使之瞬间突然受力，而产生被动的旋转、屈伸、展收等关节运动的手法，称为扳法。扳法可分为旋转扳法、侧扳法、屈伸扳法等，可作用于脊柱和四肢关节。

（一）脊柱扳法（pulling of spine）

【术式】

1. 颈椎斜扳法（oblique pulling of the cervical vertebra）

受术者取坐位，颈部放松并略前屈。术者站于其侧后方，一手扶持其头部，一手托住下颏部。术者两手相反方向用力，先使受术者颈部向运动受限侧旋转至弹性限制位，稍做停顿后，再做一瞬间的、小幅度的、有控制的旋转扳动，常可听到颈椎关节弹响声（图4-119）。临床上可根据颈椎病变的不同节段，在不同的颈椎前屈角度下实施扳法，做一个大致的定位。

2. 颈椎定位旋转扳法（positioning rotating-pulling of the cervical vertebra）　受术者取坐位。术者站立于

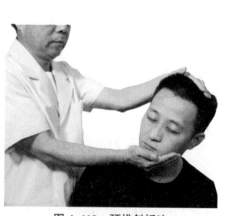

图 4-119　颈椎斜扳法

受术者侧后方，以一手肘弯勾住受术者下颏，手掌环抱住对侧枕部，另一手拇指抵住偏凸的颈椎棘突；在抱头的上肢引导下，逐渐被动屈曲受术者颈部至偏凸棘突的上位间隙张开，维持这一颈部前屈角度；然后向棘突偏凸侧被动旋转颈部至弹性限制位，略做停顿，做一突发有控制的扳动，扩大旋转幅度3°～5°，同时，另一手拇指用力顶推偏凸的棘突（图4-120）。

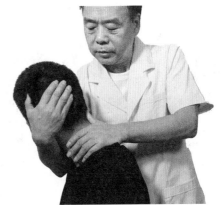

图 4-120　颈椎定位旋转扳法

3. 胸椎旋转定位扳法（positioning rotating-pulling of the thoracic-vertebrae）　受术者坐于凳上，助手面向受术者站立，双腿夹住受术者健侧大腿以固定骨盆。术者坐（或站）于其侧后方，一手拇指抵住偏凸的胸椎棘突，另一手从患侧腋下穿过，扣住受术者项部，嘱受术者躯干主动前屈至偏凸胸椎棘突的上位间隙张开后，术者两手协调将其脊柱旋转至弹性限制位，做一突发有控制的扳动，扩大旋转幅度3°～5°，同时，拇指用力推顶偏凸的胸椎棘突（图4-121）。此法适用于胸8以下节段的椎骨错缝。

4. 胸椎对抗复位法（antagonistic reduction of thoracic vertebrae）　受术者取坐位，身体略前倾，低头，两手指交叉扣于项部。术者站于受术者身后，单足站立，用上提的膝部抵住病变节段的胸椎棘突下缘；双手分别从受术者腋下伸出，并扣住其前臂下段；双手下压，同时两前臂上抬，将受术者脊柱向后上方牵引至弹性限制位，在受术者呼气期末双手向后上方做突发短促的扳动（图4-122）。

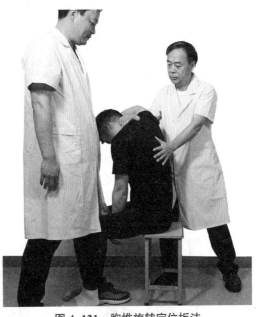

图 4-121　胸椎旋转定位扳法

5. 腰椎斜扳法（oblique pulling of the lumbar vertebrae）　受术者取健侧卧位，健侧下肢在下，自然伸直，患侧下肢在上，屈膝屈髋，患侧上肢置于身后。术者与受术者相对站立，一手手掌（或前臂上段）按于患侧肩前部并向后推，另一手手掌（或前臂上段）按住患侧臀部外上方并向前扳，双手协调将腰椎旋转至弹性限制位后，做一有控制的、快速的旋转扳动，扩大旋转幅度3°～5°，常可听到腰椎关节弹响声（图4-123）。

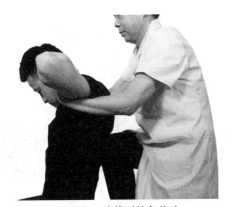

图 4-122　胸椎对抗复位法

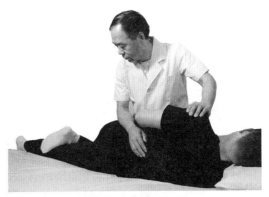

图 4-123　腰椎斜扳法

6. 腰椎坐位定位旋转扳法（positioning rotating-pulling of the lumbar vertebrae in sitting position） 受术者以骑马式跨坐于治疗床上以固定骨盆（如坐在凳子上，须由助手夹住其一侧大腿以固定骨盆）。术者站于其后方，一手拇指抵住偏凸的腰椎棘突，另一手从患侧腋下穿过，扣握其项部，引导受术者腰椎前屈至病变腰椎节段的上位棘突间隙张开，进一步旋转腰椎至弹性限制位，最后双手协调用力，做一突发有控制的扳动，扩大旋转幅度3°~5°，同时，拇指推顶偏凸的棘突（图4-124）。

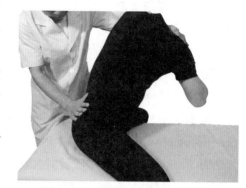

图4-124　腰椎坐位定位旋转扳法

7. 腰椎定位斜扳法（positioning oblique pulling of the lumbar vertebrae） 受术者取健侧卧位（以下以右侧卧位为例）。术者面对受术者而站，右手拇指置于病变节段的两个棘突之间，左手将受术者上半身向前屈曲，至右手拇指感觉到上下棘突松动、间隙扩大，即停止前屈（图4-125a）；将左手拇指置于原来右手拇指触摸的棘突间隙中；右手将受术者的右下肢伸直后向前屈曲（屈髋），至左手拇指感觉上下棘突间隙进一步张开为止；将受术者的左下肢尽量屈膝屈髋（图4-125b）；将右手拇指放回原来的棘突间隙中，并以前臂上段压住受术者臀部以固定其骨盆；然后令受术者先左手抱住右肩，再右手抱住左肩；术者略下蹲，左手屈肘，用左掌托住受术者右肘，将受术者上身向左旋转，至弹性限制位时，做一有控制的、稍增大幅度的突发性扳动（图4-125c）。此时，术者可感觉右手拇指所在的棘突间隙有弹动感，并可听到"喀"一声响，手法结束。

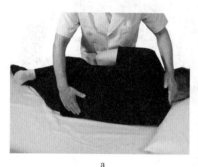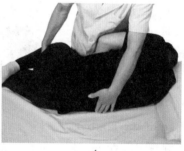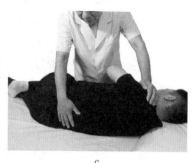

a　　　　　　　　　　b　　　　　　　　　　c

图4-125　腰椎定位斜扳法

8. 腰椎后伸扳法（backward stretching and pulling of the lumbar vertebrae） 受术者取俯卧位。术者站于受术者腰椎棘突偏凸侧，一手以掌根豌豆骨部按抵偏凸的棘突，另一手托住对侧大腿远端，向上扳到弹性限制位，扩大腰椎后伸幅度3°~5°，同时以掌根豌豆骨部推压棘突（图4-126）。也可用一手按住腰骶部，另一手前臂从大腿远端下方托起两腿，边做摇法边后伸至限制位，再向上做一突发有控制的扳动。

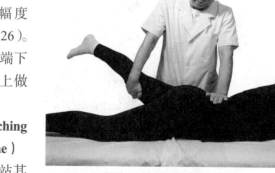

图4-126　腰椎后伸扳法

9. 腰椎后伸杠杆定位扳法（backward stretching and lever positioning pulling of the lumber vertebrae） 受术者俯卧张口，两臂垂放于床的两侧。术者站其

一侧，将受术者屈膝屈髋，交叉双踝，两膝分开。术者一手肘尖定位并着力于受术者腰部患椎正中，一手前臂勾住交叉的脚踝下方，两手握住病人两踝，通过力臂杠杆用力向上向后缓缓提起，当后伸上提到限制位时，用"寸劲"做一快速扳动，术者常可听到腰椎定位点有弹响声或感到有松动感（图4-127）。

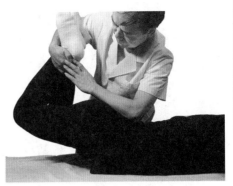

图4-127　腰椎后伸杠杆定位扳法

下载 医开讲APP
扫描二维码体验AR

【要领】

1. 扳法的操作要控制在关节运动的生理活动范围内，否则可能伤及脊髓、马尾及神经根组织，颈胸部扳法操作时尤当谨慎。

2. 颈椎斜扳法定位性较差，不可强力操作，以免造成损伤。

3. 颈椎旋转定位扳法的节段定位性较斜扳法好，调整颈椎至弹性限制位和双手协调用力是手法操作的要点。

4. 胸椎对抗复位法双手向后的突发扳动不可力量过大，以免造成受术者胸前软组织的损伤。为避免受术者胸椎膝顶处的不适感，可在术者膝部与受术者胸椎之间加一薄垫。

5. 胸椎旋转定位扳法操中，受术者躯干前屈为主动运动，旋转则是被动运动。助手与术者动作应协调。本法如单人操作，须令受术者跨坐于治疗床上以自行固定骨盆。

6. 腰椎坐位旋转定位扳法操作时，令受术者腰椎先前屈后旋转，这是锁定目标节段的要点。

7. 腰椎定位斜扳法的定位机制是在扳动前使受术者的腰椎屈折成角，使脊柱上下两段的旋转应力能集中于所定位的节段。因此，最后发力推动受术者上身时，只能使其上身旋转而不可使其伸直，否则准备阶段的所有努力将前功尽弃。受术者侧卧时应尽量靠后，以免影响后续的弯腰屈髋准备动作。最后的托住肘部旋转上身也可改为直接推按肩部。

8. 腰椎后伸杠杆定位扳法借助杠杆原理使用巧力，以尺骨鹰嘴为支点（定位点），手臂为动力臂，双手的握力为动力点，受术者的双下肢为阻力。做杠杆扳动时，令受术者呼气，手法结束时，受术者吸气。操作时术者应根据受术者的体质情况，掌握手法力的大小、方向。

【应用】

脊柱扳法广泛适用于各脊柱节段，具有滑利关节、整复错缝的功效。颈椎斜扳法和颈椎旋转定位扳法多用于颈椎椎骨错缝。胸椎对抗复位法多用于第4～10胸椎后关节及肋椎关节骨错缝。胸椎旋转定位扳法适合于第8胸椎以下椎骨错缝的调整。腰椎斜扳法和坐位腰椎旋转定位扳法应用于腰段的各椎骨错缝调整。腰椎定位斜扳法非常适用于腰椎有明确定位的压痛点，或确诊某一腰椎节段椎骨错缝的患者。后伸扳腰法可治疗下腰段椎骨的错缝。腰椎后伸杠杆定位扳法能精确定位于需要整复的腰椎节段，可用于治疗腰椎间盘突出症、腰椎后关节紊乱等，此法如定位于骶髂关节，也可用于治疗骶髂关节紊乱。

【按语】

1. 脊柱扳法操作者，应该具备良好的脊柱解剖学知识，必须对脊柱关节的结构特征和生理活动范围了然于胸。

2. 扳法的"寸劲"，是指短促有力的、目的明确的、有控制的发力，要求随发随收，中病即止。这种功夫，要靠较长时间的训练和临床实践才能获得。在没有把握之前，切忌在人体上试验。

3. 不得使用暴力和蛮力，不可强求关节弹响声。

4. 诊断不明确的脊柱外伤及带有脊髓症状、体征者禁用扳法。

5. 老年人有较严重的骨质增生、骨质疏松者慎用或禁用扳法。对于骨关节结核、骨肿瘤者禁用扳法。

6. 后伸扳腰时可致腰椎管容积变小，若引起受术者神经刺激症状加重，则不宜使用该手法。

（二）四肢关节扳法（pulling manipulation of limbs joints）

【术式】

1. 肩关节扳法（pulling of the shoulder） 肩关节基本动作有前屈、后伸、外展、内收、上举等运动，故肩关节扳法有前上举扳法、外展扳法、外展上举扳法、内收扳法、后伸扳法等。

（1）肩关节外展扳法 受术者取坐位，肩关节放松。术者站于患肩后侧或前面，一手掌按其肩部为支点，另一手用前臂托住（或握住）其肘部，做患肩外展运动，至 90°（或至限制位）时，两手协同用力，一按一抬，做肩关节外展扳动（图 4-128）。

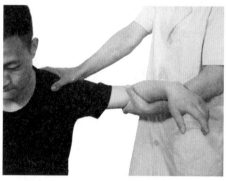

图 4-128　肩关节外展扳法

（2）肩关节内收扳法 受术者取坐位，屈肘关节，将患肢放于胸前。术者站于其后侧，紧靠其背部，稳定其身体，一手扶住患肩，另一手托住患肢的肘部做肩关节内收，至有阻力时，以"寸劲"做肩关节内收扳动（图 4-129）。

（3）肩关节外展上举扳法 受术者取坐位，术者站于受术者侧前方或侧后方。用上臂托起受术者上肢，同时用双掌按住受术者肩部，用抬肘的力量使肩关节外展，待肩关节外展上举到一定限度时，手掌下按，肘部抬起，同时用"寸劲"向上扳动肩部（图 4-130）。

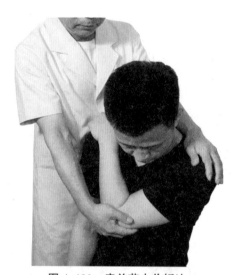

图 4-129　肩关节内收扳法

（4）肩关节前上举扳法 受术者取坐位，术者以半蹲位站于受术者侧前方，受术者上肢伸直，前臂搭在术者肩上。术者用双手按住其患肩，以患肩为支点，慢慢地用肩将患肢抬起，做前屈上举被动运动至限制位，然后以"寸劲"做肩关节前屈上举扳动（图 4-131）。此法如术者站于侧方，也可做肩关节外展上举扳动。

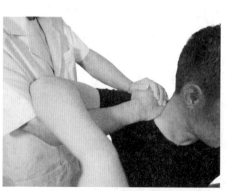

图 4-130　肩关节外展上举扳法

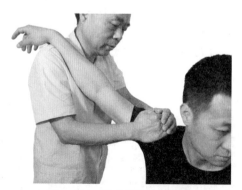

图 4-131　肩关节前上举扳法

（5）肩关节后弯扳法　术者取坐位，一手屈肘，手背置于腰骶部。术者立于其侧方，以一手扶按其患肩以固定，另一手握住其腕部（或手掌），将其前臂沿腰背部缓缓上抬，使其肩关节逐渐内收，至有阻力时，以"寸劲"做一快速的、有控制的上抬其前臂动作，使受术者肩关节产生旋前位的内收扳动，并使其手背沿着背脊上移1cm左右，迅即放松。可重复3~5次（图4-132）。

2. 肘关节扳法（pulling of the elbow）　受术者取坐位，上肢放松。术者立于其侧后方，用一手扶住受术者肘后上方，另一手捏住其腕部，先将其肘关节缓慢地伸直到最大限度，随后两手协调做相反方向用力，轻巧地做伸肘扳动（图4-133）。

3. 腕关节扳法（pulling of the wrist）　有屈腕扳法、伸腕扳法和腕侧屈扳法3种。

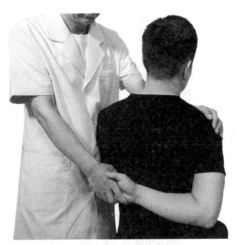

图4-132　肩关节后弯扳法

（1）屈腕扳法　术者与受术者相对而坐，以一手捏住受术者前臂远端，另一手握住其手掌，先反复屈伸其腕关节，然后将腕关节屈曲并加压，至有阻力时以"寸劲"做一突发的、稍增大幅度的屈腕动作（图4-134）。反复数次。

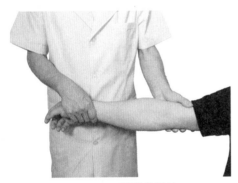

图4-133　肘关节扳法

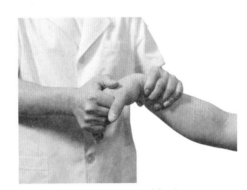

图4-134　屈腕扳法

（2）伸腕扳法　术者与受术者相对而坐。以一手捏住受术者前臂远端，一手五指与受术者五指外相叉，先将其腕关节背伸至阻力位，再以"寸劲"做一突发的、稍增大幅度的背伸推动（图4-135）。反复数次。

（3）腕侧屈扳法　术者与受术者相对而坐。一手握住受术者前臂远端，另一手捏住其手掌，先拔伸腕关节，然后以"寸劲"在保持拔伸力的同时做腕关节的左右侧屈扳动（图4-136）。

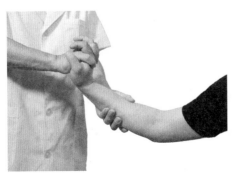

图4-135　伸腕扳法

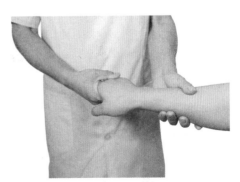

图4-136　腕侧屈扳法

4. 踝关节扳法（pulling of the ankle） 有跖屈扳法和背伸扳法。

（1）跖屈扳法 受术者取仰卧位，下肢伸直。术者面向其足底而坐，以一手托住其足跟，另一手握住其脚掌，两手协调用力，在将踝关节跖屈至有明显阻力时，以"寸劲"做一稍增大幅度的跖屈扳动（图4-137）。

（2）背伸扳法 受术者取仰卧位，下肢伸直。术者面向其足底而坐，以一手托住其足跟，另一手握住其脚掌，两手协调用力，在将踝关节背伸至有明显阻力时，以"寸劲"做一稍增大幅度的背伸扳动（图4-138）。

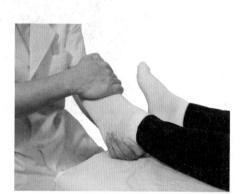 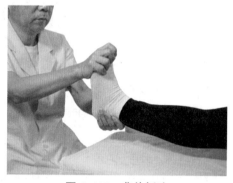

图 4-137　跖屈扳法　　　　　　　　图 4-138　背伸扳法

【要领】

1. 四肢扳法的操作一般分为三步：第一步是做关节小范围的屈伸活动，令其放松；第二步是将关节极度屈曲或伸展，使其到达明显的阻力位；第三步才是发"寸劲"扳动。

2. 四肢扳法主要是为了伸展关节周围肌肉、分离软组织粘连，所以关节运动只需超过病理限制位少许，通常没有关节弹响声。

【应用】

四肢扳法主要用于肩关节、腕关节和踝关节，具有滑利关节、松解粘连的功效。多用于治疗肩关节周围炎、肩关节功能障碍、肩外伤后遗症、腕部伤筋、腕骨错缝、陈旧性踝部扭伤、踝关节骨折后遗症及中风后遗症等各种关节功能障碍。

【按语】

1. 切忌暴力性操作，避免意外事故。

2. 对于有比较严重的骨质疏松的老年患者，慎用四肢关节扳法。

3. 骨关节结核、骨肿瘤患者禁用扳法。

4. 对于病程日久、粘连严重的肩关节周围炎患者，不能依赖于通过扳法一次性分解粘连，应该循序渐进地进行治疗。

【运动关节类手法文献辑录】

《引书》："项痛不可以雇（顾），引之。炎（偃）卧□[1]目，信（伸）手足□[2]□□已。令人从前举其头，极之，因徐直之，休。复之十而已。因□也，力拘，毋息，须臾之顷，汗出走（腠）理，极已。"

《金匮要略》："徐徐抱解，不得截绳。上下安被卧之。一人以脚踏其两肩，手少挽其发，常

———————

① □：《张家山汉简〈引书〉研究》认为此处缺字为"闭"。

② □：原书缺字。下同。

弦弦勿纵之；一人以手按据胸上，数动之；一人摩捋臂胫屈伸之；若已僵，但渐渐强屈之，并按其腹。"

《仙授理伤续断秘方》："凡拔伸，且要相度左右骨如何出，有正拔伸者，有斜拔伸者。"

《素问玄机原病式》："凡破伤中风，宜早令导引摩按，自不能者，令人以屈伸按摩挽之，使筋脉稍得舒缓，而气得通行。"

《秘传推拿妙诀》："猿猴摘果：医人将手牵病者两手，时伸时缩，如猿猴摘果样。"

《石室秘录》："颈项强直，乃风也。以一人抱住下身，以一人手拳而摇之，至数千下放手。"

《正骨范》（《中国接骨图说》）："熊顾子法第二：使患者坐如母法。医坐其右侧，立右膝，安置右肘于髋上，翻掌载患者颐于其上。覆左手虎口挟定项骨，用力抬上如母法提，左顾时，右膝载肘而将送之。此法为贵人设，如其重症，犹须前法。"（图4-139）

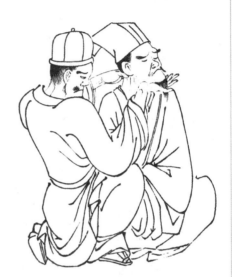

图4-139　《正骨范》熊顾子法

《医宗金鉴》："腰骨，即脊骨十四椎、十五椎、十六椎间骨也。若跌打损伤，瘀聚凝结，身必俯卧，若欲仰卧、侧卧皆不能也。疼痛难忍，腰筋僵硬，宜手法将两旁脊筋向内归附膂骨，治者立于高处，将病人两手高举，则脊筋全舒；再令病人仰面昂胸，则膂骨正而患除矣。"

《厘正按摩要术》："摇法：周于蕃曰：'摇则动之。'又曰：'寒症往里摇，热症往外摇。'是摇也，摇动宜轻，可以活经络，可以和气血。亦从摩法中之变化而出者。"

《小儿推拿补正》："摇：以手握病儿之手或足，摇动之，使气血活动而消痞塞也。"

《针灸灵法》："治腰痛肾虚胀痛者。凡胀痛者，刺委中出血……取穴之法，令病人举手向上，医家用力揹起，往下一坠，使腰寒下降委中，刺之必效。"

《按摩十法》："筋缩不舒宜多伸。"

【思考题】

1.什么是运动关节类手法？

2.肩关节摇法有哪几种？

3.摇法的动作要领有哪些？

4.拔伸法在用力上需掌握哪些要领？

5.哪些患者和病证禁用扳法？

6.如何理解扳法的"寸劲"？

扫一扫，查阅本章数字资源，含PPT、音视频、图片等

【导学】

本章介绍了6种常用的复合手法和特殊手法。通过学习，要求能理解手法的定义，掌握手法的术式要领及操作技能，熟悉手法的应用特点及功效主治。

复合手法是由两种或两种以上单式手法复合而成的一类推拿手法，包括一个部位同时受到两种单式手法的合成作用（如拿揉法、牵抖法），或一手同时运用两种单式手法同步操作（如推摩法）。本章介绍的特殊手法包括扫散法、踩蹻法和捏脊法。

一、拿揉法（grasping-kneading manipulation）

拿揉法是由拿法和揉法相结合而成的一种复合手法。

【术式】

在拿法的术式基础上，拇指与其他手指在做捏、提时，增加了适度的旋转揉动，所产生的拿揉之力连绵不断地作用于施术部位。

【要领】

下载 医开讲APP
扫描二维码体验AR

1.在拿法的基础上配合了适度的旋转揉动，以拿为主，以揉为辅。

2.操作时要自然流畅。

3.拿揉肢体可边拿揉边移动，动作连贯。

【应用】

拿揉法较拿法的用力更趋缓和舒适，更易令人接受。拿揉法具备拿法与揉法的双重作用，主要用于四肢部及颈项部，如拿揉项部、拿揉肩部、拿揉前臂伸肌群、拿揉股后部（图5-1）等。多用于颈项强痛、颈椎病、肩关节周围炎、四肢疲劳酸痛等病症。

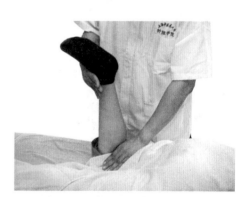

图 5-1 拿揉法（拿揉股后部）

二、牵抖法（pulling-shaking manipulation）

牵抖法为拔伸法与抖法相结合而成的一种复合手法。

【术式】

1.上肢牵抖法 受术者取坐位或仰卧位。术者用双手握住其腕关节近端，先拔伸片刻，待肩

部放松时，减缓牵引力，做2～3次较大幅度的抖动，使牵抖力作用于肩关节。

2. 下肢牵抖法 受术者取俯卧位，术者用双手握住其踝关节近端，先拔伸片刻，待髋部放松时，减缓牵引力，做2～3次较大幅度的抖动，使牵抖力作用于髋关节。

3. 腰部牵抖法 受术者取俯卧位，两手拉住床头或由助手固定其两腋部。术者以两手握住其两足踝部，缓缓拔伸其腰部，拔伸的同时可小幅度晃动其腰部。待其腰部放松后，术者两手维持一定的牵引力，随后做2～3次较大幅度的横向抖动，产生较大幅度的波浪状运动，使牵抖力作用于腰部。

【要领】

1. 牵抖法要将牵引力同抖动力有机地结合起来。拔伸是第一步，然后减缓牵引力，再行较大幅度的抖动，要把握好抖动的时机。

2. 在持续拔伸未减力之前不可进行抖动，亦不可在完全撤去拔伸力的情况下抖动。

3. 术者保持自然呼吸。

【应用】

牵抖法具有滑利关节、松解粘连和理筋整复的作用，适用于肩关节周围炎、髋部伤筋、急性腰扭伤、腰椎后关节功能紊乱、腰椎间盘突出症等病症。

【按语】

牵抖法与抖法的区别，在于牵抖法有较大的牵引力。抖法可以没有离心牵引力，甚至需要向心性递送手法力。欲分离关节面和作用到关节韧带，可选用牵抖法；用于放松肌肉，可单纯用抖法。

三、推摩法（thumb-pushing and circular-rubbing manipulation）

推摩法是由一指禅偏锋推法与四指摩法相结合而成的一种复合手法。

【术式】

术者将拇指端桡侧缘着力于受术部位上，其余四指并拢，掌指自然伸直，将示指、中指、环指、小指四指的指面着力于受术体表，腕部放松微屈，前臂做主动摆动，带动拇指做一指禅偏锋推法，其余四指指面在受术体表做环形的顺时针摩动。

【要领】

1. 腕部的活动包含旋转和摆动两种运动形式。

2. 拇指着力于主要治疗部位，其余四指放在辅助治疗部位，操作时一手兼顾两个着力部位，动作要协调。

3. 其他四指的指面轻轻贴附于受术体表，用力轻巧。

【应用】

本法具有一指禅偏锋推法"循经络、推穴道"与指摩法"轻柔缓和、调和气机"的双重作用，主要用于胸腹部、腰骶部、肩部等。常用的操作法有推中脘、摩胃区（图5-2）；推神阙，摩天枢、大横；推关元、摩水道；推命门、摩肾俞；推任脉、摩胃经；推肩髃、摩肩髎等。用于治疗脘腹胀痛、消化不良、小便不利、痛经、月经不调、性功能减退、肩关节周围炎等病症。

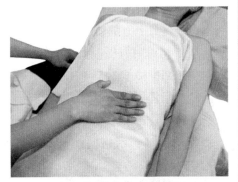

图5-2 推摩法（摩胃区）

四、扫散法（sweeping manipulation）

用拇指桡侧和其余四指指端自头颞部向耳后快速地来回推擦，称扫散法。

【术式】

术者面向受术者站立。以一手扶住受术者对侧头部，另一手虎口张开，拇指伸直，其余四指并拢，指骨间关节屈曲，将拇指桡侧缘及其余四指指端置于头颞部，以肘关节的主动屈伸带动五指在颞部来回推擦，同时沿胆经循行部位（太阳—头维—耳后乳突—风池）从前上向后下方移动（图5-3）。

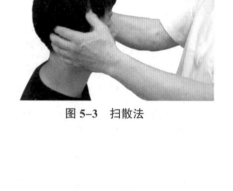

图5-3　扫散法

【要领】

1. 扫散法的频率为每分钟200次左右。

2. 操作时须一手固定受术者头部，勿使其摇晃。

3. 向前推擦用力较重，返回时轻轻带回。

4. 移动的路线为前上到后下，单向操作。

5. 每次推擦的路线一般为3～4cm，逐渐下移。

6. 术者腕关节适度紧张。

7. 受术者头发较长时，可将五指伸入发间操作，避免牵拉头发而致疼痛。

【应用】

本法具有祛风散寒、平肝潜阳、醒脑提神、通络止痛的作用。常用于治疗头痛、偏头痛、头重如裹、眩晕、视物模糊、高血压、失眠、神疲倦怠等病症。

【按语】

上述虎口张开的操作要领是内功推拿流派的特殊要求，可简化为五指指端着力，甚至仅以拇指桡侧缘着力操作。

五、捏脊法（pinching of the two sides of spine）

捏脊法是连续捏拿脊柱部肌肤并自下而上推移的一种特殊推拿操作法。捏脊法最早记载于《肘后方》，用于治疗成人病证。后世多应用于小儿，成为小儿推拿的常用操作法之一。

【术式】

捏脊的操作方式有两种。

1. 三指捏脊法　用拇指指腹与示指、中指指腹相对，三指夹持尾骨上方的肌肤，示指、中指在前，拇指在后；然后三指相对用力提捏捻动，同时拇指向前推动，边捏边向项枕部推移（图5-4）。

2. 二指捏脊法　拇指指腹与屈曲的示指桡侧相对，二指夹持脊柱部肌肤，拇指在前，示指在后；然后在二指提捏的同时，示指向前推动，边捏边向项枕部推移（图5-5）。

上述两种操作方式可根据术者的习惯而选用。

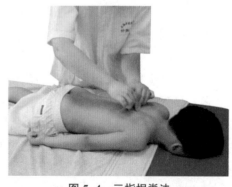

图5-4　三指捏脊法

【要领】

1. 本法一般在空腹时进行，饭后不宜立即捏拿，需休息 1 小时后再进行。

2. 施术时室内温度要适中，手法宜轻柔。

3. 体质较差的小儿每日施术次数不宜过多，每次操作时间以 3～5 分钟为宜。

4. 在小儿背脊上操作，可使用滑石粉、爽身粉等介质。

5. 成人皮下脂肪较厚，为减轻捏脊时的疼痛，可在操作前涂抹油性介质。

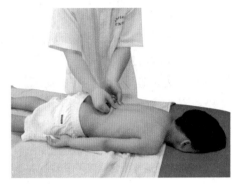

图 5-5 二指捏脊法

【应用】

本法有调整阴阳、健脾和胃、促进气血运行以及增强机体抗病能力等作用。临床常用于治疗小儿"疳积"之类病证，故又被称为"捏积疗法"，可配合掐推四缝、开四关等。还可用于成人和小儿的消化不良、厌食、腹泻、呕吐、便秘、咳喘、夜啼等症。小儿或成人保健推拿也常用本法。

六、踩跷法（treading manipulation）

术者用脚掌以一定的技法踩踏受术部位的方法，称踩跷法。这里仅介绍一种腰部踩跷法。

【术式】

受术者俯卧，在胸部和股前部垫枕，使腹部腾空（一般离床 10cm 左右）。术者双手抓住扶手（悬吊的拉杆、墙上的横木或落地式支架），以控制自身体重和调节踩踏的力量，同时用双足踩踏受术者腰部，并做适当的弹压动作（图 5-6）。踩踏时，足跟提起，以足掌前部着力，运用膝关节和髋关节的小幅度屈伸运动，使身体一起一落，对腰部做一弹一压的节律性刺激。一般可连续弹压 10～20 次。

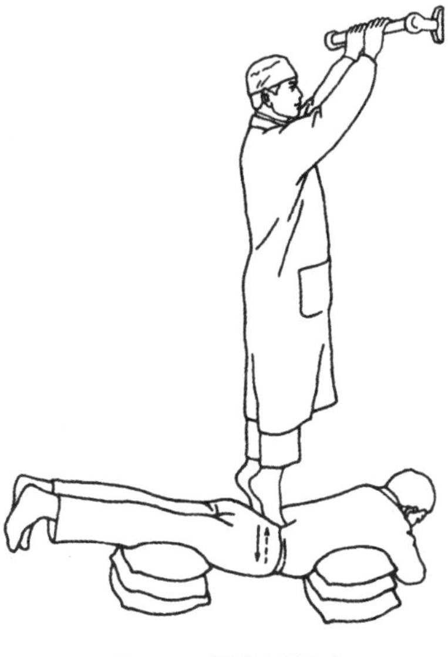

【要领】

1. 根据受术者的体质或病情，调整踩踏力量、弹压幅度和操作次数。

2. 弹起时足尖不可离开腰部而完全腾空。

3. 踩踏的力量和速度，要均匀而有节奏。

4. 推拿床要软硬适中。

5. 嘱受术者随着弹压动作自然呼吸，弹起时吸气，踩踏时呼气。

6. 嘱受术者施术前 1 小时内不要进食和过多饮水。

图 5-6 腰部踩跷法

【应用】

本法具有舒筋通络、理筋整复、行气止痛的作用，并具有压力大、深透性好和省力的优点。适用于腰臀、肩背等部位，常用于治疗慢性顽固性腰部软组织疼痛、腰部肌肉痉挛僵硬、腰椎后关节紊乱、慢性腰肌劳损等病症。

踩跷法如用于保健推拿和治未病，踩踏腰部时可配合按揉、滑推、分推、足跟叩击、膝部跪揉等足部技法，并可扩大应用于背部、下肢后部等部位。

【按语】

1. 在施术过程中，因腰部后伸幅度加大而腰椎管容积变小，可能导致部分病人神经刺激症状加重，若受术者疼痛难忍，应立即停止操作。

2. 本法刺激量大，应用时必须谨慎，对年老体弱、有较严重的心血管疾病及椎管狭窄、骨质疏松或脊椎骨质有病变者均不可使用本法。

【复合手法和特殊手法文献辑录】

《引书》："引肠辟：端伏，加颐枕上，交手颈下，令人践元（其）要（腰）。"

《肘后备急方》："拈取其脊骨皮，深取痛引之，从龟尾至顶乃止。未愈更为之。"

《按摩经·踏破双关》："必当令患者平伏，两大腿根有横纹，名曰承扶穴，斯为背部总络，腿处大经，此穴若闭，气血不得流通。治从承扶穴以脚踏定，右脚蹬左腿，左脚蹬右脚，踏稳不宜摇撼，觉腿足麻，将脚轻轻抬起，有热气到足。此开关破壁之法也。"

《按摩经·金鸡独立》："人胃脘结块，手拿不动。用脚踏住病处，觉脚下有动是也。稳稳踏定，觉气散脚足麻木，轻轻抬起，有余热行至足底。此除邪扶正之法。"

【思考题】

1. 什么是复合手法？

2. 扫散法的功效和主治有哪些？

3. 捏脊法有哪两种具体操作方式？其临床应用有何特点？

第六章

推拿手法人体操作

【导学】

本章介绍的推拿手法人体操作，是在掌握了推拿基本手法之后，在人体上根据各个部位的不同特点具体应用手法的专项训练。

推拿手法人体操作，是在学习了推拿手法的基本技巧后，进一步在人体上进行推拿操作练习的技能训练。推拿基本手法在人体上的运用称为推拿操作法。推拿操作法由两个要素组成，即推拿手法和受术部位（包括经络、腧穴）。

推拿手法人体操作的内容包括：各种推拿基本手法在人体不同部位的具体操作实施；与各部位形态结构特点相适应的常用推拿手法；每个部位常用的组合性手法套路综合练习。

第一节　头面部推拿操作

头面部推拿操作法主要具有疏风解表、开窍醒脑、安神明目、舒筋美容等功效。可用于外感表证、头痛、偏头痛、鼻塞、牙龈肿痛、耳鸣、失眠、眩晕、面瘫、劳倦内伤等病证，以及近视、斜视、目赤肿痛、两眼酸胀干涩、视物模糊等眼疾的治疗。成人和小儿均可应用。

一、头面部仰卧位推拿操作

（一）开天门

【方法】

术者坐于受术者头顶前方（下同），双手四指扶持其头侧部，两拇指指腹从印堂交替直推至前发际正中（神庭）数次（图6-1）。

【要领】

1.用力均匀适中，动作轻快连续。

2.以推后皮肤表面不发红为佳。

3.可使用推拿介质，以免损伤皮肤。

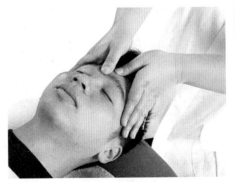

图6-1　开天门

（二）分推前额

【方法】

术者以两拇指指腹从前额正中分推至两侧太阳穴处（图6-2），并反复操作数次。亦可用鱼际或其余四指分推（图6-3）。

【要领】

1. 着力部位应紧贴前额体表，可沿发际下、额中、眉上3条横线从中间分推至两侧太阳穴。

2. 用力均匀、深透，动作和缓。

3. 推动的路线宜长。

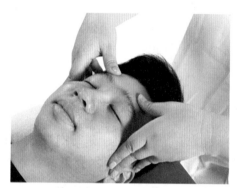

图6-2　拇指分推前额

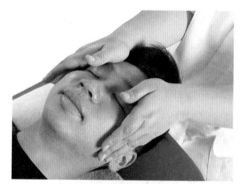

图6-3　鱼际分推前额

（三）中指揉印堂

【方法】

术者以中指指腹轻揉受术者印堂穴1～2分钟（图6-4）。

【要领】

1. 着力点吸定，带动皮下组织，不可有摩擦。

2. 频率适中、均匀，不宜过快。

3. 力量沉稳，动作持久而有节奏。

（四）鱼际揉前额

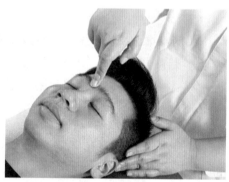

图6-4　中指揉印堂

【方法】

术者以一手扶住受术者头侧部，另一手以鱼际着力于前额部做鱼际揉法（图6-5），先在前额中线（印堂—神庭）上下往返移动数次，再沿前额正中至两侧颞部左右移动数次。此法也可坐在受术者侧面操作。

【要领】

1. 着力点吸定，不能在体表摩擦或滑动。

2. 用力轻柔，动作持久、均匀而有节律，移动缓慢。

3. 操作时受术者的头部如产生有节奏的轻微晃动，有助于放松项部肌肉和宁心安神。

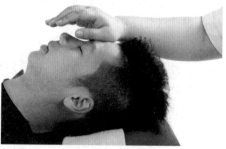

图6-5　鱼际揉前额

（五）分抹双眉

【方法】

术者以双手拇指指腹从受术者眉头（攒竹穴）沿眉弓分抹至两侧眉梢（丝竹空穴）数次（图6-6）。

【要领】

1. 两拇指用力均匀适中，动作和缓。

2. 不可由眉梢向眉头逆向抹动。

3. 着力部位要紧贴受术体表。

4. 抹动的路线宜长。

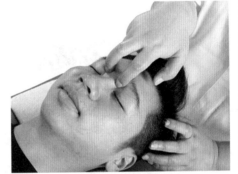

图6-6　分抹双眉

（六）勾揉攒竹

【方法】

术者两中指指骨间关节或一手示、中二指指骨间关节微屈呈钩状，以两手中指或一手示、中二指指腹着力于两侧攒竹穴，做轻柔缓和的环旋揉动1～2分钟（图6-7）。

【要领】

1. 指腹着力点吸定，前臂主动摆动。

2. 动作协调而有节奏性。

3. 手法宜轻巧平稳，局部酸胀感明显。

（七）一指禅偏锋推眼眶

【方法】

受术者双眼微闭。术者一手扶持其头侧，另一手以一指禅偏锋推法由一侧睛明穴开始沿上眼眶向外推至目

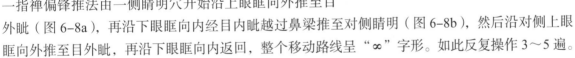

图6-7　勾揉攒竹

外眦（图6-8a），再沿下眼眶向内经目内眦越过鼻梁推至对侧睛明（图6-8b），然后沿对侧上眼眶向外推至目外眦，再沿下眼眶向内返回，整个移动路线呈"∞"字形。如此反复操作3～5遍。

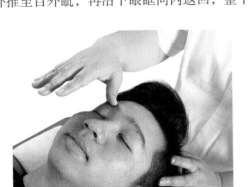
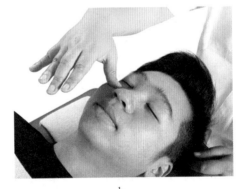

a　　　　　　　　　　　　　　b

图6-8　一指禅偏锋推眼眶

【要领】

1. 紧推慢移。

2. 着力点要吸定，应紧贴眼眶边缘移动，但要避免手指滑脱或碰到眼球。

3. 用力均匀，动作轻快、平稳而有节奏感。

（八）指按前额

【方法】

术者两拇指重叠，以指腹着力指按前额，并自印堂至上星单向移动 3～5 遍（图 6-9）。

【要领】

1. 操作时，拇指指间关节与掌指关节均应伸直。

2. 操作时要求平稳有力，力量由轻到重。

3. 操作时术者应配合上身重心的前后移动，并配合呼吸，呼气时头应转向侧面。

（九）指揉太阳

【方法】

术者以两拇指或中指指腹着力于受术者两侧太阳穴，做轻柔缓和的环旋揉动 1～2 分钟，其余四指扶持头侧部助力（图 6-10）。

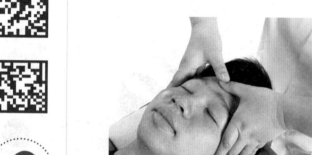

图 6-9 指按前额

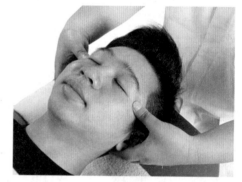

图 6-10 指揉太阳

【要领】

1. 着力点吸定，揉动幅度稍大，频率稍慢。

2. 力量适中、沉稳而有节奏。

（十）指揉睛明

【方法】

术者以两手中指指腹轻揉受术者两侧睛明穴约 1 分钟（图 6-11）。

【要领】

1. 着力点吸定，动作平稳，力量适中。

2. 操作时睛明穴处有酸、麻、胀的感觉，可向眼眶深部放射，术后眼部轻松舒适感较明显。

3. 可适当配合按法操作，禁用指甲掐按。

4. 可单侧操作。

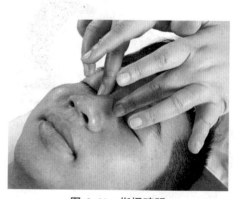

图 6-11 指揉睛明

（十一）指揉四白

【方法】

术者以两手中指指腹分别轻揉受术者两侧四白穴1~2分钟（图6-12）。

【要领】

1.着力点吸定，不可有摩擦。

2.揉动幅度宜小，频率不宜过快。

3.力量适中，以局部有酸、麻、胀感为宜。

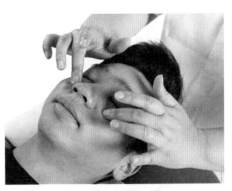

图6-12　指揉四白

（十二）指揉迎香

【方法】

术者以两手中指指腹轻揉受术者两侧迎香穴1~2分钟（图6-13）。

【要领】

1.着力点吸定，不可有摩擦。

2.揉动幅度宜小，频率不宜过快。

3.力量适中，以局部有酸、麻、胀感为宜。

4.不可用指甲掐按。

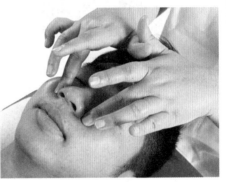

图6-13　指揉迎香

（十三）指揉颧髎

【方法】

术者以两手中指指腹分别轻揉受术者两侧颧髎穴1~2分钟（图6-14）。

【要领】

同"指揉迎香"。

（十四）指揉颊车

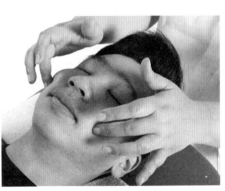

图6-14　指揉颧髎

【方法】

术者以两手中指或拇指指腹分别轻揉受术者两侧颊车穴1~2分钟（图6-15、图6-16）。

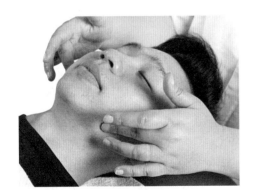

图6-15　指揉颊车（1）

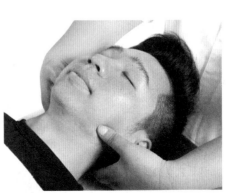

图6-16　指揉颊车（2）

【要领】

同"指揉迎香"。

（十五）分抹面颊

【方法】

术者以双手拇指指腹从两侧迎香穴，沿上颌下缘经颧髎、下关等穴分抹至两侧耳门穴（图6-17）。可反复操作数次。

【要领】

1. 力量适中、均匀，动作和缓。

2. 着力部位紧贴体表的治疗部位，拇指指骨间关节不可屈曲。

3. 抹动的路线宜长。

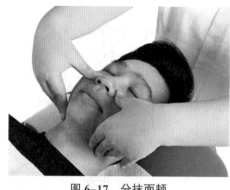

图6-17　分抹面颊

（十六）指揉下关

【方法】

术者以拇指或中指指腹分别轻揉受术者两侧下关穴1～2分钟（图6-18）。

【要领】

同"指揉迎香"。

（十七）指揉听宫

【方法】

术者以拇指或中指指腹分别轻揉受术者两侧听宫穴1～2分钟（图6-19）。

【要领】

1. 着力点吸定。

2. 揉动幅度宜小，频率不宜过快。

3. 力量适中，不可暴力戳按。

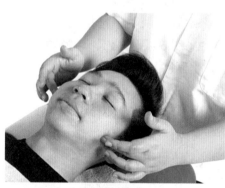

图6-18　指揉下关

（十八）掐水沟

【方法】

术者一手扶住受术者头部，另一手以拇指指甲端掐按水沟（人中）穴（图6-20）。

【要领】

1. 掐前需取准腧穴。

2. 垂直用力掐按，力量由轻渐重，且不能滑动，以免掐破皮肤。

3. 一般掐按4～5次，或中病即止。

【按语】

多用于昏厥的急救。

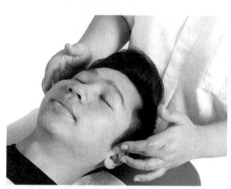

图6-19　指揉听宫

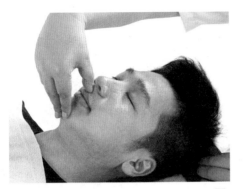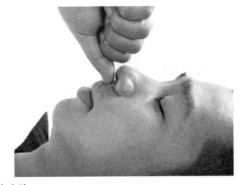

图 6-20　掐水沟

（十九）搓掌浴面

【方法】

术者两掌相搓至发热，随即以掌轻抚受术者面部，并反复数次至整个面部肌肤变得柔软（图 6-21）。

【要领】

1. 操作以面部的皮肤红润、微热为度。

2. 力量适中均匀，不宜过重。

3. 可配合使用介质，以保护皮肤。

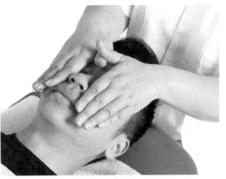

图 6-21　搓掌浴面

（二十）揉捏耳垂

【方法】

术者以两手拇指与示指指腹分别揉捏两耳垂 1～2 分钟（图 6-22）。

【要领】

1. 用手指的指腹揉捏耳垂，不可用指甲掐压。

2. 力量由轻到重，动作灵活、均匀而有节律性。

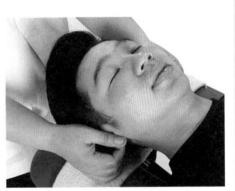

图 6-22　揉捏耳垂

（二十一）扫散头颞部

【方法】

术者虎口张开，四指自然略分开，指骨间关节微屈，以拇指桡侧缘和其余四指指端着力，沿胆经做自前上向后下单向移动的扫散法 3～5 遍（图 6-23）。

【要领】

1. 沿胆经单向操作。

2. 动作灵活、快速均匀。

3. 不能有击打或叩击动作。

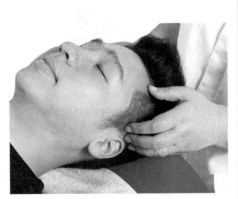

图 6-23　扫散头颞部

二、头面部坐位推拿操作

（一）一指禅推头顶

【方法】

术者站于受术者侧后方或侧前方，以一指禅推其头顶督脉或膀胱经，并做前后往返移动（图6-24）。可反复操作1～2分钟。

【要领】

1. 受术者头顶局部垫治疗巾（或小毛巾），由受术者拉紧治疗巾的下角。

2. 拇指吸定，紧推慢移。

3. 可双手协同操作。

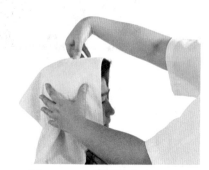

图6-24　一指禅推头顶

（二）握拳滚头顶

【方法】

术者站于受术者侧后方（或侧前方），一手扶持受术者头部，另一手以指骨间关节滚其头部，可沿督脉或膀胱经前后移动，也可绕受术者的头顶部环形移动（图6-25）。此法也可双手操作。

【要领】

1. 受术者头顶垫治疗巾，以防止手指滑脱。

2. 将受术者的凳子调整到适宜的高度，以便于操作。

（三）指按百会

【方法】

术者站于受术者前方，以拇指指腹着力，垂直用力向下按压头顶百会穴数次（图6-26）。

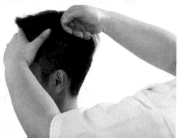

图6-25　握拳滚头顶

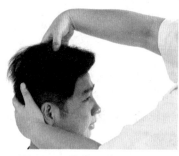

图6-26　指按百会

【要领】

1. 受术者坐于低凳。

2. 按压的方向应垂直于受术体表。

3. 力量由轻到重，平稳而持续，不可粗暴施力。

4. 按而留之，不要冲击用力。

（四）指推正顶

【方法】

术者站于受术者侧前方，一手扶其头后部，另一手以拇指指腹着力，沿前额正中线从印堂穴自下而上单向推至百会穴 3～5 遍（图 6-27）。

【要领】

1. 指腹紧贴于前额正中线。

2. 用力沉稳，单方向直线推动，不可歪斜。

3. 推进的速度宜缓慢、均匀。

4. 本手法刺激性较强，不可操作次数过多。

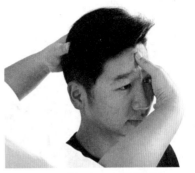

图 6-27　指推正顶

（五）分抹前额

【方法】

术者以双手拇指指腹着力，从前额正中向两侧分抹受术者前额部数次（图 6-28）。此法亦可用于两侧眼眶、鼻翼等部。

【要领】

1. 力量适中、均匀，动作和缓。

2. 着力部位紧贴体表的治疗部位，拇指指骨间关节不可屈曲。

3. 抹动的路线宜长。

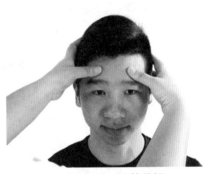

图 6-28　分抹前额

（六）四指揉头颞部

【方法】

术者站于受术者后方。双手四指分开，指骨间关节微屈，分别置于两侧头颞部，指腹紧贴头皮，做小幅度的环旋揉动（图 6-29）。

【要领】

1. 双手四指指腹应紧贴头皮，不可有摩擦。

2. 揉动时四指用力较大，沉稳而有节奏。

3. 揉动幅度宜小，频率稍慢。

4. 可移动至头顶、头后部进行操作。

5. 避免用指甲抓挠，以防损伤头皮。

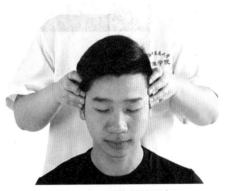

图 6-29　四指揉头颞部

（七）合按头颞部

【方法】

术者站于受术者后方。接上法，以两掌心紧贴受术者两侧颞部，节律性地相对用力合按其头部 1～2 分钟（图 6-30）。

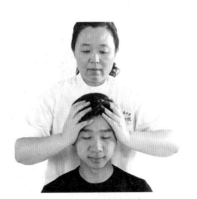

图 6-30　合按头颞部

【要领】

1. 两掌相对，用力平稳而持续。

2. 力量由轻到重，缓缓加压，再缓缓减压。

3. 忌粗暴施力。

（八）抓五经

【方法】

术者站于受术者左侧后方。左手扶持其前额部，右手五指分开，指端向前置于受术者头顶，中指对应督脉中线，其余四指分别对应两侧膀胱经及胆经循行部位，随后各指骨间关节用力屈曲抓抠，并自前向后移动，反复5～6遍（图6-31a）。

【要领】

1. 五指紧贴头皮，以指端着力，不可用指甲掐抠。

2. 操作至枕部，手掌可右旋90°继续操作（图6-31b）。

3. 自前向后单向移动。

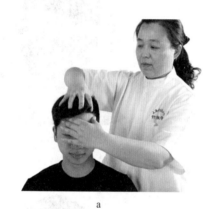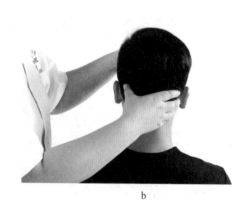

图 6-31　抓五经

（九）扫散颞部

【方法】

术者站于受术者侧前方，一手扶其头部，另一手以五指指腹紧贴头皮，扫散受术者一侧头颞部，左右手交替操作（图6-32）。亦可双手五指同时扫散两侧颞部（图6-33）。

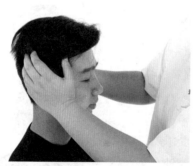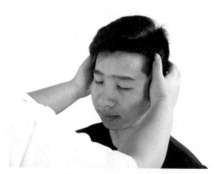

图 6-32　单手扫散颞部　　　　　　　图 6-33　双手扫散颞部

【要领】

1. 操作时五指指端紧贴头皮，做由前上至后下的单向弧线运动。

2. 单手操作时，另一手需扶持受术者头部，避免其头部前后晃动。

3. 操作时，应顺发而动，避免牵拉发根而引起疼痛。

4. 对于头发较长的受术者，可将五指伸入发间操作。

（十）掩耳拔气

【方法】

术者站于受术者前方，双手掌心轻轻掩盖其两耳，相对用力平稳按压约 3 秒钟，然后突然向两侧拉开（图 6-34）。重复数次。

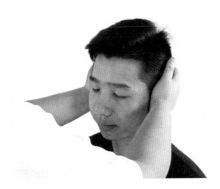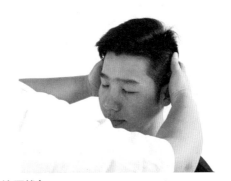

图 6-34　掩耳拔气

下载 医开讲APP
扫描二维码体验AR

【按语】

1. 按压不可过重。

2. 此法也可站在受术者后方操作。

3. 中耳炎急性发作时不可行此法。

（十一）弹枕部

【方法】

接上法，术者面向受术者站立。双手掌心掩住其两耳，双手示、中二指伸直，以指腹弹法弹击受术者后枕部数次（图 6-35）。

【要领】

1. 操作时，动作宜轻快、连续。

2. 弹击力宜均匀，以不引起疼痛为度。

3. 也可站在受术者后方，以指甲弹法操作。

4. 此法也是自我养生按摩的常用操作法，以指腹弹法自行操作，称为"鸣天鼓"。

（十二）掌心击头顶

【方法】

术者站于受术者前方，一手扶持其项部，另一手五指伸直，自然分开，以掌心有节奏地叩击

图 6-35　弹枕部

下载 医开讲APP
扫描二维码体验AR

头顶 2～3 次（图 6-36）。本法又名"掌震百会"。

【要领】

1. 腕关节保持一定的紧张度。

2. 一手掌面托住受术者项部，以稳定其头部。

3. 施术时受术者不可说话或咀嚼食物。

4. 用力平稳，叩击富有弹性，动作熟练而有节奏。

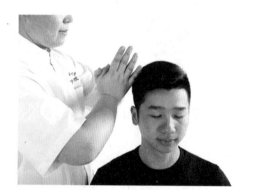

图 6-36　掌心击头顶

（十三）指击头部

【方法】

术者站于受术者前方，两手指骨间关节微屈，以五指指端有节奏地叩击头部 1 分钟（图 6-37）。

【要领】

1. 动作轻快灵活而有节奏。

2. 腕关节放松。

3. 此法单手或双手操作均可。

（十四）合掌击头侧部

【方法】

术者站于受术者侧方，两掌相合，以手掌尺侧缘叩击侧头部 1 分钟（图 6-38）。

【要领】

1. 动作轻快灵活而有节奏及弹性。

2. 以两前臂的旋转运动发力。

3. 此法可发出清脆的叩击声。

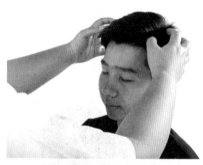

图 6-37　指击头部

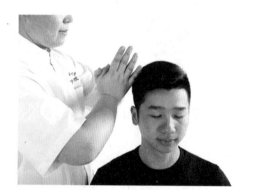

图 6-38　合掌击头侧部

第二节　颈项部推拿操作

颈项部推拿操作具有舒筋通络、解痉止痛、行气活血、整复错位，以及祛风散寒、醒脑安神、平肝息风等功效。可用于颈椎病、落枕之颈项强痛、屈伸不利，以及头痛、眩晕、失眠、鼻塞、头身困重等病证的治疗。

（一）一指禅推项部

【方法】

术者站于受术者侧后方，以一指禅推法从风池到大杼单向或往返移动操作 3～5 分钟（图 6-39）。

【要领】

1. 拇指与受术面垂直，其余四指扶持项部侧面。

2. 拇指吸定，紧推慢移。

3. 一般推对侧，即右手推左侧项部。以一指禅指腹推法操作者可推同侧。

4. 一手操作时，另一手应扶持受术者前额。

5. 左右手交替操作项部两侧。

6. 也可双手同时推两侧项部，此法难度较高。

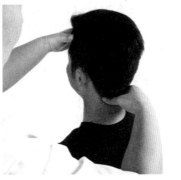

图 6-39　一指禅推项部

（二）指揉项部

【方法】

术者站于受术者侧后方，以拇指按揉项部两侧肌群，并从上而下或往返移动（图 6-40）。

【要领】

1. 拇指吸定，其余四指均置于颈侧助力。

2. 旋转揉动与上下移动同步，形成螺旋形运动路线。

3. 操作沉稳，频率不宜过快。

4. 对于风池穴、风府穴及压痛明显的部位，可在局部重点按揉。

5. 左右手交替操作项部两侧。

6. 一般上下单向或往返移动 3～5 遍。

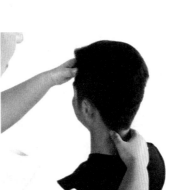

图 6-40　指揉项部

（三）蝴蝶双飞

【方法】

术者站于受术者后方，以双手拇指偏锋分别置于两侧风池穴，其余四指自然伸开，双手同时做一指禅偏锋推法（图 6-41）。连续操作 1～2 分钟。

【要领】

1. 此法也可指腹着力。

2. 着力点要吸定，不可滑脱。

3. 用力的方向略向前上。

4. 操作时两手相互紧随，动作配合协调。

【按语】

蝴蝶双飞，是双手对称做一指禅偏锋推法或一指禅推法，形如蝴蝶翩翩飞舞，故名。多用于推两侧风池穴，也可用于面部等其他部位。

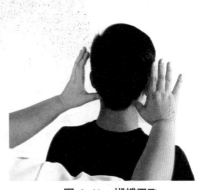

图 6-41　蝴蝶双飞

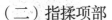

（四）指揉大椎

【方法】

术者站于受术者后方，以一手拇指指腹着力于大椎穴，按揉1～2分钟（图6-42）。

【要领】

1.手法力量适中，频率不可过快。

2.一般按揉第7颈椎和第1胸椎棘突间凹陷处，或上述两个棘突的侧面，不要用力按揉棘突尖。

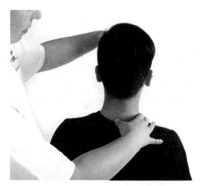

图6-42　指揉大椎

（五）擦项肩部

【方法】

术者站于受术者侧后方，一手扶于受术者一侧肩部，另一手擦该侧项肩部3～5分钟（图6-43）。

【要领】

1.操作时，通常应顺肌纤维走向做单向或往返移动。

2.应注意避开枕外隆突，颈、胸椎棘突，肩胛冈和锁骨等骨性突起部，以免造成疼痛。

3.不要撞击颈项部。

4.一般左侧项肩部用右手操作，右侧项肩部用左手操作。左右手交替操作。但若针对肩胛提肌附着处，则应擦同侧。

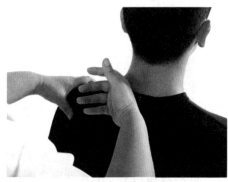

图6-43　擦项肩部

（六）擦颈项部配合颈椎被动运动

【方法】

术者站于受术者后方或侧后方，一手扶于受术者头部，另一手擦其项部，同时配合受术者颈椎前屈（图6-44）、后伸（图6-45）、左右侧屈（图6-46）及水平左右侧旋（图4-47）等被动运动。

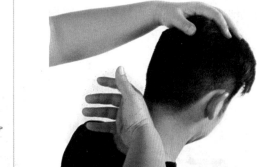

图6-44　擦颈项部配合颈椎被动前屈

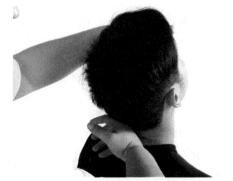

图6-45　擦颈项部配合颈椎被动后伸

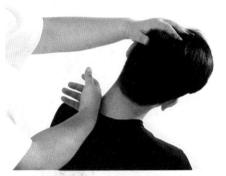

图 6-46　擦颈项部配合颈椎被动侧屈

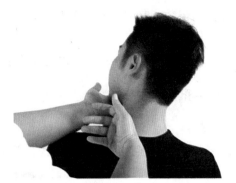

图 6-47　擦颈项部配合颈椎被动侧旋

【要领】

1. 两手配合协调，边擦边引导受术者颈项做被动运动。

2. 颈椎前屈时，擦法的施术部位是棘突侧线，前屈时擦法向上移动，后伸时则向下移动。

3. 颈椎侧屈时应擦颈项两侧，向对侧侧屈时向乳突方向移动，反之则向下移动。

4. 颈椎水平旋转时擦法应吸定于大椎的侧面，即颈椎水平旋转的枢纽附近。操作时一手手掌托住受术者下颏并引导其旋转。

（七）弹拨项部

【方法】

术者站于受术者侧后方，一手扶其前额，另一手虎口撑开，四指扶持于受术者颈侧，以拇指指腹在项部做按而拨动的手法，并做上下单向或往返移动（图 6-48）。

【要领】

1. 弹拨的方向应与项韧带、项部伸肌群的肌纤维走向垂直。

2. 操作时，术者指下可有弹动感。

3. 拇指不可在皮肤表面摩擦移动。

4. 根据受术者的耐受程度及病情，及时调整手法的力量和幅度。

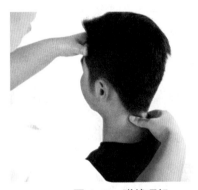

图 6-48　弹拨项部

5. 可单向拨动，也可双向拨动。

6. 一般上下单向或往返移动 3～5 遍。

（八）指按项部

【方法】

术者站于受术者侧后方，一手扶其前额，以另一手拇指指腹自上而下按压项部后正中线及两侧膀胱经循行部位（图 6-49），各反复操作 3～5 遍。

【要领】

1. 指按的方向应垂直于治疗部位。

2. 拇指掌指关节以及指骨间关节均应伸直。

3. 用力要由轻到重，平稳而持续。

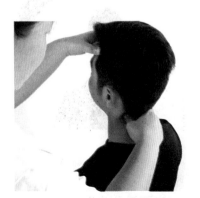

图 6-49　指按项部

4.按而留之，使刺激充分透达组织深部，不宜突然松手。

5.忌粗暴施力。

6.应借助身体的重心移动增加按压力量。

（九）推风池

【方法】

术者站于受术者侧后方，一手扶其前额，以另一手拇指指腹自上而下推风池穴6～8遍（图6-50）。

【要领】

1.自上而下单向操作，不可反向操作。

2.左右交替各推10次左右。

3.操作时用力稍重。

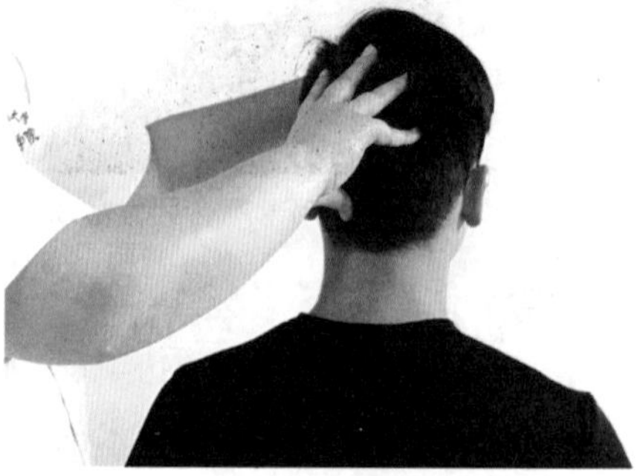

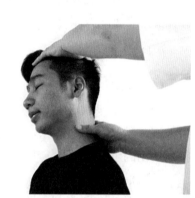

图 6-50　推风池

（十）推桥弓

【方法】

术者站于受术者侧方，用拇指指腹自翳风穴沿胸锁乳突肌肌腹向下推至缺盆穴（图6-51）。

【要领】

1.自上而下单向操作。

2.左右交替各推50次左右。

3.操作时用力宜轻不宜重，速度稍快，推行线路宜长。

4.可在局部皮肤涂以适量介质，以免损伤皮肤。

图 6-51　推桥弓

（十一）拔伸颈椎

【方法】

术者站于受术者侧方，以一手肘弯部托住受术者下颌部，另一手掌根抵住其枕部，然后两手同时向上用力，拔伸颈椎1分钟以上（图6-52）。此法又称为坐位肘托颈椎拔伸法。

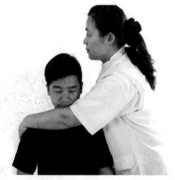

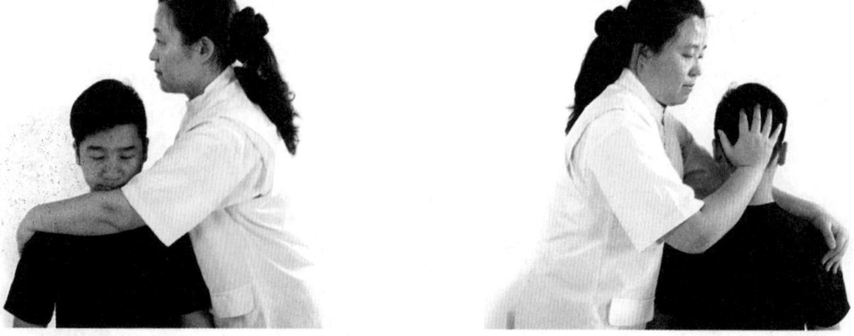

图 6-52　拔伸颈椎

【要领】

1.受术者下颌置于术者肘弯正中肱二头肌肌腱桡侧凹陷处。

2.术者可站于受术者侧方,以免肘部挤压颈前部和颈两侧,压迫气管和大血管而引起不适。

3.术者可用托住受术者下颏之手的手掌按于对侧肩上部,以肘部上抬的力托起其下颏,此时,另一手须以掌根前推枕部。

4.拔伸颈椎时必须控制拔伸方向,应该向上拔伸颈椎,或头部略前倾,勿使颈椎后伸而致关节突关节受压。

5.一般应持续拔伸,不宜间歇用力。

6.术者不可屏气。

(十二)摇颈椎

【方法】

术者站于受术者侧后方,一手扶其头顶后上部,另一手托其下颏部,双手协同使头部做顺时针或逆时针方向转动(图6-53)。

【要领】

1.摇转速度宜缓慢,动作平稳。

2.摇转的幅度应由小渐大,且在正常生理范围内,或以受术者无不适感为宜。

3.顺时针与逆时针要配合应用,转动次数宜相等。

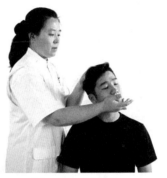

图6-53　摇颈椎

(十三)斜扳颈椎

【方法】

术者站于受术者侧后方,受术者颈部略前屈,术者一手掌托其下颏,另一手扶持其枕部,两手协同用力做颈椎斜扳法(图6-54)。

【要领】

1.可先摇颈椎以放松颈项部。

2.最后的扳动应在弹性限制位以"寸劲"操作。

3.忌用暴力或蛮力。

4.有较严重的骨质增生、骨质疏松的老年人慎用或禁用扳法。

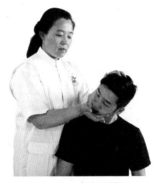

图6-54　斜扳颈椎

(十四)拿项部

【方法】

术者站于受术者侧后方,一手轻扶受术者额部,另一手拇指和其余手指指腹分别置于项部两侧,以五指或四指拿法作用于项部,并上下往返移动(图6-55)。

【要领】

1.手指指骨间关节伸直,不可抓抠,除拇指以外的其余手指并拢,以指腹操作。

2.腕关节放松,动作连贯而有节奏。

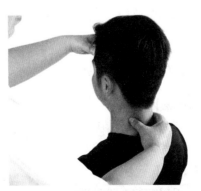

图6-55　拿项部

3. 拿起后不可突然放松，用力要持续而柔和，拿起不能有滑动或摩擦。

4. 可上下往返移动 5～7 遍。

（十五）拿肩井

【方法】

术者站于受术者后方，拇指在后，四指在前，双手对称或一上一下交替提拿肩井部肌筋（图 6-56）。

【要领】

1. 指骨间关节伸直，四指并拢，以指掌面操作。

2. 不可在锁骨表面推挤、摩擦，避开骨突关节。

3. 腕关节放松，动作连贯而有节奏。

4. 力量由轻到重，持续而柔和，拿起后要有回放的动作。

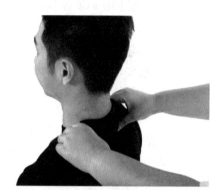

图 6-56　拿肩井

（十六）拳背击大椎

【方法】

术者站于受术者后方，握拳后以拳背击打大椎穴 2～3 下（图 6-57）。

【要领】

1. 握实拳时击打，但富有弹力，不可用蛮力。

2. 腕关节保持紧张，以肘关节的屈伸发力。

3. 击打次数不可太多。

4. 本法可激荡督脉、振奋阳气。

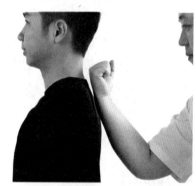

图 6-57　拳背击大椎

（十七）合掌击项肩部

【方法】

术者站于受术者后方，合掌以掌尺侧缘击其两侧项肩部（图 6-58）。

【要领】

1. 运用前臂旋后的力量击打，而不是靠伸肘的动作发力。

2. 腕关节放松，动作灵活而有节奏。

3. 不要横向击打颈椎。

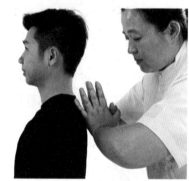

图 6-58　合掌击项肩部

（十八）拳眼击项肩部

【方法】

术者站于受术者后方，两手握虚拳有节奏地击打其两侧项肩部（图 6-59）。

【要领】

1. 手握虚拳，不可握实拳。

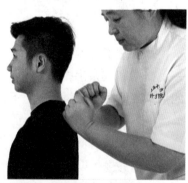

图 6-59　拳眼击项肩部

2.腕关节放松，动作灵活而有节奏。

第三节　腰背部推拿操作

腰背部推拿操作具有舒筋通络、行气活血、散瘀消肿、开通闭塞、解痉止痛、整复错缝，以及温补肾阳、温宫调经、调和营卫、调整脏腑的功效。可以治疗急性腰扭伤、腰肌劳损、腰椎间盘突出症等腰背部常见病症，也常用于各种运动损伤、偏瘫、截瘫、劳倦内伤、男子遗精、阳痿及女子经带诸症等病证的治疗。也是保健按摩的常用操作法。

一、腰背部俯卧位推拿操作

（一）叠掌揉腰背部

【方法】

术者站于受术者左侧，双手交叉重叠，以手掌着力于腰背部脊柱两侧肌群，从上背部自上而下移动揉至腰骶部，两侧各反复操作3～5遍（图6-60）。

【要领】

1.操作时术者略前倾。

2.用力宜着实，忌用蛮力。

3.边掌揉边螺旋形缓慢移动，动作连贯、灵活而有节律性。

4.受术者臀部和下肢可随着按揉的节奏产生小幅度的左右晃动。

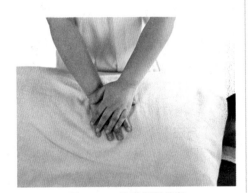

图6-60　叠掌揉腰背部

（二）叠掌按胸腰椎

【方法】

术者站于受术者左侧，叠掌按压胸腰椎，并沿脊柱自上而下移动3～5遍（图6-61）。

【要领】

1.操作时，术者应配合重心的前后移动。

2.应配合受术者呼吸，吸气时抬起，呼气时下压。

3.力量由轻到重，平稳持续而有节奏。

4.忌用蛮力或暴力。

5.一般从上往下移动。如欲整复胸椎错缝，也可从腰椎起由下往上有节奏地按压并移动，至需要整复的胸椎节段时，双掌分按脊柱两侧顿挫发力整复之。

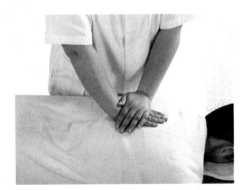

图6-61　叠掌按胸腰椎

（三）搎腰背部

【方法】

术者站于受术者左侧，搎其两侧腰背部，并做与脊柱平行的单向或往返移动，两侧各反复

3～5 遍（图 6-62）。

【要领】

1.擦腰背部通常顺肌纤维走向或经络走向移动，不宜跨越棘突做横向移动。

2.力量均匀，移动缓慢。

3.左右手可互换。

（四）擦腰骶部配合腰骶后伸运动

【方法】

术者站于受术者左侧，左手擦其腰骶部，同时右手托住受术者同侧或对侧股前下部，引导腰骶关节做被动后伸运动，两侧各反复 3～5 次（图 6-63）。

【要领】

1.左右两手配合要协调。

2.后伸的下肢可直腿也可屈膝，以患者腰骶部肌肉放松为宜。

（五）一指禅推背部膀胱经

【方法】

术者站（或坐）于受术者左侧，面向其头部，以右手一指禅推背部膀胱经腧穴，先推对侧再推近侧，并做单向或往返移动 3～5 遍（图 6-64）。

【要领】

1.拇指与受术面垂直，沉肩、垂肘、悬腕。

2.移动时动作变换要自然，操作流畅平稳，紧推慢移，不能跳动。

3.可酌情在重要的背俞穴延长操作时间。

4.本法亦可在两侧胸腰夹脊穴连线操作。

（六）指揉胸腰夹脊穴及膀胱经腧穴

【方法】

术者站于受术者左侧，以两拇指同时揉其腰背部两侧胸腰夹脊穴及膀胱经腧穴，由上而下至骶骨部反复 3～5 遍（图 6-65）。

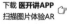

【要领】

1.此法也可叠指按揉单侧的华佗夹脊穴及膀胱经腧穴。

2.拇指吸定，虎口张开，其余手指自然放松，置于腰背部两侧以扶持助力。

3.术者左脚在前，以便操作时配合重心的前后移动。

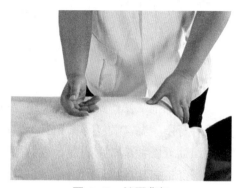

图 6-62　擦腰背部

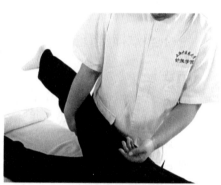

图 6-63　擦腰骶部配合腰骶后伸运动

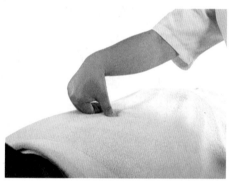

图 6-64　一指禅推背部膀胱经

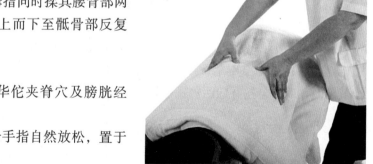

图 6-65　指揉胸腰夹脊穴及膀胱经腧穴

4. 揉动不宜过快，要求平稳而有节奏，两手动作协调，且移动缓慢。

5. 可在重要背俞穴或需要治疗的腧穴延长按揉时间。

（七）指按脊柱中线

【方法】

术者站于受术者左侧，双手拇指重叠置于背部后正中线，自上而下节律性按压胸腰椎棘突，反复3～5遍（图6-66）。

【要领】

1. 垂直于体表施力。

2. 力量由轻到重，平稳而持续，忌粗暴施力。

3. 术者应配合重心的前后移动。

4. 掌指关节以及指骨间关节均应伸直。

5. 按而留之，不宜突然松手，不可滑脱。

6. 操作时宜迎随受术者的呼吸。

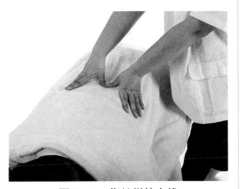

图6-66　指按脊柱中线

（八）膊揉腰背部

【方法】

术者站于受术者左侧，以右前臂上1/3尺侧着力，按揉腰背部竖脊肌，并做从上往下的单向移动（图6-67）。

【要领】

1. 着力面紧贴受术体表，不可滑动。

2. 力量均匀适中，动作平稳而有节奏。

3. 注意避开棘突等骨性突起部。

4. 术后局部可有温热舒适感。

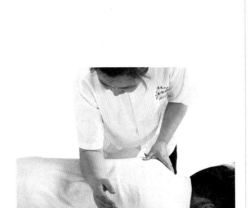

图6-67　膊揉腰背部

（九）指拨胸腰夹脊穴及膀胱经

【方法】

术者站于受术者左侧，以一手拇指指腹着力于受术者腰背部夹脊穴处，另一手掌根尺侧叠按于该拇指上，做垂直于肌纤维的单向或来回拨动，并沿脊柱循序而下，反复2～3遍（图6-68）。同法指拨背部膀胱经。

【要领】

1. 操作时，力量的大小应根据部位及病证性质而定，并以受术者能忍受为度。

2. 拨动的方向应与肌纤维方向垂直。

3. 在第三腰椎横突及条索、结节处可着重施术。

4. 拨动时，不要在皮肤表面有摩擦移动。

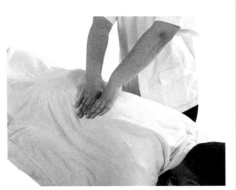

图6-68　指拨胸腰夹脊穴及膀胱经

（十）肘点腰部

【方法】

术者站于受术者左侧，肘关节屈曲，以肘部着力于腰部相应腧穴或压痛点处，逐渐加压，持续 0.5～1 分钟后逐渐放松（图 6-69）。

【要领】

1. 用力着实沉稳，由轻到重，忌用蛮力或突发暴力。
2. 肘点法刺激强烈，点后常继以揉法。
3. 根据治疗部位、病情、病人体质等情况选择使用。

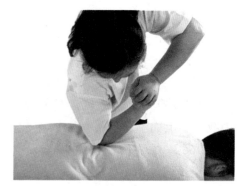

图 6-69　肘点腰部

（十一）肘推腰背部

【方法】

术者站于受术者左侧，屈左肘关节，用左前臂近肘尖部着力于腰背部华佗夹脊穴或膀胱经第一侧线，从上往下单向直线推动 3～5 遍（图 6-70）。

【要领】

1. 着力面紧贴受术体表，并根据受术者耐受程度适当调整肘关节屈曲角度，通过减小或加大着力面，以增加或减轻压力。
2. 力量均匀适中，直线推动，速度缓慢，动作平稳。
3. 术者身体重心应随推动而移动。

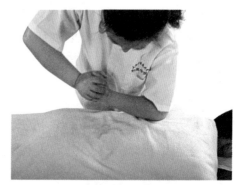

图 6-70　肘推腰背部

（十二）掌推腰背部

【方法】

术者站于受术者左侧前方，右手扶于肩部以固定治疗巾，左手以手掌紧贴腰背部督脉或膀胱经，从上往下直线推动 3～5 遍（图 6-71）。

【要领】

1. 着力面紧贴受术体表，力量均匀适中。
2. 向前推动时速度缓慢，动作平稳，以背部皮肤不起褶皱为宜。
3. 推动应保持直线移动，不可歪斜。

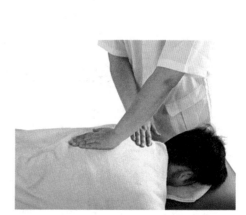

图 6-71　掌推腰背部

（十三）拔伸腰部

【方法】

受术者双手用力抓住床头。术者站于其足后，用双手分别握住受术者两踝关节上部（图 6-72），或用毛巾、治疗巾缚住其双踝（图 6-73），使其小腿抬离床面约 20cm，然后两臂伸直，身体稍后仰，逐渐用力向后牵拉，持续 1～2 分钟，再逐渐放松。

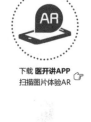

【要领】

1. 操作时术者应顺势向后倾斜上身，两臂伸直。

2. 用力平稳而柔和、均匀而持续，不可用突发性的猛力牵拉。

3. 应根据不同的病情，适当控制拔伸力量和方向。

4. 术者呼吸自然，不可屏气。

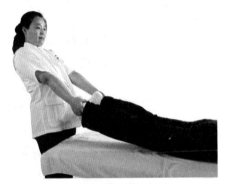
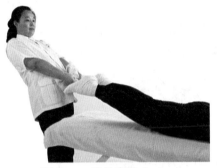

图 6-72　拔伸腰部（1）　　图 6-73　拔伸腰部（2）

（十四）后伸摇腰

【方法】

术者站于受术者左侧，左掌按压受术者腰骶部，右前臂托起受术者两大腿远端并将其下肢后伸，做幅度由小到大的双向环旋摇动（图6-74）。

【要领】

1. 按压腰部的手可根据具体情况施加压力，以决定腰部被动摇转的幅度。

2. 摇转的幅度由小渐大，速度宜慢。

3. 操作结束后多连接下法"后伸扳腰"。

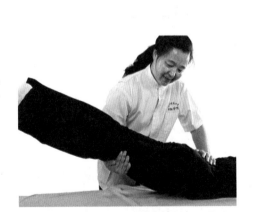

图 6-74　后伸摇腰

（十五）后伸扳腰

【方法】

接上法做后伸摇腰法，摇至最高点后，双手协调做相反方向的顿挫发力，完成腰椎后伸扳法（图6-75）。

【要领】

1. 双手协调操作，不用蛮力、暴力。

2. 扳动前的后伸幅度因人而异，不要过度后伸。

3. 年老体弱、骨质疏松的患者慎用或禁用本法。

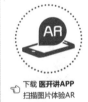

图 6-75　后伸扳腰

（十六）纵擦腰部

【方法】

术者站于受术者左侧，以小鱼际或全掌着力于腰部督脉、华佗夹脊穴或膀胱经，做上下直线往返摩擦运动，以透热为度（图6-76）。

【要领】

1. 着力部位应紧贴受术体表，左右手均可操作，压力均匀适中。

2. 必须直线往返，且路线尽可能拉长，动作平稳连续。

3. 如直接接触皮肤，应配合使用少许介质，可减少摩擦以保护皮肤，同时提高手法疗效。

4. 术者应呼吸自然，不可屏气。

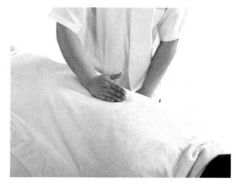

图6-76　纵擦腰部

（十七）横擦腰部

【方法】

术者站于受术者左侧，以一手小鱼际或全掌着力于腰部命门或八髎等部位，做与腰椎垂直方向的快速往返摩擦运动，并可在腰、骶部之间略做上下移动，以透热为度（图6-77）。

【要领】

同"纵擦腰部"。

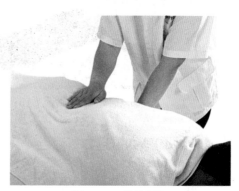

图6-77　横擦腰部

（十八）分推腰背部

【方法】

术者站于受术者左侧，以两手掌根或鱼际着力于腰背部脊柱两侧，自内向外分推至腋中线，并自上向下单向移动，反复3～5遍（图6-78）。

【要领】

1. 着力部位应紧贴受术体表，两手用力均匀。

2. 分推脊柱两侧时力量稍重，推至腰背外侧时力量逐渐减轻。

3. 术者可配合身体重心前后移动，动作协调流畅，移动缓慢。

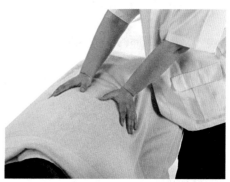

图6-78　分推腰背部

（十九）搓腰背部

【方法】

术者站于受术者左侧，双手掌夹住其腰背部，左右搓动并做上下移动（图6-79）。

【要领】

1. 双手虎口张开，掌指关节、指骨间关节均伸直，紧贴腰部，但不宜夹得过紧。

2. 双手用力要对称均匀，动作灵活连贯。

3. 术者呼吸自然，不可屏气。

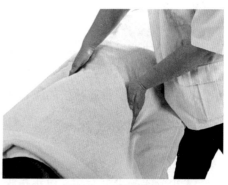

图6-79　搓腰背部

（二十）捏脊

【方法】

术者站于受术者左侧，双手以三指或二指捏脊法，从尾骨上方开始边捏边提捻皮肤，向上推移至大椎穴止，反复3～5遍（图6-80、图6-81）。

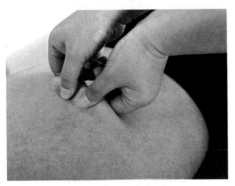
图6-80 捏脊（1）

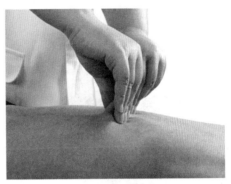
图6-81 捏脊（2）

下载 医开讲APP
扫描二维码体验AR

【要领】

1. 应以指腹操作，不可用指端抓抠。

2. 捏提肌肤松紧要适宜，不可拧转。

3. 腕关节放松，动作轻巧灵活、连贯而有节奏。

4. 从下往上每操作1次，可配合示、中、环三指自上而下抹督脉及华佗夹脊穴数遍，以缓和刺激。

【按语】

两种不同的捏脊法请参考第五章"捏脊法"。

（二十一）掌拍腰背部

【方法】

术者站于受术者左侧，两手以虚掌交替拍打其背部两侧膀胱经，并做上下单向或往返移动（图6-82）。

【要领】

1. 腕关节放松，力量均匀，动作平稳而有节奏。

2. 整个手掌同时接触受术部位。

3. 可拍打出不同的节奏。

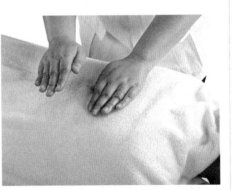
图6-82 掌拍腰背部

下载 医开讲APP
扫描图片体验AR

（二十二）拳心击督脉

【方法】

术者站于受术者左侧，右手握空拳，以拳心平稳地叩击胸椎及腰椎部，并自上而下单向移动3～5遍（图6-83）。

【要领】

1. 手握空拳，拳心手指平整，叩击时拳心应同时接触受术部位。

2. 腕关节略放松，但不可主动屈伸，运用前臂力量叩击。

3. 多单手操作，也可双手操作。

（二十三）叩击腰背部

【方法】

术者站于受术者左侧，双手握空拳，以拳尺侧（拳眼）平稳而有节奏地叩击腰背两侧（图6-84）。

【要领】

1. 一般双手操作，动作协调而有节奏。

2. 上下幅度宜小，频率稍快。

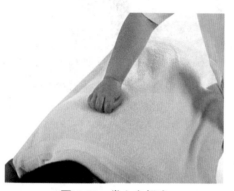

图 6-83　拳心击督脉

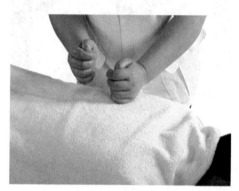

图 6-84　叩击腰背部

二、腰背部侧卧位推拿操作

（一）斜扳腰椎

【方法】

受术者取右侧卧位，右腿自然伸直，左腿屈髋屈膝。术者面对受术者而立，左手掌按住其肩前部，右手用肘部（或手掌）按住其臀部，而后双手协同用力，做腰椎斜扳法（图4-123）。同法操作对侧。

【要领】

1. 按住受术者肩前部之手，用力不宜过大，以免引起疼痛。

2. 术者应借助身体重心，不可仅用上肢力量。

3. 应顺应关节的生理活动范围，不能超出关节的生理活动范围。

4. 突发性扳动前可反复小幅度侧旋脊柱数次，以放松受术者紧张的情绪及脊柱周围软组织。

5. 突发性扳动动作应干脆利落、发力快、时机准。

6. 不能强求关节弹响声，力量适宜，忌用暴力。

7. 年老体弱、骨质疏松者慎用或禁用本法。

8. 两侧均应熟练操作。

（二）定位斜扳腰椎

【方法】

受术者取右侧卧位，术者面对受术者而站，右手拇指置于错位节段的两个腰椎棘突之间，左手将其上半身向前屈曲（弯腰）至相应位置；再以右手将其右下肢伸直后向前搬动（屈髋）至相应位置，并将其左下肢尽量屈膝屈髋；然后做腰椎定位斜扳法（图4-125）。

【要领】

1.受术者侧卧时应尽量靠后，以免影响之后的弯腰屈髋准备动作。

2.最后发力推动旋转受术者上身时，不可使其上身伸直。

3.顺应关节的生理活动范围，不能超出或违反关节的生理活动范围。

4.突发性扳动动作应干脆利落、发力快、时机准；力量适宜，忌用暴力。

5.如果听到两声以上关节弹响声，说明没有精确定位；但不能强求关节弹响声。

6.年老体弱、骨质疏松者慎用或禁用本法。

7.两侧均应熟练操作。

三、腰背部仰卧位推拿操作

（一）双屈膝屈髋摇腰法

【方法】

受术者双下肢屈膝屈髋，两踝交叉重叠。术者右侧立位，以左手轻按于其两小腿上端前部，同时以右手按住右踝背部（或抓握两踝），两手配合协调，顺时针或逆时针方向运转其两下肢，并带动其腰部做小幅度旋转运动3～5次（图6-85）。

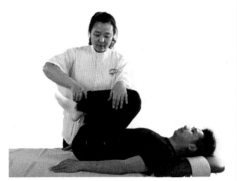

图6-85　双屈膝屈髋摇腰法

【要领】

1.摇转幅度由小到大，且控制在关节正常生理活动范围或受术者能忍受的范围内。

2.动作应平稳缓和，速度宜慢。

3.忌用蛮力或暴力。

（二）屈腰法

【方法】

接上法，术者以左手轻按于受术者两小腿上端前部，右手则托其骶骨部，两手一按一抬，使其腰骶部产生屈曲动作，重复5～6次（图4-115）。

【要领】

1.动作幅度由小到大，且控制在关节正常活动范围或受术者能忍受的范围内。

2.两手配合协调，动作轻巧柔和。

3.忌用蛮力或暴力。

第四节　胸腹部推拿操作

胸腹部推拿操作具有宽胸理气、降逆平喘、健脾和胃、温中散寒、消食导滞、温经止痛、调整阴阳、扶正祛邪等功效。常用于治疗咽喉肿痛、咳喘、胸闷、心悸等呼吸系统、心血管系统病证；腹痛、消化不良、食欲不振、脘腹痞满、恶心呕吐、便秘、泄泻等消化系统病证；痛经、月经不调、经闭、遗精、阳痿、早泄等生殖系统病证；产后缺乳、胸胁胀痛等病证。

一、胸部推拿操作

（一）中指揉天突穴

【方法】

术者站于受术者右侧，腕关节微屈，右手中指微屈，以中指指端着力于胸骨上窝中央的天突穴揉1~2分钟（图6-86）。

【要领】

1.中指指骨间关节微屈，不要垂直下压刺激气管、食管，也应避免指甲掐抠皮肤。

2.可将示指叠于中指之上，有助于加力和保护中指。

3.揉动时幅度宜小，频率宜慢。

4.用力轻巧均匀。

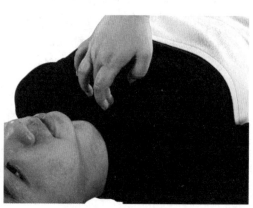

图 6-86　中指揉天突穴

（二）指揉并分推云门穴

【方法】

术者站于受术者右侧，以双手拇指指腹着力按揉两侧云门穴1~2分钟，然后以双手拇指指腹从胸锁关节下方沿锁骨下缘分推至三角胸肌间沟凹陷处（图6-87）。如此反复数次。

【要领】

1.操作分推法时应注意借助身体重心进行前后移动。

2.两手动作协调，力量均匀，动作连贯，平稳而有节奏。

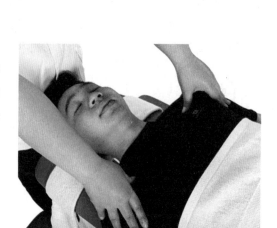

图 6-87　指揉并分推云门穴

下载 医开讲APP ☞
扫描图片体验AR

（三）横擦上胸部

【方法】

术者站于受术者右侧，左手扶其右肩，右手五指并拢，以掌面横擦上胸部（图6-88）。

【要领】

1.擦法来回移动路线尽可能拉长，速度稍快。

2.注意避开受术者乳房部。

3.拇指内收，以免戳及受术者颈部。

（四）指揉膻中穴

【方法】

术者站或坐于受术者右侧，用中指指腹吸定于膻中穴，按揉1～2分钟（图6-89）。

【要领】

1. 膻中穴禁用暴力按压。

2. 指揉时用力要均匀，动作缓慢。

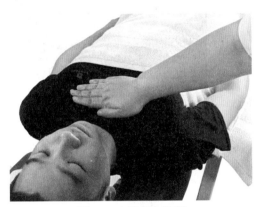
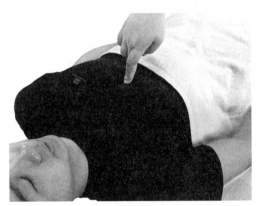

下载 **医开讲APP**
扫描图片体验AR

图 6-88　横擦上胸部 　　　　　　图 6-89　指揉膻中穴

（五）一指禅偏锋推胸部任脉

【方法】

术者坐于受术者右侧，以一指禅偏锋推法从天突沿任脉操作至鸠尾，单向或往返操作3～5遍（图6-90）。

【要领】

1. 右手操作，拇指吸定，紧推慢移。

2. 其余手指不要碰到胸部其他部位。

3. 动作要轻快、平稳而有节奏。

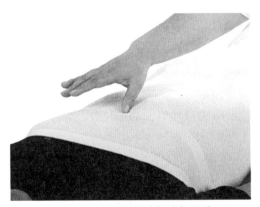

下载 **医开讲APP**
扫描图片体验AR

图 6-90　一指禅偏锋推胸部任脉

（六）分推胸部

【方法】

术者站于受术者右侧，以两拇指指腹或鱼际部着力，自上而下分推胸部，可反复5～6遍（图6-91）。

【要领】

1. 术者两足一前一后面向受术者面部站立，用以调节身体重心以前后运动。

2. 操作时用力适度，动作连贯，衔接流畅。

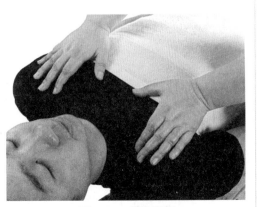

下载 **医开讲APP**
扫描图片体验AR

图 6-91　分推胸部

（七）搓摩胁肋部

【方法】

术者站于受术者右侧，以两掌贴附于受术者两胁肋部，做交替搓摩动作，并可上下往返移动3～5遍（图6-92）。

【要领】

1. 双手用力对称均匀，不宜将胁肋部夹得太紧。

2. 搓摩动作稍快，但上下移动宜缓慢。

3. 术者腕关节放松，动作灵活、连贯。

4. 术者呼吸自然，不可屏气。

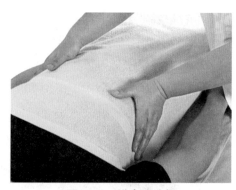

图 6-92　搓摩胁肋部

二、腹部推拿操作

（一）掌摩腹部

【方法】

术者坐（或站）于受术者右侧，一手掌贴于腹部，做顺时针或逆时针方向的环形摩动3～5分钟（图6-93）。

【要领】

1. 指面和掌面要紧贴受术者体表。

2. 操作时，肘关节有屈伸运动。

3. 腕关节放松，指掌关节自然伸直，腕部运动先于掌指运动。

4. 力量均匀，动作轻柔，富有节奏感。

5. 不可带动皮下组织。

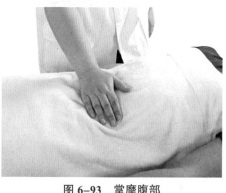

图 6-93　掌摩腹部

（二）一指禅推腹部任脉

【方法】

术者坐于受术者右侧，以一指禅推法沿任脉循行部位，从鸠尾经中脘、神阙、气海，推至关元，自上而下单向或往返操作3～5遍（图6-94）。

【要领】

1. 术者沉肩、垂肘、悬腕。

2. 拇指吸定，力量不宜过大。

3. 腕关节放松，动作轻柔有节奏。

4. 紧推慢移。

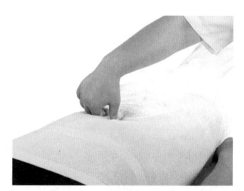

图 6-94　一指禅推腹部任脉

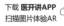

（三）掌（指）按腹部

【方法】

术者坐（或站）于受术者右侧，以右掌（或示、中、环三指指腹）由下往上依次按压腹部关元、神阙、中脘等穴各 3～5 次（图 6-95）。

【要领】

1. 用力由轻到重，平稳而持续，忌突然用力。

2. 术者应配合身体重心的前后移动。

3. 操作时宜迎随受术者呼吸。

（四）掌揉腹部

【方法】

术者坐（或站）于受术者右侧，以全掌吸定于腹部，做逆时针（或顺时针）揉动，并沿腹部做顺时针移动，持续 3～5 分钟（图 6-96）。

【要领】

1. 腕关节放松。

2. 逆时针揉动和顺时针移动，形成螺旋形的运动轨迹。

3. 可在中脘、神阙、气海、关元等穴处做吸定操作。

4. 要带动皮下组织运动。

5. 揉动动作均匀、持续、协调而有节奏，以透热为佳。

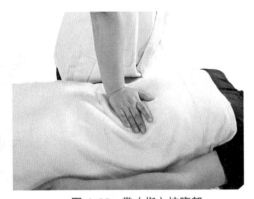
图 6-95　掌（指）按腹部

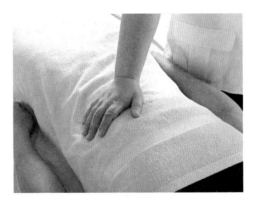
图 6-96　掌揉腹部

（五）拿腹部两侧

【方法】

术者站于受术者右侧，双手虎口相对，同置于腹部一侧，做轻重交替而连续的一紧一松的捏提和拿揉动作，可上下往返小幅移动（图 6-97）。同法操作对侧。

【要领】

1. 腕关节须放松，动作灵活而柔和，连贯而有节奏。

2. 力量由轻到重，不可突然用力或使用暴力。

3. 不可用指端、爪甲内抠。

（六）掌推腹部

【方法】

术者站于受术者右侧，以左掌贴附于受术者腹部，从鸠尾经中脘、神阙、气海至关元，做单向的直线推动 3～5 遍（图 6-98）。

【要领】

1. 向下掌推腹部时指尖不要推到耻骨。

2. 推动压力可稍大，推动过程中力量应均匀、深沉，动作平稳。

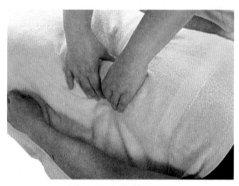

图 6-97　拿腹部两侧

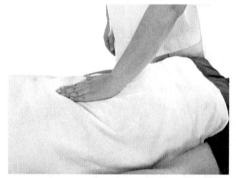

图 6-98　掌推腹部

（七）掌振中脘

【方法】

术者站（或坐）于受术者右侧，以手掌置于中脘处，做频率较高的快速震颤，持续 1～3 分钟（图 6-99）。

【要领】

1. 手掌贴附于受术体表，但不可用力向下按压。

2. 动作连贯持续，以有热感向腹内渗透为佳。

3. 术者呼吸自然，不可屏气。

4. 同样方法可以用于神阙、丹田等处。

（八）分推腹部

【方法】

术者站于受术者右侧，以双手鱼际自胸骨剑突下方，沿肋弓下缘分推腹部，并自上而下小幅移动（图 6-100）。

图 6-99　掌振中脘

【要领】

1. 两手动作协调，力量均匀，平稳而有节奏。

2. 两足一前一后站立，以下肢蹬地的反作用力带动身体重心前后运动。

（九）掌擦少腹部

【方法】

术者站于受术者右侧，面向其下肢，以两手掌置于受术者两侧少腹部，沿腹股沟走向斜擦少腹部，以透热为度（图 6-101）。

【要领】

1. 着力部位要紧贴皮肤，动作连贯、平稳而有节奏。

2. 压力均匀适中，不可太大。

3. 操作时可使用适量介质，提高手法效应。

4. 术者呼吸自然，切忌屏气。

5. 本法亦可自我按摩。

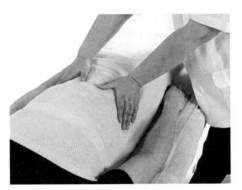

图 6-100　分推腹部

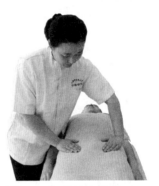

图 6-101　掌擦少腹部

下载 医开讲APP
扫描图片体验AR

第五节　肩与上肢部推拿操作

肩与上肢部推拿操作具有舒筋通络、祛风散寒、行气止痛、活血祛瘀、滑利关节、松解粘连等功效。主要用于肩、肘、腕、指部疼痛、肿胀、麻木、无力，以及肩、肘、腕、指各关节功能障碍的治疗和康复，如冈上肌肌腱炎、肩峰下滑囊炎、网球肘、偏瘫之上肢功能障碍等。也常用于肩与上肢部的保健按摩。

一、肩与上肢部坐位推拿操作

（一）指揉合谷、手三里、曲池

【方法】

术者站于受术者右前方，右手握住受术者右手，左手拇指按揉合谷穴（图 6-102）。再以右手握住其右腕，以左手拇指按揉手三里、曲池穴（图 6-103）。

【要领】

1. 取穴应准确。

2. 着力点吸定，揉动幅度稍大，频率稍慢。

3. 力量适中、沉稳而有节奏。

4. 以产生酸胀等得气感为佳。

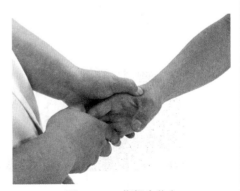

图 6-102　指揉合谷穴

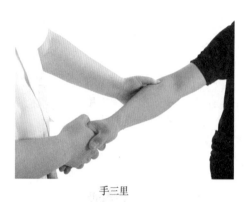
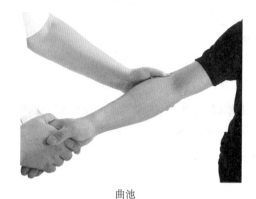

手三里　　　　　　　　　　　　　　　　曲池

图 6-103　指揉手三里、曲池穴

（二）一指禅推肩髃至肩髎

【方法】

术者站于受术者左侧前方，右腿屈膝置于低凳上，受术者左上肢伸直放于术者大腿上。以右手一指禅推肩髃至肩髎，并往返移动操作 3～5 分钟（图 6-104）。

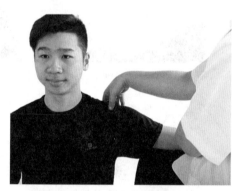

【要领】

1. 受术者放在术者大腿上的手，需置于术者右髂前上棘外方。

2. 拇指与受术面垂直，其余四指扶持肩部。

3. 拇指吸定，紧推慢移。

图 6-104　一指禅推肩髃至肩髎

（三）㨰肩与上肢部

【方法】

术者和受术者准备姿势同上。术者以左手㨰三角肌内侧束、外侧束以及肱二头肌，直至前臂前面（图 6-105）。继而术者站于受术者左侧，左腿搁于低凳上，将受术者左上肢放于大腿上。以右手㨰三角肌外侧束、后侧束、肱三头肌以及前臂外侧的伸肌群（图 6-106）。

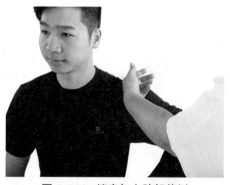

图 6-105　㨰肩与上肢部前侧

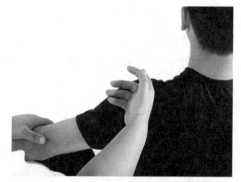

图 6-106　㨰肩与上肢部后侧

【要领】

1. 顺肌纤维走向做单向或往返操作。

2. 应注意避开锁骨、肩峰等骨性突起部，以免造成疼痛。

3. 可同时引导受术者做肩关节小幅度旋前、旋后被动运动。

（四）擦肩部配合肩关节被动运动

【方法】

1. 擦肩部配合肩关节前屈位内收 术者站于受术者左侧，左手扶其屈曲的肘部，以右手擦其肩部，同时左手引导受术者做肩关节前屈位内收的被动运动（图 6-107）。

2. 擦肩部配合肩关节前屈上举 术者站于受术者左侧，左手从其腋下绕至肩上呈勾肩状，以右手擦其肩后部，同时左手配合做肩关节前屈位上举的被动运动（图 6-108）。

3. 擦肩部配合肩关节外展上举 术者站于受术者左侧前方，将受术者左上肢外展并屈肘下垂，右手从受术者腋下绕至肩后上方呈勾肩状，以左手擦其肩前部，同时以右手配合做肩关节外展上举的被动运动（图 6-109）。

4. 擦肩部配合肩关节后弯内收 术者站于受术者左侧后方，右手握其左腕部，左手擦其肩后部，同时右手引导受术者上肢在后弯（即肩关节后伸并屈肘）位置做内收的被动运动（图 6-110）。

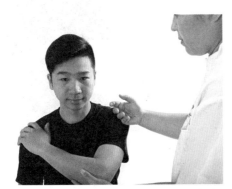
图 6-107 擦肩部配合肩关节前屈位内收

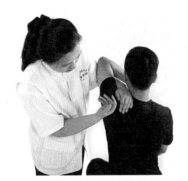
图 6-108 擦肩部配合肩关节前屈上举

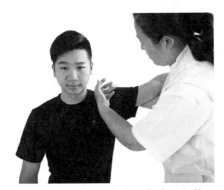
图 6-109 擦肩部配合肩关节外展上举

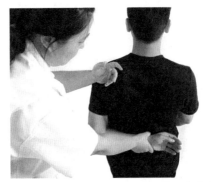
图 6-110 擦肩部配合肩关节后弯内收

【要领】

1. 被动运动幅度应由小渐大，速度宜慢，并控制在受术者生理活动范围内，或以受术者能忍受为度。

2. 两手配合协调，边擦边引导受术者肩关节做各方向的被动运动，并在被动运动至限制位时增加擦法的力量。

3. 在被动前屈上举和外展上举时，受术者肘关节屈曲，前臂自然下垂，上臂搭于术者前臂，而不要搭在术者肩上。

（五）指揉肩部

【方法】

术者站于受术者左侧，左手托住受术者肘部，用右手拇指揉其肩前部腧穴或压痛点（图 6-111）；然后换右手托住其肘弯部，用左手拇指按揉其肩后部腧穴或压痛点（图 6-112）。

【要领】

1. 着力点吸定，带动皮下组织，不可有摩擦。

2. 操作时可配合肩关节小幅度的被动运动。

3. 揉动幅度宜小，频率不宜过快。

4. 动作持久、均匀而有节奏。

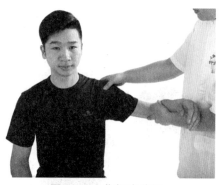 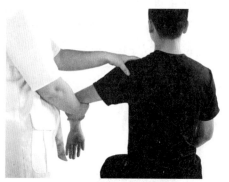

图 6-111　指揉肩前部　　　　　　　　　　图 6-112　指揉肩后部

（六）拿上肢肌群

【方法】

术者站于受术者左后方，左腿置于低凳上，将受术者左上肢放于术者大腿上，以双手拿其三角肌，并缓缓向上臂、前臂伸肌群移动（图 6-113）。然后术者站于受术者左侧，一手托肘部，另一手拿其肱二头肌、肱三头肌及前臂肌群。以左手托其肘部，右手拿三角肌后侧束、肱三头肌（图 6-114），最后左手下移握住其腕部，右手拿前臂屈肌群。

【要领】

1. 拿法操作，不可有抓抠动作。

2. 腕关节放松，动作连贯而有节奏，移动宜慢。

3. 拿起后不可突然放松，用力宜持续而柔和。

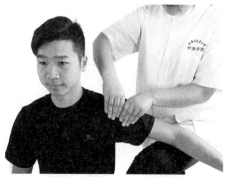 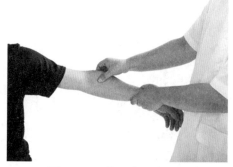

图 6-113　双手拿上肢肌群　　　　　　　　图 6-114　单手拿上肢肌群

（七）揉拨前臂

【方法】

受术者肘关节屈曲约120°。术者站于受术者左侧，左手握其左腕部，以右手拇指指腹着力于受术者前臂外侧，其余四指扶持于其前臂后面，揉拨前臂伸肌群，并从上到下单向移动，重复2～3遍（图6-115）。

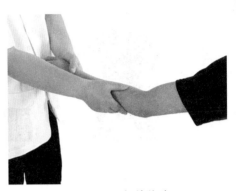

图6-115 揉拨前臂

【要领】

1. 拨动的方向应与前臂纵轴垂直。

2. 用力以受术者能忍受为度，以产生酸胀等得气感为佳。

3. 操作时，指下应有弹动感，不要在皮肤表面摩擦移动。

（八）摇肩关节

【方法】

1. **托肘摇肩** 术者站于受术者左侧，右手扶住受术者肩上部，左手托其肘部，并使其前臂自然搭于术者的前臂部，然后做缓慢的顺时针及逆时针方向的回旋摇动（图6-116）。

2. **握肘摇肩** 术者站于受术者侧后方，右手扶其左肩上部，左手握其肘部，然后由低到高做肩关节的回旋摇动（图6-117）。

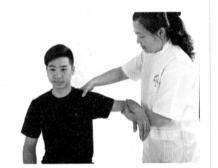

图6-116 托肘摇肩

3. **握手摇肩** 术者站于受术者左侧，右手扶住其肩上部，左手握住其腕部，做顺时针和逆时针方向的回旋摇动（图6-118）。

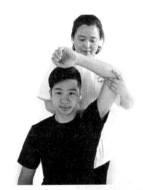

图6-117 握肘摇肩

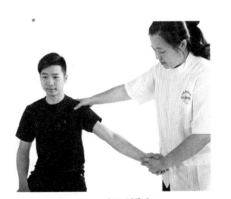

图6-118 握手摇肩

4. **大幅度摇肩** 受术者上肢放松下垂。术者以丁字步站于受术者体侧，两手夹住受术者的腕部，然后慢慢地将其上肢向上向前托起（图6-119a），位于下方的手逐渐翻掌，当前上举至最高点时，一手虎口向下握住其腕部（图6-119b），另一手以虎口部从腕部沿上肢轻抹至肩上部（图6-119c），随即虎口转180°；一手继续引导受术者手臂环转向下，同时一手虎口继续轻抹上肢至腕部（图6-119d）。如此周而复始。摇转若干遍后，以同法做反方向的回旋摇动。

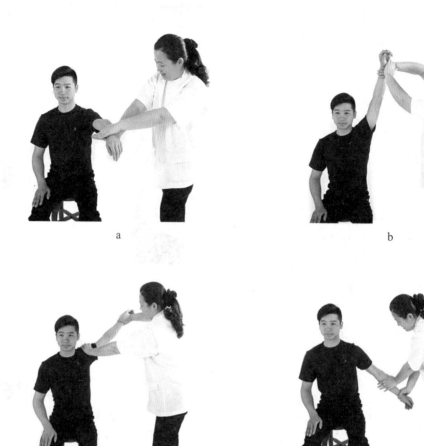

a b c d

图 6-119　大幅度摇肩

【要领】

1.摇转的幅度应由小到大，因势利导，并限制在关节生理活动范围之内，或在受术者能忍受的范围内进行。

2.摇转的速度宜缓慢，动作平稳连贯。

3.根据情况选用恰当的肩关节摇法。

4.术者重心的前后移动与手部动作配合协调，不要弯腰操作。

（九）摇肘关节

【方法】

术者站于受术者左侧前方，右掌托住受术者肘后部，左手轻捏其腕部，将肘关节做双向回旋摇动各3～5圈（图6-120）。

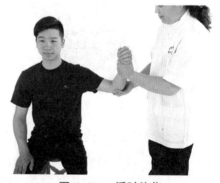

【要领】

1.摇转幅度由小到大，并控制在生理活动范围内，或以受术者能忍受为度。

2.动作平稳缓慢，不可粗暴用力。

图 6-120　摇肘关节

（十）搓肩与上肢

【方法】

受术者上肢自然下垂。术者站于受术者左侧，用双手相对用力夹住其肩部，两手交替做环形搓揉动作。继而双手掌顺势向下夹住上臂部，一前一后交替搓动，同时向下移动至前臂、腕部，再由腕部向上搓至腋下，如此往返3～5遍（图6-121）。

【要领】

1. 紧搓慢移，即搓动的速度快，沿肢体纵轴上下移动的速度慢。

2. 手掌接触面要大，动作轻巧灵活，不可将上肢夹得太紧。

3. 搓上肢时两手掌与受术者上肢垂直。

4. 术者呼吸自然，不可屏气。

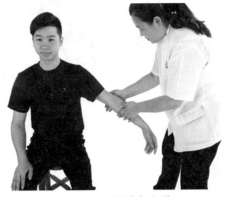

图 6-121　搓肩与上肢

（十一）抖上肢

【方法】

受术者上肢放松，自然下垂。术者站于受术者左侧，用双手握其腕部，将其上肢慢慢地向外侧抬起约60°，然后稍用力做连续、小幅度、频率较高的上下抖动（图6-122）。

【要领】

1. 可将受术者的上肢略旋前，使其肘部保持伸直状态。

2. 抖动幅度宜小，频率宜快，动作连续。

3. 术者呼吸自然，不可屏气。

4. 习惯性肩关节脱位者禁用本法。

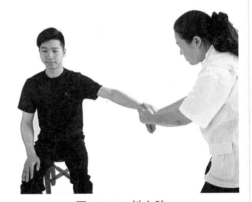

图 6-122　抖上肢

下载 医开讲APP
扫描图片体验AR

（十二）摇腕关节

【方法】

术者站于受术者左侧前方，一手握住受术者腕关节的上端，另一手握住其手掌部，先略做拔伸，然后在保持一定牵拉力的状态下使腕关节做顺时针或逆时针方向的回旋摇动（图6-123）；或术者五指分开，与受术者五指相扣，将其腕关节做双向回旋摇动（图6-124）。

【要领】

同"摇肘关节"。

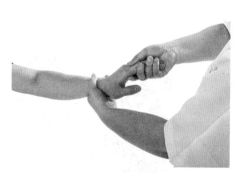
图 6-123　摇腕关节（1）

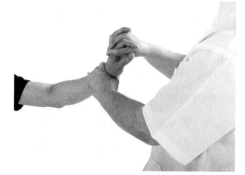
图 6-124　摇腕关节（2）

（十三）劈指缝

【方法】

术者站于受术者左侧前方，一手握住受术者腕部，令其五指指端向上，张开五指，术者另一手以掌侧击法逐个劈击指缝（图 6-125）。

【要领】

1. 术者四指并拢，掌指关节、指骨间关节伸直，以手掌尺侧或小指尺侧为着力点。

2. 依次有节奏地劈击各指缝。

【按语】

劈指缝是内功推拿流派的常规操作法之一。

（十四）分推手掌

【方法】

受术者掌心向上。术者站于受术者左前方，两小指、环指张开，分别插入受术者虎口和小指、环指指缝间，将其掌面绷紧，用两拇指沿其鱼际和小鱼际做"八"字形分推掌心（图 6-126）。

【要领】

1. 不可将受术者拇指、小指掌指关节过度背伸，以免引起不适。

2. 两手用力沉稳均匀，动作柔和协调。

3. 不要横刮掌心。

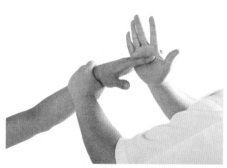
图 6-125　劈指缝

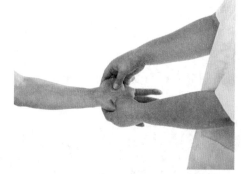
图 6-126　分推手掌

（十五）点按劳宫

【方法】

术者掌心向上。术者站于受术者左前方，两小指、环指张开，分别插入受术者虎口和小指、环指指缝间，将其掌面绷紧，用一拇指端点按劳宫穴3～5次（图6-127）。

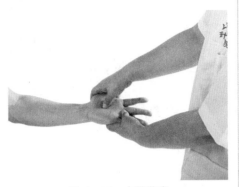

图6-127　点按劳宫

【要领】

1. 受术者拇指、小指掌指关节适度背伸。

2. 拇指点按适度用力，以酸胀为度。

（十六）分推手背

【方法】

受术者掌心向下。术者用双手鱼际分推其手背部（图6-128）。

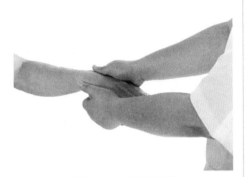

图6-128　分推手背

【要领】

1. 压力适中，两手用力均匀，动作沉稳协调。

2. 整个手背由近及远可分推2～3次，并反复数遍。

（十七）捻手指

【方法】

术者用拇指与示指指腹相对用力，依次捻搓其五指侧面或上下面（图6-129）。

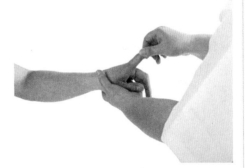

下载 医开讲APP
扫描图片体验AR

【要领】

1. 外伤致手指局部肿胀者禁用本法。

2. 紧捻慢移，即搓捻动作宜快，而移动要慢。

3. 腕关节放松，动作轻快柔和、持续连贯。

4. 指关节急性损伤24小时内不宜使用本法。

图6-129　捻手指

（十八）勒手指

【方法】

术者用屈曲的示指与中指第二节侧面成钳状夹住受术者手指根部上下面，向指尖方向平稳移动，至指甲部位时，做急速的滑拉动作。拇指至小指逐一操作（图6-130）。

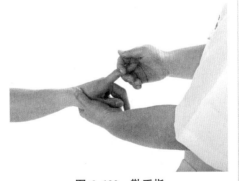

下载 医开讲APP
扫描图片体验AR

【要领】

1. 也可用中指与环指的侧面夹住受术者手指操作。

2. 不宜将受术者手指夹持过紧。

3. 滑拉动作宜轻快灵活。

图6-130　勒手指

4. 在最后的滑拉动作前可将受术者手指末节屈曲，有助于滑拉时发出弹响声。

5. 指关节急性损伤 24 小时内不宜使用本法。

二、肩与上肢部俯卧位推拿操作

（一）擦肩后部和上肢后部

【方法】

受术者左上肢平放于体侧。术者站于受术者左侧，以左手或右手擦其冈上窝、冈下窝、三角肌后侧束，并沿肱三头肌、前臂伸肌群、掌背至手指，操作 3～5 分钟（图 6-131）。

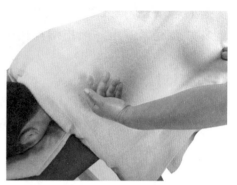

图 6-131　擦肩后部和上肢后部

【要领】

1. 受术者掌心向下。

2. 顺肌纤维走向做单向或往返移动，力量由小到大，不可使用蛮力。

3. 避开肩胛冈、肘尖等骨性突起部。

4. 擦掌背、手指时宜用小鱼际着力。

（二）擦肩后部配合被动运动

【方法】

术者以左手托住受术者肘部，将其左上肢外展，术者站于其躯干与上肢之间，用右手擦其左侧肩后部，同时配合肩关节外展的被动运动（图 6-132）；然后以右手握其腕部，使其上肢后伸位内收并屈肘置于腰背部，左手擦其左侧肩后部，右手配合做内收被动运动。各反复操作 2～3 次。

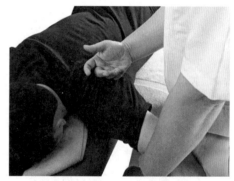

图 6-132　擦肩后部配合肩外展运动

【要领】

1. 在做肩外展被动运动时，可将受术者上肢靠于术者下肢外侧，利用身体重心的左右移动，引导其肩关节做被动外展或外展上举。

2. 做后弯内收被动运动时，不宜将受术者肘部或腕部握持太紧，同时受术者掌背部应贴于其背部。

3. 一般在各方向的被动运动到限制位时，需加重擦法的力度。

4. 被动运动幅度应由小渐大，并在关节生理活动范围内，或以受术者能忍受为度。

（三）指压冈上窝

【方法】

术者立于受术者前方，用两拇指指腹着力，沿受术者肩胛冈上缘由内向外按压至巨骨穴，反复 3～5 遍（图 6-133）。

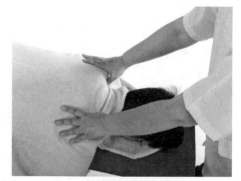

图 6-133　指压冈上窝

【要领】

1. 要求能借助身体重心，并配合呼吸。

2. 力量由轻到重平稳加压，再逐渐减压，可通过伸肘、上身前倾等姿势调整来增加压力。

3. 两手动作一致，用力均匀，不可冲击式用力。

4. 不要直接压在肩胛冈上，巨骨穴附近不宜按压过重。

（四）一指禅推巨骨

【方法】

术者立于受术者前方，用右手拇指一指禅推左侧巨骨穴 1～2 分钟（图 6-134）。

【要领】

1. 取穴要准确。

2. 用力均匀，动作柔和、持续而有节奏。

3. 本法也可坐位操作。

（五）分推肩背部

【方法】

术者立于受术者前方，用双手拇指指腹呈倒"八"字形分推肩胛骨脊柱缘、肩胛冈上缘（图 6-135）。

【要领】

1. 两足一前一后站立，利用下肢的力量，使身体重心前后移动。

2. 两手用力均匀，动作协调平稳。

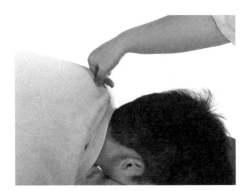
图 6-134　一指禅推巨骨

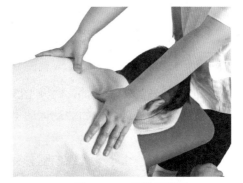
图 6-135　分推肩背部

三、肩与上肢部侧卧位推拿操作

（一）㨰肩外侧及上肢外侧

【方法】

受术者取右侧卧位，上肢平放于体侧。术者面对受术者站立，㨰其肩外侧、上臂、前臂外侧（图 6-136）。

【要领】

1. 受术者掌心向下。

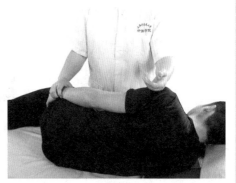
图 6-136　㨰肩外侧及上肢外侧

2.顺肌纤维走向做单向或往返移动。

（二）擦肩外侧配合上举被动运动

【方法】

受术者取右侧卧位。术者面对受术者站立，左手握其左上臂，右手擦其三角肌后侧束及肩胛骨外侧缘，同时配合肩关节前屈上举被动运动（图6-137）。

【要领】

1.两手配合协调，边擦边将受术者肩关节前屈上举。

2.被动运动幅度应由小到大，并在受术者生理活动范围内，或以受术者能忍受为度。

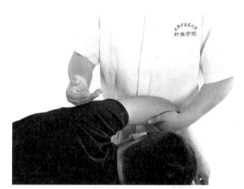

图 6-137　擦肩外侧配合上举被动运动

四、肩与上肢部仰卧位推拿操作

（一）擦肩前部和上肢前部

【方法】

受术者左肩关节略外展，掌心向上。术者站于受术者左侧，右手擦其肩前部、上臂及前臂的前面（图6-138）。

【要领】

1.顺肌纤维走向做单向或往返移动。

2.避免碰及锁骨等骨性突起部，以免造成疼痛。

3.肱二头肌部手法宜轻，前臂前面可略重。

（二）擦肩前部配合被动运动

【方法】

术者以右手托住受术者肘部，将其上肢外展，术者站于其躯干与上肢之间，用左手擦其肩前部，同时配合肩关节外展内收的被动运动（图6-139）。

【要领】

1.被动运动幅度应由小渐大，控制在关节生理活动范围内，或以受术者能忍受为度。

2.腋窝等敏感部位不宜推拿操作。

3.本法也可站在受术者肩外侧位，以右手擦其肩前部，同时配合肩外展上举的被动运动。

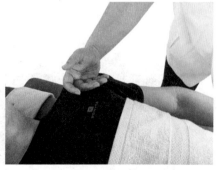
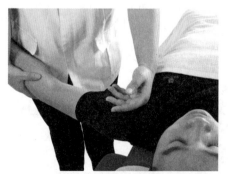

图 6-138　擦肩前部和上肢前部　　　　　图 6-139　擦肩前部配合被动运动

（三）掌揉肩前部

【方法】

术者站于受术者左侧，左手扶持受术者腕部，将其肘关节屈曲90°；以右手掌根着力于受术者肩前部，以逆时针方向按揉肩前部1～2分钟（图6-140）。

【要领】

1.掌根向内置于三角胸肌间沟凹陷处，手掌包住整个肩前部，不可着力于肱骨头部。

2.腕关节放松，动作缓慢均匀、平稳而有节奏。

3.能借助身体重心施术。

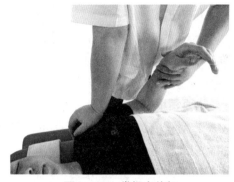

图6-140　掌揉肩前部

（四）托揉肱三头肌

【方法】

术者站于受术者左侧，左手捏住受术者腕部，将其肘关节屈曲90°，并略提起；右手四指并拢，用四指指面托揉肱三头肌，并呈螺旋形上下往返移动3～5遍（图6-141）。

【要领】

1.术者四指并拢，腕关节放松，以指掌面着力。

2.宜做逆时针方向揉动，并呈螺旋形向肘部移动。

3.要求力量均匀、动作连贯。

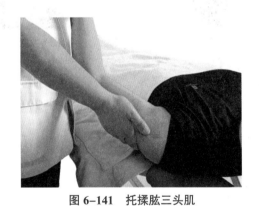

图6-141　托揉肱三头肌

（五）弹拨小海

【方法】

接上法。术者左手握住受术者腕部，将其肘关节屈曲90°，用右手中指弹拨小海穴数次（图6-142）。

【要领】

1.力量由轻到重，以受术者能忍受为度，不可粗暴用力。

2.在尺神经沟略下方弹拨，较易刺激到尺神经。

3.不可用指甲抠压。

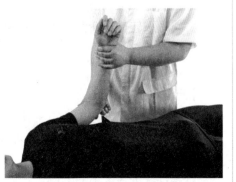

图6-142　弹拨小海

（六）拔伸肩关节

【方法】

术者站于受术者左侧，用双手握住受术者的左侧腕部，在外展（图6-143）、上举（图6-144）、前屈（图6-145）等不同体位拔伸其肩关节，各持续1～2分钟。

【要领】

1.对于有肩关节功能障碍者，拔伸的角度和力度要控制在患者可承受的范围内。

2.适当控制力量，用力均匀，不可突发用力。

3.动作平稳持续，能维持足够的拔伸时间。

4.呼吸自然，不可屏气。

5.习惯性肩关节脱位者禁用此法。

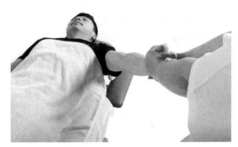

图 6-143　外展拔伸肩关节

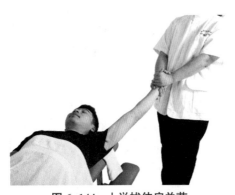

图 6-144　上举拔伸肩关节

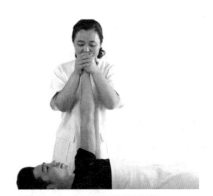

图 6-145　前屈拔伸肩关节

（七）摇肩关节

【方法】

术者站于受术者左侧，右手扶住受术者左肩，左手做托肘摇肩法，顺时针或逆时针摇转皆可（图6-146）。

【要领】

1.摇转的幅度应由小到大，且控制在关节生理活动范围之内，或在受术者能忍受的范围内进行。

2.摇转速度缓慢均匀，动作平稳连贯。

3.可边摇转边逐渐做肩关节外展的被动运动。

（八）摇肘关节

【方法】

术者站于受术者左侧，右手托住受术者左肘，左手握其腕部，将其肘关节屈曲90°，而后做肘关节双向回旋摇动各5～6次（图6-147）。

【要领】

1.摇转幅度应由小到大，并控制在生理活动范围内，或以受术者能忍受为度。

2. 动作缓慢均匀，不可粗暴用力或速度过快。

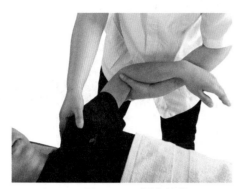

图 6-146　摇肩关节

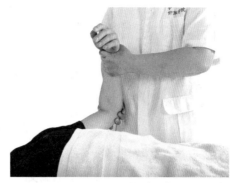

图 6-147　摇肘关节

（九）抖上肢

【方法】

术者站于受术者左侧，双手握住受术者左侧腕部，两拇指置于腕背侧，将其上肢外展约60°，然后稍用力做小幅度连续的、频率较高的上下抖动（图6-148）。或者术者用左手握住其手掌，将其上肢外展约60°，以腕关节的屈伸发力，做小幅度连续的、频率较高的横向抖动（图6-149）。

【要领】

1. 操作时应将受术者的上肢稍做牵拉，使其肘部伸直，并处于松弛状态。

2. 术者呼吸自然，不可屏气。

3. 习惯性肩关节脱位者禁用本法。

4. 上下抖动要求作用到三角肌，横抖主要针对肱三头肌。

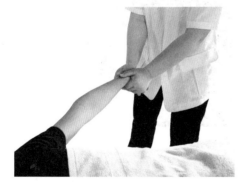

图 6-148　双手抖上肢

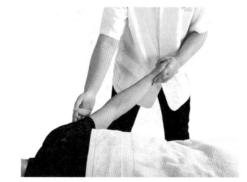

图 6-149　单手抖上肢

第六节　下肢部推拿操作

下肢部推拿操作具有舒筋通络、解痉止痛、行气活血、松解粘连、滑利关节、理筋整复、消除疲劳的功效。可用于治疗腰腿部及髋、膝、踝等下肢关节疼痛、肿胀、麻木、无力和功能障碍等病症，如腰椎间盘突出症、梨状肌损伤综合征、骶髂关节损伤、下肢功能障碍及下肢部运动损伤等。

一、下肢部俯卧位推拿操作

（一）按揉下肢部腧穴

【方法】

术者站于受术者左侧，以拇指指腹依次按揉涌泉、承山、委中、承扶等腧穴，各 1～2 分钟（图 6-150）。

【要领】

1. 取穴准确，揉动频率不宜过快。

2. 下肢部腧穴可根据具体情况有选择、有侧重地应用。

3. 动作平稳、均匀而有节奏。

4. 必要时可借助身体重心增加力量，以局部产生得气感为佳。

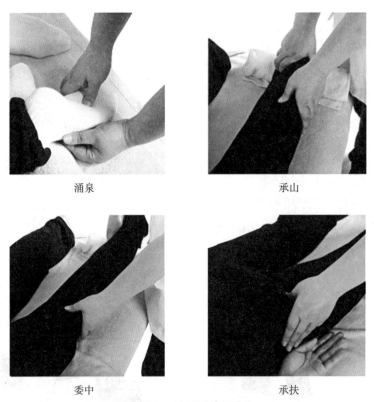

涌泉　　承山　　委中　　承扶

图 6-150　按揉下肢部腧穴

（二）擦下肢后部

【方法】

术者站于受术者左侧，以左手或右手擦受术者下肢后部，并从臀部到跟腱往返移动 3～5 遍（图 6-151）。

【要领】

1. 在吸定的基础上边擦边移动，移动宜慢。

2. 擦股后部力量可稍重，擦腘窝和小腿后部宜轻。

3. 左右手可互换操作。

（三）擦臀部外侧和下肢外侧

【方法】

受术者髋关节外展旋外，并屈膝。术者站于受术者左侧，擦其臀部外侧、股外侧以及小腿外侧（图 6-152）。

【要领】

1. 股外侧和小腿外侧可分段操作，也可两手同时擦股外侧和小腿外侧。

2. 沿下肢纵轴上下移动，且移动速度宜慢。

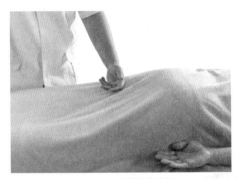
图 6-151　擦下肢后部

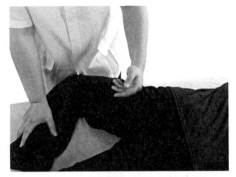
图 6-152　擦臀部外侧和下肢外侧

（四）擦臀部外侧配合髋关节后伸等被动运动

【方法】

术者站于受术者左侧，右手托住受术者左侧大腿远端前面，并使其膝关节伸直。术者左手擦其臀部外侧，同时右手配合做髋关节外展、内收、后伸等被动运动（图 6-153）。

【要领】

1. 两手动作应配合协调。

2. 术者不能仅靠上肢力量操作，可以右足蹬地、身体向左侧倾斜借力后伸其髋关节；或将受术者的大腿靠在术者的大腿旁，利用术者下半身的旋转运动使其髋关节外展、内收。

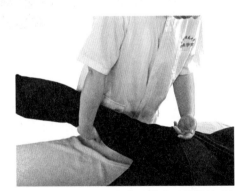
图 6-153　擦臀部外侧配合髋关节后伸等被动运动

3. 被动运动幅度由小到大，一般重复 3～5 次。

（五）擦臀部外侧配合髋关节旋转

【方法】

术者站于受术者左侧，右手虎口扶住受术者左侧踝部，并使其膝关节屈曲。左手擦其臀部后外侧，同时右手配合将小腿推向对侧下肢，引导其髋关节旋外，略停留片刻后将小腿放松拉回（图 6-154）。

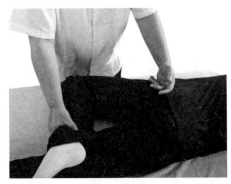
图 6-154　擦臀部外侧配合髋关节旋转

【要领】

1. 两手动作协调，在推动小腿碰到右腿时停留片刻，同时加重擦法的力量。

2. 擦法操作要吸定于梨状肌附近。

3. 一般将髋关节旋转 3～5 次。

（六）擦跟腱配合踝关节背伸

【方法】

受术者足部伸出床沿或踝下垫一圆枕。术者站于受术者足后方，一手擦其跟腱，一手握住其脚掌并下压，引导踝关节背伸（图 6-155），反复操作。

【要领】

1. 擦跟腱部时，以小鱼际及手掌尺侧接触受术部位，不要以第五掌指关节骨突这一个点接触。

2. 如受术者不能将足部伸出床沿，术者可将屈曲的大腿下端垫在受术者踝下方。

3. 尽量下压足部以拉长跟腱。

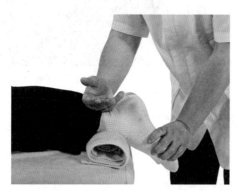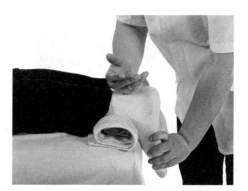

图 6-155   擦跟腱配合踝关节背伸

（七）掌揉臀部

【方法】

术者站于受术者左侧，顺时针掌揉臀部 2～3 分钟（图 6-156）。

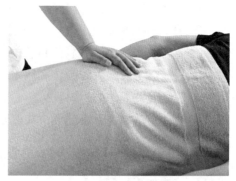

【要领】

1. 单掌或叠掌操作均可。

2. 能借助身体重心施术。

3. 揉法幅度宜大，速度不宜过快。

图 6-156   掌揉臀部

（八）叠掌揉股后部

【方法】

术者站于受术者左侧，双手交叉重叠，以掌根着力于股后部，并自上而下单向螺旋形移动，反复 3～5 遍（图 6-157）。

【要领】

1. 操作时，术者身体前倾，借助身体重心施力。

2. 用力宜着实，忌用蛮力。

3. 紧揉慢移，动作连贯、灵活而有节奏。

（九）掌按股后部

【方法】

术者站于受术者左侧，双掌前后或重叠置于受术者股后部，从上往下移动掌按3～5遍（图6-158）。

【要领】

1. 上肢伸直，并借助身体重心增加力量。

2. 力量由轻到重，平稳持续。

3. 在大腿根部的力量可稍重，在靠近腘窝部的力量则应稍轻。

4. 按而留之，不宜突然松手。

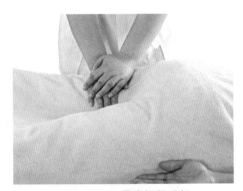

图 6-157　叠掌揉股后部

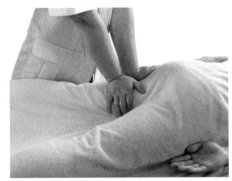

图 6-158　掌按股后部

（十）弹拨股外侧部

【方法】

术者面向受术者下肢站立，两拇指并指（指尖向下），其余手指扶持股后部，做垂直于肌纤维的单向或来回拨动，并沿股外侧上下单向或往返移动，反复2～3遍（图6-159）。

【要领】

1. 拨动的方向应与肌纤维方向垂直。

2. 股外侧部较敏感，故弹拨力量宜轻，以受术者能忍受为度。

3. 拨动时，不能在皮肤表面有摩擦移动。

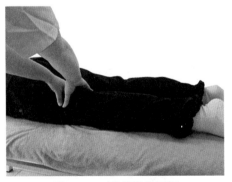

图 6-159　弹拨股外侧部

（十一）拿下肢后部

【方法】

术者面向受术者下肢站立，两手靠拢，且四指并拢，拿大腿后部、小腿后部肌群至跟腱，反复2～3遍（图6-160）。

【要领】

1. 腕关节放松，动作柔和灵活、连贯而有节奏。

2. 四指指骨间关节伸直，以指面着力，不可用指端、爪甲抓抠。

3. 到跟腱部可改用三指捏法。

4. 力量由轻到重，不可突然用力或使用暴力。

5. 移动宜慢。

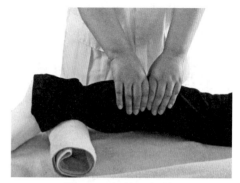

图6-160　拿下肢后部

（十二）掌推下肢后部

【方法】

术者站于受术者左侧，左手轻按骶骨部，右手掌从臀横纹缓慢推向跟腱，反复3～5遍（图6-161）。

【要领】

1. 术者重心随推动而逐渐移动。

2. 全掌紧贴受术部位，虎口张开，以掌根为主要着力部位。

3. 要求单向直线推动，速度略慢，不可歪斜、滑脱。

4. 要顺应下肢体表的高低起伏平稳着力，动作连贯，不可跳动。

5. 推至腘窝和小腿部时适当减轻力量。

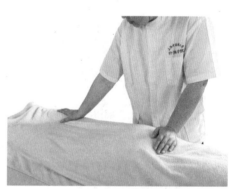

图6-161　掌推下肢后部

（十三）屈膝压踝

【方法】

受术者屈膝90°。术者站于受术者左侧，左手扶持其小腿后部远端近踝关节处，右前臂纵轴与足底纵轴平行，缓慢按压足掌，将踝关节背伸3～5次（图6-162）。

【要领】

1. 按压的力量应由轻到重，平稳而持续，不可突然用力。

2. 压下后需停留1～2秒，以充分拉长其跟腱。

（十四）搓拿大腿

【方法】

术者左侧立位，右手虎口扶持受术者小腿远端，使其屈膝90°，左手虎口张开置于其股后部

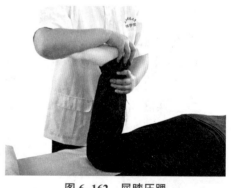

图6-162　屈膝压踝

远端近腘窝处，横向来回搓动，同时配合提拿动作（图6-163）。

【要领】

1.操作时，要求带动大腿、小腿部肌肉一起晃动。

2.术者可从股后上部逐渐向下移动，至虎口碰到腘窝后，再吸定搓拿片刻。

3.腕关节放松，动作宜轻巧灵活。

4.术者不可屏气。

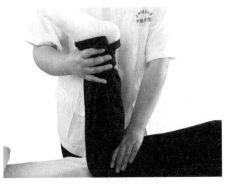

图 6-163　搓拿大腿

（十五）搓小腿

【方法】

受术者屈膝90°。术者两掌一前一后夹住受术者小腿远端，并快速来回搓动（图6-164）。

【要领】

1.两手夹住小腿的高度约平三阴交穴。

2.搓动时不要沿小腿上下移动，因为小腿前面的胫骨前嵴比较尖锐且没有肌肉覆盖，容易受伤。

3.动作轻巧灵活，两手不可将踝部夹得太紧。

4.术者不可屏气。

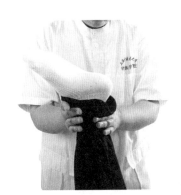

图 6-164　搓小腿

（十六）掌拍下肢后部

【方法】

术者面向受术者下肢站立，两手以虚掌交替拍打其下肢后部，并上下往返移动2～3遍（图6-165）。

【要领】

1.操作时动作要求协调、平稳而有节奏，整个手掌同时接触受术部位。

2.腕关节放松，力量轻柔均匀。

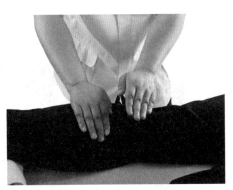

图 6-165　掌拍下肢后部

（十七）叩击下肢后部

【方法】

术者站于受术者左侧，两手握空拳，以拳眼击法交替叩击下肢后部（图6-166）。

【要领】

1.两手尽量靠近，使叩击落点密集。

2.两手上下起落的幅度不宜太大。

3.两手动作协调，轻快柔和。

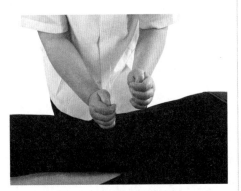

图 6-166　叩击下肢后部

二、下肢部仰卧位推拿操作

（一）指揉足三里

【方法】

术者站于受术者左侧，以左手拇指指腹或叠拇指着力，按揉足三里1~2分钟（图6-167）。

【要领】

1. 取穴要准确。

2. 可通过上身前倾增加力量。

3. 以局部产生酸、胀等得气感为佳。

4. 要求带动皮下组织，不可在体表摩擦。

5. 动作沉稳而有节奏，速度不宜过快。

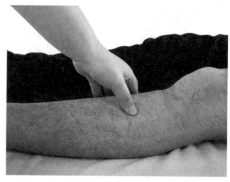

图6-167　指揉足三里

（二）一指禅推内外膝眼

【方法】

术者站（或坐）于受术者左侧，先以左手一指禅推外膝眼（图6-168），再以左手跪推法推内膝眼（图6-169）。

【要领】

1. 要求着力点吸定于受术部位，不可滑脱。

2. 腕关节放松，动作平稳、柔和而有节奏。

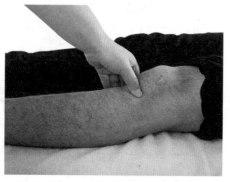

图6-168　一指禅推外膝眼

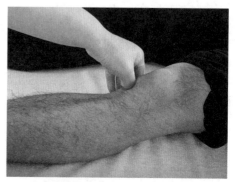

图6-169　跪推内膝眼

（三）推挤髌骨

【方法】

术者站于受术者左侧，以双手拇指、示指分别置于髌骨的内上、内下、外上、外下4个角，将髌骨做前后、左右各向推挤。也可以一手五指抓握受术者髌骨边缘，做前后、左右各向推挤，可反复操作5~6次（图6-170）。

【要领】

1. 应用指腹操作，不可用指甲抓抠。

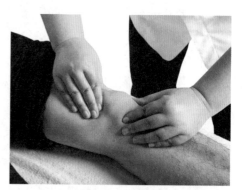

图6-170　推挤髌骨

2. 推挤幅度尽可能大。

3. 动作柔和缓慢、用力平稳，不可粗暴用力。

【按语】

此法主要用于因骨折固定、中风偏瘫等造成的髌骨粘连的康复。

（四）摇膝关节

【方法】

术者站于受术者左侧，先将其左下肢屈髋屈膝90°，使大腿与床面垂直，右手按于其膝部，左手托其足跟部，做双向回旋摇动（图6-171）。

【要领】

1. 根据病情恰如其分地掌握摇转幅度的大小，且控制在关节生理活动范围之内，或在受术者能忍受的范围内进行。

2. 摇转的动作要平稳缓和，速度宜缓慢。

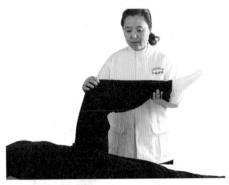

图 6-171　摇膝关节

（五）拿股前部

【方法】

术者面向受术者下肢站立，双手靠拢，且四指并拢，拿股前部肌群，并从下往上移动3～5遍（图6-172）。

【要领】

1. 从髌骨上缘向髂前上棘方向移动，注意避开股内侧上部的敏感部位。

2. 四指指骨间关节伸直，以指面着力，不可用指端、爪甲抓抠。

3. 力量由轻到重，不可突然用力或使用暴力。

4. 腕关节放松，动作柔和灵活、连贯而有节奏。

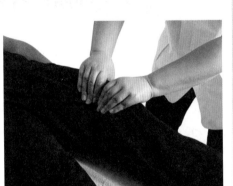
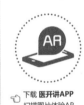

图 6-172　拿股前部

（六）摇髋关节

【方法】

术者站于受术者左侧，左手握住受术者小腿远端，右手扶其膝部，将其左下肢屈髋屈膝，做双向回旋摇动各3～5次（图6-173）。

【要领】

1. 摇转的幅度应由小到大，且尽量限制在关节生理活动范围之内，或在受术者能忍受的范围内进行。

2. 摇转的动作要平稳缓和，速度宜缓慢。

3. 摇转时不要用力下压。

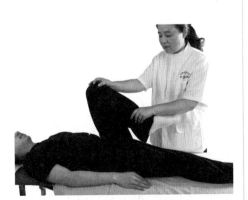

图 6-173　摇髋关节

（七）屈伸髋膝关节

【方法】

受术者仰卧。术者站于受术者左侧，左手从其小腿下穿过，双手抱住膝部两侧，使其屈膝屈髋（图 6-174a），然后快速地将下肢伸直（图 6-174b）。如此反复 3～5 次。

【要领】

1. 伸膝伸髋的动作宜快，但不可过猛，切忌粗暴用力。

2. 屈膝屈髋的动作宜慢，但不可用力下压。

3. 可边屈伸边将其直腿抬高，幅度由小到大，一般不要超过 75°或控制在受术者能忍受的范围内。

下载 医开讲APP
扫描图片体验AR

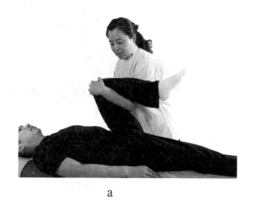
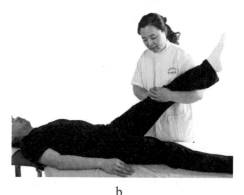

a   b

图 6-174　屈伸髋膝关节

（八）抖下肢

【方法】

术者站于受术者足后方，双手握住左踝，略向上抬起，做小幅度连续的上下抖动（图 6-175）。

【要领】

1. 操作时应将受术者的下肢伸直，并略内旋。

2. 抖动的频率应由慢到快，但不宜过快。

3. 可配合髋外展的被动运动，但幅度不宜过大，足部不要超出床面。

4. 动作轻快连续，不可屏气。

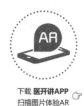

下载 医开讲APP
扫描图片体验AR

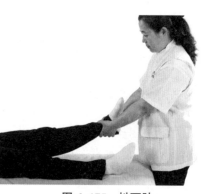

图 6-175　抖下肢

【思考题】

1. 什么是推拿操作法？与推拿手法的区别是什么？

2. 头面部仰卧位推拿操作，有哪些常用操作法？

3. 腰背部俯卧位推拿操作，有哪些常用操作法？

4. 肩与上肢部推拿操作，可以在哪些体位进行？

下篇
拓展篇

第七章

康复手法

扫一扫，查阅本
章数字资源，含
PPT、音视频、
图片等

【导学】

本章介绍了两种康复医学治疗技术——关节松动术和麦肯基力学疗法治疗技术。这两种手法技术在康复医学领域影响较大，应用较广，与我国的推拿有一定的关系。通过学习，要求熟悉关节松动术的基本概念，了解关节松动术和麦肯基力学疗法的基本治疗技术及其应用范围。

第一节　关节松动术

关节松动术（Joint Mobilization）为西方现代康复治疗的基本技术之一，是治疗师在关节活动可动范围内完成的一种针对性很强的手法操作技术，用来治疗关节功能障碍，如关节疼痛、关节活动受限或关节僵硬。

关节松动术属于被动运动的范畴，其操作的速度比推拿要慢，在应用时常选择关节的生理运动和附属运动作为治疗手段。因澳大利亚的麦特兰德（Maitland）对这一技术的发展贡献很大，故也称为"麦特兰德手法"或"澳式手法"。

一、分类

关节松动术可分为生理运动和附属运动两类。

1. 关节的生理运动　是指患者自己能主动完成的关节运动，如关节的屈、伸、内收、外展、旋转等，但在治疗时则由治疗师来完成。

2. 关节的附属运动　是指患者自己不能主动完成，必须借助外力才能完成的关节运动。如四肢关节的牵拉、挤压，相邻腕骨、跗骨间的运动等。附属运动是关节发挥正常功能不可缺少的一部分，其治疗手法包括牵拉、挤压、滑动等。

二、基本手法

1. 摆动　骨的杠杆样运动称为摆动。关节的摆动包括屈、伸、内收、外展、旋转，即通常所说的生理运动。摆动时要固定关节近端，关节远端做往返运动。摆动必须在关节活动范围达到正常的 60% 时才可应用，如果没有达到这一范围，应先用附属运动的手法来改善。

2. 滚动　又称转动。当一块骨在另一块骨表面发生滚动时，两块骨的表面形状必然不一致，接触点同时变化，所发生的运动为成角运动。不论关节表面凹凸程度如何，滚动的方向总是朝向成角骨运动的方向。关节功能正常时，滚动并不单独发生，一般都伴随着关节的滑动及旋转。

3. 滑动 又称滑移。当一块骨在另一块骨上滑动时，如为单纯滑动，两骨表面形状必须一致，或是平面，或是曲面。如果是曲面，两骨表面的凹凸程度必须相等。滑动时，一侧骨表面的同一个点接触对侧骨表面的不同点，滑动方向取决于运动骨关节面的凹凸形状。若运动骨关节面凸出，滑动方向与成角骨的运动方向相反；若运动骨关节面凹陷，滑动方向与成角骨的运动方向相同。这种力学关系称为"凹凸定律"。关节表面形状越接近，运动时，一块骨在另一块骨表面的滑动就越多；形状越不一致，滚动就越多。

4. 旋转 移动骨在静止骨表面绕旋转轴转动时，移动骨表面的同一点做圆周运动。旋转常与滑动和滚动同时发生，很少单独作用。不同关节旋转轴的位置不同，如髋关节的旋转是股骨头绕着经过股骨头中心并垂直于髋臼的旋转轴转动；盂肱关节的旋转轴经肱骨头中心并垂直于关节盂；前臂联合关节的旋转通常认为是桡骨围绕尺骨转动，与生理运动中的旋转相同。

5. 分离和牵拉 当外力作用使构成关节两骨表面成角相互分开时，称分离或关节内牵引；当外力作用于骨长轴使关节远端移位时，称牵拉或长轴牵引。分离和牵拉统称为牵引。分离与牵拉的最大区别在于分离时外力要与关节面成角，两骨关节面必须分开；牵拉时，外力必须与骨的长轴平行，关节面可以不分开。例如，盂肱关节分离时，外力与关节垂直，关节面相互分开；盂肱关节牵拉时，外力与肱骨长轴平行，关节面发生滑动。

6. 挤压 挤压使两骨骼间关节腔减少。挤压通常发生于载重的肢体及脊柱关节；肌肉收缩时会发生某种程度的挤压，此时，挤压可提供关节的稳定性。一骨骼在另一骨骼上转动时，形成角度的一端也会发生某些压迫。正常间歇性的挤压负荷可使滑膜液流动，从而维持软骨的营养，还可以刺激关节内的本体感受器。不正常的高强度挤压负荷会使软骨发生退行性变甚至破损。

三、手法分级

关节松动术的一个最大特点是对治疗师施加的手法进行分级。这种分级具有一定的客观性，不仅可以用于记录治疗结果，比较不同级别手法的疗效，也可以用于临床研究。手法分级中有 Maitland 振动手法分级法和 Kaltenborn 持续性关节微动技术分级两种。

（一）Maitland 振动手法

1. 分级标准 根据关节活动的可动范围和操作时治疗师应用手法的幅度大小，将其分为 5 级。

Ⅰ级：治疗师在受术者关节活动的起始端，小范围、节律性地来回松动关节。

Ⅱ级：治疗师在受术者关节活动允许范围内，大范围、节律性地来回松动关节，但不接触关节活动的起始端和终末端。

Ⅲ级：治疗师在受术者关节活动允许范围内，大范围、节律性地来回松动关节，每次均要接触到关节活动的终末端，并要感觉到关节周围软组织的紧张。

Ⅳ级：治疗师在受术者关节活动的终末端，小范围、节律性地来回松动关节，每次均要接触到关节活动的终末端，并要感觉到关节周围软组织的紧张。

Ⅴ级：治疗师在运动范围极限处以小幅度、快速的推进技术打断粘连组织，这是一种高难度技术，其内容请参阅有关专著。

2. 手法应用选择 Ⅰ、Ⅱ级手法用于治疗因疼痛引起的关节活动受限；Ⅲ级手法用于治疗关节疼痛并伴有僵硬；Ⅳ级手法用于治疗关节因周围组织粘连、挛缩而引起的关节活动受限。Ⅲ、

Ⅳ级技术主要是牵张技术。

手法分级可用于关节的附属运动和生理运动。当用于附属运动治疗时，Ⅰ～Ⅳ级手法皆可选用；而用于生理运动治疗时，关节活动范围要达到正常的60%才可以应用。因此，多用Ⅱ～Ⅳ级手法，极少用Ⅰ级手法。活动范围减少时，分级范围相应减小，当治疗后关节活动范围改善时，分级范围也相应增大。

（二）Kaltenborn 持续性关节微动技术

此技术也称牵张技术，可使关节面之间产生分离或滑动，增加关节内活动（joint play），还可用于减轻疼痛和增加关节活动度，常与振动技术联合使用。根据操作时强度大小，可分为三级。

Ⅰ级（loosen）：消除压力，关节面没有分离，用于镇痛。

Ⅱ级（tighten or take up slack）：分离关节面，拉紧关节囊，用于判断关节对治疗的敏感度，常用于关节松动治疗的开始阶段。

Ⅲ级（stretch）：牵伸关节周围的软组织，用于增加关节活动度。

四、操作方法

（一）受术者体位

受术者应处于一种舒适、放松、无疼痛的体位，通常为卧位或坐位，尽量暴露需要治疗的关节并使其放松，以达到最大范围的松动。

（二）治疗师位置

治疗师应靠近需治疗的关节，一手固定关节的一端，另一手松动另一端。

（三）治疗前评估

手法操作前，对需治疗的关节先进行评估，分清具体的关节，找出存在的问题（如疼痛、僵硬及其程度）。根据问题的主次，选择有针对性的手法。每一种手法反复操作1分钟，同一种手法每次治疗可以应用2～3次，然后再次评估。

（四）手法应用

1. 手法操作的运动方向　操作时手法运动的方向可以平行于治疗平面，也可以垂直于治疗平面。治疗平面是指垂直于一条由旋转轴至关节凹面中心线的平面。此平面存在于关节凹面。一般来说，关节牵引技术的运动方向是垂直于治疗平面的，关节滑动技术的治疗方向则是平行于治疗平面的。滑移的方向应朝向骨骼运动正常滑移的方向，由凹凸定律决定。如果移动的骨端关节面是凸面，则治疗性的滑动运动方向与骨骼摆动的方向相反；如果移动的骨端面是凹面，则治疗性的滑动方向与骨骼摆动的方向相同。

2. 手法操作的程度　不论是附属运动还是生理运动，手法操作的程度均应达到关节活动受限度。例如，治疗疼痛时，手法操作应达到痛点，但不超过痛点；治疗僵硬时，手法操作应超过僵点。不同的松动速度产生的效应不同：小范围、快速度可抑制疼痛；大范围、慢速度可缓解挛缩。不同部位的关节，手法操作幅度不同。一般来说，活动范围大的关节（如肩关节），手法操作的幅度要明显大于活动范围小的关节（如腕关节）。

3. 治疗反应　手法治疗可以引起疼痛，轻微的疼痛为正常的治疗反应。若治疗 24 小时后疼痛仍不减轻，甚至加重，说明治疗强度过大或持续时间过长，应降低治疗强度或缩短治疗时间。

五、关节松动术的临床应用

（一）关节松动术的治疗功效

1. 生理效应　关节松动术的生理效应主要是通过力学和神经作用达到的。关节松动术的力学作用表现在关节松动术可以促进关节液的流动，增加关节软骨和软骨盘无血管区的营养。当关节因肿胀或疼痛不能进行全范围活动时，关节松动术可以缓解疼痛，防止因活动减少而引起的关节退变。关节松动术的神经作用表现在松动可以抑制脊髓和脑干致痛物质的释放，提高痛阈。

2. 保持组织的伸展性　动物实验和临床试验均发现，关节活动减少或不活动会引起组织纤维增生，关节内粘连，肌腱、韧带和关节囊挛缩。关节松动术，特别是Ⅲ、Ⅳ级手法，由于直接牵拉了关节周围的软组织，所以可保持或增加其伸展性，改善关节的活动范围。

3. 增加本体反馈　本体感受器位于关节、关节囊和肌腱内。传入神经将关节感受器接收到的冲动传入中枢神经，增加位置觉和运动觉。目前认为，关节松动术可以提供下列感觉信息：关节的静止位置、关节运动的速度及其变化、关节运动的方向、肌张力及其变化。

4. 恢复关节运动　通过恢复关节内结构的正常位置或无痛性位置，从而恢复无痛、全范围的关节运动。

（二）临床应用

1. 适应证　关节松动术主要适用于任何因力学因素（非神经性）引起的关节功能障碍，包括关节疼痛、肌肉紧张或痉挛、可逆性关节活动降低、进行性关节活动受限、功能性关节制动等。

2. 禁忌证　因外伤或疾病引起的关节肿胀、关节炎症、恶性疾病、未愈合的骨折以及关节活动过度等。

六、按语

关节松动术不能改变疾病的病理过程，如类风湿关节炎和损伤后的炎症反应。在这些情况下，关节松动术的主要作用是缓解疼痛，维持现有关节的活动范围和减少因力学因素引起的活动受限，延缓病情的发展。

为了有效地应用关节松动术，治疗师必须具备良好的解剖学、关节运动学、病理学等医学基础知识，掌握适应证、禁忌证和基本操作手法，并与其他改善关节活动的技术（如肌肉牵拉技术和肌力训练技术）结合起来应用，以提高整体治疗效果。

第二节　麦肯基力学疗法治疗技术

麦肯基力学疗法创始于 1956 年，创始人是新西兰物理治疗师麦肯基（Robin McKenzie），又称为麦肯基力学诊断治疗方法。其特点是：有完整的诊断和治疗方法，适用于各种脊柱与四周关节力学性失调。麦肯基力学疗法有三个理论基础：一是关于疼痛性质的描述，强调机械性疼痛适用于力学方法治疗；二是脊柱的动态间盘模型的描述，强调只有在纤维环外层保持完整的条件下，脊柱的运动才可以产生髓核运动，应用麦肯基力学治疗方法才有效；三是脊柱各方向运动时会产生一系列有规律的生物力学变化，强调对于脊柱的力学治疗要综合考虑其变化。所以，麦肯基力学疗法重视脊柱的解剖结构与生物力学，强调治疗前应对受术者进行详细检查、诊断与力学测评，通过姿势矫正、有效安全牵拉、复位等方法，治疗颈、胸、腰椎各部位的姿势综合征、功能不良综合征和移位综合征等疾病。

麦肯基力学疗法治疗技术包括姿势疗法、受术者自我运动和治疗师手法治疗技术等，本节简要介绍临床中常用的治疗师手法治疗技术。

一、颈椎手法牵引下后缩加伸展和旋转

治疗师将受术者下颌推向颈前部，并牵拉颈椎，使其伸展和旋转，此方法称为颈椎手法牵引下后缩加伸展和旋转。

【术式】

受术者取仰卧位，头与颈项部悬空于治疗床外。治疗师坐位，一手虎口（或鱼际）按于受术者下颌部，向下用力，使受术者下颌部尽量靠近颈前部；另一手掌托受术者枕部，向后水平方向用力，两手协同操作，拉伸颈部伸肌群。并在此基础上，伸展受术者颈椎，重复5～10次。在颈椎伸展的终点位，再将牵引力逐渐减小，但不能完全放松，同时小幅度地旋转受术者头部4～5次，以达到更大程度地改善受术者颈椎伸展幅度的效果。

【要领】

1. 手法牵引时，用力要均匀平稳。后缩、伸展受术者颈椎时，动作宜轻柔缓慢，幅度宜由小到大，以受术者能忍受为度，并在正常生理活动范围之内。

2. 操作时，为提高手法的稳定性，治疗师托受术者枕部的手可置于自己大腿上，利用足跟的提起与落下，使受术者颈项部伸肌群在牵拉的同时，颈椎有小幅度的屈伸运动。

【应用】

颈椎手法牵引下后缩加伸展和旋转适用于颈项部，常用于颈椎后方移位综合征的复位，尤其适用于处于急性期及顽固的颈椎后方移位综合征等。

【按语】

1. 在操作过程中，受术者要保持放松，治疗师应密切注意受术者的表情和症状变化。

2. 应用此治疗技术之前，一定要排除创伤或其他原因造成的骨折、韧带损伤等病理变化，并且先进行运动试验，以确保应用此治疗技术的安全性。

二、颈椎伸展松动术

治疗师以拇指有节律地按压受术者颈椎棘突或横突，使颈椎节律性地产生后伸运动的方法，称为颈椎伸展松动术。

【术式】

受术者取俯卧位。治疗师站于其头顶后方，双手拇指重叠或并指置于颈椎棘突，也可叠拇指置于一侧横突背面，或两拇指分别置于两侧横突背面。治疗师借助身体重力有节律地按压棘突，从第7颈椎到第1颈椎依次操作，每一节段棘突按压10～15次。

【要领】

1. 操作时，治疗师应借助身体重力，力量由轻到重，逐渐增加，并以受术者能忍受及症状不加重为度。

2. 受术者俯卧位，颈椎部避免前屈，以免椎间隙后缘张开，增加椎间盘后突的可能，而使症

状加重。

【应用】

颈椎伸展松动术适用于颈椎棘突及横突后面，常用于治疗颈椎后方移位综合征中颈后症状呈对称性分布者，以及中、下节段颈椎伸展功能不良综合征等。

【按语】

操作时，治疗师双手拇指在棘突部应有节律地加压和放松。加压时不宜冲击发力；放松时治疗师的手仍要接触受术者肌肤，并保持一定的压力。

三、颈椎侧屈松动术

治疗师双手相反方向用力，使受术者颈椎有节律地产生侧屈运动的方法，称为颈椎侧屈松动术。

【术式】

受术者取高靠背椅坐位。治疗师站于其后方，一手虎口张开，拇指端按于相应颈椎棘突患侧，其余指掌部置于颈肩部；另一手置于健侧头颞部，稍用力使受术者颈椎向患侧侧屈，同时置于棘突旁的拇指相对用力推按相应的颈椎棘突。可依次有节律地操作中、下节段颈椎，每一节段重复操作 10～15 次。

【要领】

1. 受术者保持放松，不能用力与治疗师对抗。

2. 受术者胸腰椎应尽量保持伸直。

3. 在颈椎侧屈过程中，动作宜缓慢平稳，幅度宜由小到大，以受术者能忍受且症状不加重为度。

4. 在颈椎侧屈过程中，可根据情况适当结合屈曲运动，即颈椎屈曲并侧屈。

【应用】

颈椎侧屈松动术适用于中、下节段颈椎，常用于治疗颈椎后侧方移位综合征、中下节段颈椎侧屈功能不良综合征和旋转功能不良综合征等。

【按语】

1. 治疗师应首先充分判定运用该手法治疗的安全性和必要性。

2. 必要时，可在上述操作的基础上，将颈椎侧屈至有阻力时，再施加一次短促的、稍增大幅度的、有控制的、突发性的冲击发力，随后立即松开。该突发性发力强调用力短暂、迅速，做到发力快、时机准、力度适当、收力及时。

3. 在颈椎侧屈过程中，尽量避免使颈椎产生旋转和伸展运动。

四、颈椎旋转松动术

治疗师双手协同用力，使受术者颈椎有节律地产生侧旋运动的方法，称为颈椎旋转松动术。

【术式】

受术者取高靠背椅坐位。治疗师站于其后方，一手虎口张开，拇指端按于相应颈椎棘突健侧，其余指掌部置于颈肩部；另一手肘部托起受术者的下颏部，手掌部绕过对侧耳后，抱住其枕骨部，慢慢将受术者颈椎向患侧旋转，同时置于棘突旁的拇指相对用力推按相应的颈椎棘突。可依次有节律地操作于中、下节段颈椎，每一节段重复操作 10～15 次。

【要领】

1. 受术者保持放松，不能用力与治疗师对抗。

2. 坐位操作时，受术者胸腰椎尽量保持伸直。

3. 在颈椎旋转过程中，可根据情况适当配合颈椎屈曲运动，即颈椎旋转并屈曲。

4. 在颈椎旋转过程中，动作宜缓慢平稳，幅度宜由小到大，以受术者能忍受且症状不加重为度。

【应用】

颈椎旋转松动术适用于中、下节段颈椎，常用于治疗颈椎后侧方移位综合征、中下节段颈椎侧屈功能不良综合征和旋转功能不良综合征等。

【按语】

1. 治疗师应首先充分判定应用该手法治疗的安全性和必要性。

2. 必要时，可在上述操作的基础上，将颈椎侧旋至有阻力时，再施加一次短促的、稍增大幅度的、有控制的、突发性的冲击发力，随后立即松开。该突发性发力强调用力短暂、迅速，做到发力快、时机准、力度适当、收力及时。

3. 在颈椎旋转过程中，不能使颈椎伸展。

4. 上位颈椎功能不良综合征和颈源性头痛、眩晕者禁用本法。

五、颈椎屈曲松动术

治疗师双手相反方向用力，使受术者颈椎有节律地产生屈曲运动的方法，称为颈椎屈曲松动术。

【术式】

受术者取仰卧位，头与颈项部悬空于治疗床外。治疗师站（或坐）于其头顶后方，一手虎口托其枕部，另一手从托受术者枕部之手的下方穿过，按于对侧肩部。然后两手相反方向用力，使颈椎进行屈曲运动，幅度逐渐增大，直至达到颈椎最大屈曲位，随后放松，如此有节律地重复操作 10～15 次。

【要领】

1. 受术者必须放松，治疗师呼吸自然，不能屏气。

2. 顺应受术者的生理活动范围及其耐受程度，屈曲活动幅度由小到大，逐渐增加，以受术者能忍受且症状不加重为度。

【应用】

颈椎屈曲松动术主要用于颈项部，常用于治疗颈椎屈曲功能不良综合征伴有颈源性头痛者。

【按语】

1. 可根据治疗床高度和治疗师身高选择站立位或坐位。

2. 动作宜缓慢平稳，忌突发用力。

3. 重复操作时，强调节律性。

六、胸腰椎伸展松动术

治疗师以手掌有节律地按压受术者胸椎、腰椎棘突或横突，使胸、腰椎产生后伸运动的方法，称为胸腰椎伸展松动术。

【术式】

受术者取俯卧位。治疗师左侧立位，叠掌，掌根置于胸、腰椎棘突上，或双手交叉，两掌根分别置于胸、腰椎相应节段的两侧横突处。然后借助身体重力有节律地按压受术部位。胸椎或腰椎可依次操作，每一节段棘突按压10～15次。

【要领】

1. 治疗师应借助身体重力施力，双上肢均匀、对称用力。

2. 力量由轻到重，每一次较前一次力度逐渐增加，并以受术者能忍受且症状不加重为度。

【应用】

胸腰椎伸展松动术适用于胸椎、腰椎棘突及横突部，常用于治疗胸椎移位综合征、腰椎后方移位综合征中症状呈对称性分布者，以及胸、腰椎伸展功能不良综合征等。

【按语】

1. 操作中，加压时一般不宜冲击发力。

2. 放松时治疗师的手仍应接触受术者肌肤，并保持一定的压力。

3. 如果伸展松动术操作5～10次之后仍无效果，可在上述操作基础上，将受术部位按压至有阻力时，再施加一次短促的、稍增大幅度的、有控制的、突发性的冲击发力，随后立即松开。该突发性发力强调用力短暂、迅速，做到发力快、时机准、力度适当、收力及时。

七、胸腰椎伸展位旋转松动术

治疗师以手掌节律性交替按压受术者胸椎或腰椎横突，使其产生小幅度侧旋的方法，称为胸腰椎伸展位旋转松动术。

【术式】

受术者取俯卧位。治疗师左侧立位，双手交叉，两掌根分别置于胸腰椎相应节段的两侧横突处。然后借助身体重力有节律地交替按压两侧横突，胸椎或腰椎可依次操作，每一节段重复按压10～15次。

【要领】

1. 治疗师应借助身体重力施力，双上肢交替用力，使椎体小幅度左右侧旋。

2. 力量由轻到重，每一次较前一次力度逐渐增加，并以受术者能忍受且症状不加重为度。

3. 加压时一般不宜冲击发力；放松时治疗师的手仍应接触受术者肌肤，并保持一定的压力。

【应用】

胸腰椎伸展位旋转松动术适用于胸、腰椎横突部，常用于治疗胸椎移位综合征、腰椎后方移位综合征中症状不对称或仅有单侧症状者。

【按语】

若胸腰椎伸展位旋转松动术操作5～10次之后仍无效果，可叠掌置于相应节段的一侧横突，将受术部位按压至有阻力时，再施加一次短促的、稍增大幅度的、有控制的、突发性的冲击发力，随后立即松开。该突发性发力强调用力短暂、迅速，做到发力快、时机准、力度适当、收力及时。

八、腰椎屈曲位旋转松动术

治疗师双手协同用力，使其腰椎节律性地产生侧旋运动的方法，称为腰椎屈曲位旋转松动术。

【术式】

受术者取仰卧位。治疗师站于受术者一侧，一手按于对侧肩部以固定躯干部，同时嘱受术者双下肢屈膝屈髋，对侧踝关节交叉叠于同侧踝关节背上；另一手按于受术者双侧膝部，先将双下肢旋向同侧，当旋转至有一定阻力时，维持该体位 0.5～1 分钟。然后以另一手有节律地按压受术者膝关节，重复 10～15 次。

【要领】

1. 治疗师应借助身体重力施力，呼吸自然，不能屏气。

2. 力量由轻到重，逐渐增加，并以受术者能忍受且症状不加重为度。

3. 加压时一般不宜冲击发力；放松时治疗师的手仍应接触受术者肌肤，并保持一定的压力。

【应用】

腰椎屈曲位旋转松动术适用于腰椎部，常用于治疗腰椎移位综合征和功能不良综合征。

【按语】

如果腰椎屈曲位旋转松动术操作 5～10 次之后仍无效果，可在上述操作基础上，将双下肢屈曲并旋转至有阻力时，再施加一次短促的、稍增大幅度的、有控制的、突发性的冲击发力，随后立即松开。该突发性发力强调用力短暂、迅速，做到发力快、时机准、力度适当、收力及时。

【思考题】

1. 关节松动术有哪些基本手法？

2. 关节松动术有哪些治疗功效？

3. 麦肯基力学疗法治疗技术中，颈椎手法牵引下后缩加伸展和旋转法是如何操作的？

【导学】

本章介绍推拿的两种辅助方法——刮痧与热敷。通过学习，要求熟悉刮痧与热敷的操作方法，了解其注意事项和临床应用。

第一节　刮痧疗法

一、概述

刮痧疗法，是指在中医基础理论的指导下，以经络学说皮部理论为基础，术者利用铜钱、瓷匙、牛角片、玉石片等工具，按照一定的动作要求和技术要领，在人体体表进行刮拭，使皮下出现点状或斑状出血点（"痧象"），从而达到防病治病、保健强身目的的一种外治疗法。这是狭义的刮痧疗法。

刮痧疗法多用于治疗中医学及民间所特指的"痧症"，而事实上治疗"痧症"除"刮痧法"外，还有"焠痧""放痧""拍痧""撮痧""揪痧""拈痧""扭痧""拧痧""扯痧""挤痧""提痧""掐痧""拨痧"等方法，因而广义的刮痧疗法还包括了徒手操作和刺血等各种治痧方法。

刮痧疗法是我国传统的自然疗法之一，具有操作简便、易学易懂、经济安全、适应证广等特点，多见于民间，尤其多见于我国南方地区。因其对某些病证有立竿见影的疗效，故在民间流传不衰，亦被医家广泛重视。

学习刮痧疗法必须了解什么是"痧症"。"痧症"又称"痧胀""痧气"，"痧"字由"沙"衍变而来，其病因解释经历了"痧虱""痧气"等不同阶段。元代危亦林所著《世医得效方》即有"痧症"记载，明代张凤逵《伤暑全书》首载"绞肠痧"一症。清初"痧病"开始流行，治痧方法也随之完善。

"痧症"有广义与狭义之分。狭义的"痧症"是中医学及我国民间所特指的一种疾病，一年四季均可发病，但多发于夏秋季节，多因感受"瘴气"或秽浊之气所致。其主要症状为：头痛或头昏脑胀，自觉视物昏花或昏暗，恶心欲吐，厌油，腹胀欲便，或欲吐不吐、欲泻不泻，手足发麻，全身困重，疲乏嗜睡，指甲、口唇青黑等。

广义的"痧症"包罗万象，将"痧"作为一种秽气病因去解释各种危急病症。现存中医古籍中有关痧症的记载，涉及内、外、妇、儿等科各种疾病。如《痧惊合璧》一书就介绍了 40 多种疾病，连附属的共计100多种，根据其所描述的症状分析，"角弓反张痧"类似现代医学的破伤风；"坠肠痧"类似腹股沟斜疝；"产后痧"似指产后发热；"膨胀痧"类似腹水；"盘肠痧"类似肠梗阻；"头疯痧"类似偏头风；"缩脚痫痧"类似急性阑尾炎等。此外，民间还有所谓寒痧、热痧、暑痧、风痧、暗痧、闷痧、白毛痧、冲脑痧、吊脚痧、青筋痧等。在某些地方，儿科麻疹等病症又称"痧疹"，因皮疹细小如沙而命名，应与"痧症"相鉴别。

早在《五十二病方》中，就有以"以匕周捪婴儿瘛所"的描述，即以类似后世刮痧的钱匕刮法治疗小儿惊风，这是刮痧方法的最早记载。明代《医学正传》中亦有"治痧症，或先用热水蘸搭臂膊而以苎麻刮之，甚者针刺十指出血"的刮痧疗疾记载。明代医家张介宾在《景岳全书·杂证谟》中记载了他亲自用刮痧的方法治疗急性心腹疼痛、咽喉闭阻的一则医案："乃择一光滑细口磁碗，别用热汤一盅，入香油一二匙，却将碗口蘸油汤内，令其暖而且滑，乃两手覆执其碗，于病者背心轻轻向下刮之，以渐加重。碗干而寒，则再浸再刮。良久，觉胸中胀滞渐有下行之意，稍见宽舒，始能出声。顷之，忽腹中大响，遂大泻如倾，其痛遂减，幸而得活。泻后得睡，一饭顷，复通身瘙痒之极，随发出疙瘩风饼如钱大者不计其数，至四鼓而退。愈后细穷其义，盖以五脏之系，咸附于背，故向下刮之，邪气亦随而降。凡毒气上行则逆，下行则顺，改逆为顺，所以得愈。虽近有两臂刮痧之法，亦能治痛，然毒深病急者，非治背不可也。"清康熙年间，浙江名医郭志邃编写了刮痧专著《痧胀玉衡》，建立起完备的痧症辨证论治体系，从痧的病源、流行、表现、分类、刮痧方法、工具以及综合治疗方法等方面都做了较为详细的论述："背脊、颈骨上下及胸前胁肋、两背肩臂股痧，用铜钱蘸香油刮之，或用刮舌抿子脚蘸香油刮之。头额、腿上痧，用棉纱线或麻线蘸香油刮之。大小腹软肉内痧，用食盐以手擦之。"（《痧胀玉衡·刮痧法》）清代费山寿《急救痧症全集》记载："苏、扬、杭、绍风俗，患痧者令仆人以指挟其咽喉两旁及项下、胸前作菊花样，谓之提痧。"《厘正按摩要术》的作者、清代推拿名家张振鋆还写过一本刮痧著作《痧喉正义》。清代郭鐩《痧症全书》（《晰微补化全书》）对刮痧疗法做了详细论述。清末一指禅推拿流派的推拿专著《一指定禅》，有相当一部分内容取材于此书，试图借助刮痧疗法的理论来扩大推拿疗法的治疗范围。

刮痧疗法与推拿疗法的关系，可以从以下三个方面来理解：首先，从起源上讲，刮痧疗法与推拿、针砭等外治疗法关系密切，相互演变而产生。其次，刮痧疗法中的"揪痧""掐痧""拨痧"，其本身就可以认为是一种推拿手法。很多刮痧手法与推拿手法操作有较多的相似之处，有些急痧症可以通过徒手掐痧、拨痧及揪痧等方法而获救或治愈。再次，推拿疗法中的刮法、推法是徒手操作，如果借助工具，就成为刮痧操作了。

二、作用原理

刮痧疗法既有治疗疾病的作用，又有防病保健之功效。

（一）中医学原理

刮痧疗法的作用具体表现在以下5个方面。

1. 平衡阴阳，调和气血 中医认为，阴阳失调，百病丛生，"阴平阳秘，精神乃治"。刮痧可促进人体阴阳的相对平衡。当气血凝滞或经脉空虚时，刮治的刺激还可以引导营、卫之气运行输布，鼓动经脉气血滋养脏腑组织器官，加强祛除病邪之力。当脏腑经脉气机逆乱、升降失常时，可通过经络腧穴或相应部位的刮治，引导气机恢复正常，调和气血，改善脏腑功能。

2. 开启腠理，透痧排毒 刮治后可使脏腑秽浊之气及体表的痧气毒邪通达于外，随腠理开启而外泄。《景岳全书》阐述了背部刮痧的排毒祛邪功能："虽近有两臂刮痧之法，亦能治痛，然毒深病急者，非治背不可也。"

3. 宣通气血，祛瘀生新　通过刮拭皮肤，使气血通达，瘀血化散，新血得生。

4. 疏通经络，扶正祛邪　在一些急痧症中，邪正双方势均力敌，都很强盛，如不及时治疗，正不胜邪，容易出现危险。此时如通过刮痧疗法可以疏通经络，起到迅速扶助正气的作用，正气足则可祛邪外出，使病人转危为安。

5. 调理脏腑，防病保健　刮痧疗法通过对皮部及经络、腧穴的刺激，起到增强和固护卫气、疏通经络气血、调理脏腑功能的防病保健作用。

（二）现代医学原理

现代医学证明，刮痧疗法的本质是一种特殊的物理刺激，它通过刮拭人体体表局部或特定腧穴，刺激神经末梢或感受器而产生效应，促进微循环和淋巴循环，改善新陈代谢，缓解肌肉的紧张与痉挛，调整胃肠功能活动，并通过神经的反射或神经体液的传递，以及脑干网状结构、大脑皮质、下丘脑的有效激活，可以在较高的中枢水平上调节肌肉、内脏、心血管的机能活动。同时，通过一系列的神经－体液－免疫调节，增强机体的免疫和抗病能力，达到保健和治疗的目的。刮痧疗法能使局部组织毛细血管扩张、充血和破裂，血液外溢，局部形成瘀血斑，血凝块（出痧）不久即能溃散，起到自身溶血作用。自身溶血是一个缓慢的良性弱刺激过程，可以调节人体的免疫机能。刮痧还能够对粒细胞和淋巴细胞的数量进行调节。有学者对高脂血症动物模型家兔在督脉刮痧前后观察其血流动力学变化，发现刮痧不但能降低全血黏度及血浆黏度，并能抑制红细胞聚集性的增强，抑制血小板聚集，说明刮痧对家兔实验性高脂血症和动脉粥样硬化均有很好的防治作用。另外，临床研究证实，对同一腧穴施同样操作的刮痧可以治疗不同病症。如大椎刮痧能治疗风寒感冒，也可治疗风热感冒、内伤发热；曲池刮痧既可治疗高血压病、头痛等内科病，又可治疗顽固性荨麻疹、痤疮等皮肤病；内关穴刮痧，可使心动过速时心率减慢，而心动过缓时心率加快等。综上表明刮痧疗法对呼吸、循环、消化、神经、内分泌等系统均具有双向调节作用。

三、刮痧工具

以前民间多用苎麻、铜钱、牛角、瓷碗等作为刮痧工具，用锋利的瓷碗碎片作为"放痧"工具。目前，最常用的刮痧工具为经过精心制备的工艺品般的各种刮痧板（要求边缘光滑圆润，具体形状及规格要根据人体刮拭部位不同，制成不同弧度的边缘、不同厚薄、大小不一的刮板），如水牛角刮痧板、玉石刮痧板及砭石刮痧板等。因背部体表面积较大，背部刮痧常采用拔火罐用的大玻璃火罐，也可采用瓷调羹、平口钢化玻璃杯。三棱针则常用于挑痧和放痧。

四、刮痧介质

为了减少刮痧或扯痧时的阻力，避免皮肤破损和增强疗效，刮痧时一般要求在刮拭部位涂上适宜的润滑剂，这些润滑剂统称为介质刮痧。

1. 水剂　夏秋季节可用凉开水，冬春季节宜用热开水。亦可使用薄荷水、木香水、葱姜水等水剂。

2. 油剂　茶籽油、麻油及其他植物油，以及石蜡油、凡士林等都可以用作刮痧介质。茶籽油刮后皮肤有辣感，为民间首选刮痧油性介质。目前，市面有特制的专用刮痧油。临床上也可用红花油等。居家常备的清凉油、风油精、白花油等都可用作刮痧介质。

3. 水油混剂 民间多在小碗内盛热水，然后加少许植物油，即成易得而又上好的刮痧或扯痧介质。《景岳全书·杂证谟》中记载的"择一光滑细口磁碗，别用热汤一盅，入香油一二匙，却将碗口蘸油汤内，令其暖而且滑"，现仍可参考用之。

4. 乳膏剂 目前，用于美容与保健的面部刮痧介质，多采用既能护肤又有润滑作用，且对眼睛无刺激的乳膏剂或凝胶。

5. 鸡蛋清 鸡蛋清也可用作刮痧介质，尤其适用于夏季。

五、施术部位

（一）治病施术部位

治疗各种痧症时常用下述部位。

1. 面部 常在两眉间及太阳穴处施扯痧术。水沟（人中）穴处，多用掐痧法。

2. 舌尖 常用扯痧法。

3. 颈项部 颈项部除喉结外，均可施用扯痧法。颈椎后正中部位也可用刮痧法施术。

4. 胸胁及腹部 可用扯痧法、刮痧法及焠痧法。

5. 四肢 多在四肢屈面施术，多用刮痧法。上肢前臂前面及肘部前面，还可用扯痧及挤痧法。

6. 背部 常用刮痧法，按脊柱正中线及其两旁共3条线刮拭。

7. 腋下、腘窝及脚跟 常用拨痧法，用中指或拇指弹拨上述部位之条索状物，以有放射性麻痛、电感为佳。腘窝部还可用放痧法或刮痧法。

8. 十指 常用"放痧"法，急痧症常用之。施术部位可在十指指尖或指甲正中后方近指甲处。

（二）防病保健及美容施术部位

1. 头面部 常用刮痧板施以刮法。对部分保健要穴（如百会、四神聪）可重点刮拭、点按。

2. 背部 按脊柱正中线及其两旁共3条线刮拭。

3. 四肢 多沿十二经脉在四肢部的循行部位刮拭。对部分保健要穴（如足三里、三阴交）可重点施术。

六、操作方法

广义的刮痧疗法，其具体操作方法很多，除刮痧法外，还包括扯痧法、挑痧法、放痧法、焠痧法、掐痧法和拨痧法等。用于治病及保健的刮痧疗法，其操作有较大的不同，分述如下。

（一）治病疗疾常用刮痧法的操作

1. 放痧法 用锋利的瓷碗碎片或三棱针点刺腘窝处静脉或点刺十指指尖或指甲正中后方近指甲处，使之流出或挤出少量紫黑色血液。多用于重症急救。瓷碗碎片及三棱针用前要严格消毒，民间常将瓷碗碎片在火苗上烧过后使用。

2. 扯痧法 又称揪痧法、拧痧法。施术者手上蘸适量介质并涂抹于受术部位，术者五指屈曲，用屈曲呈钳状之中指和示指第二指节夹住施术部位，将皮肤和肌肉夹起并用力回扯，在回扯的过程中，被夹持之皮肤和肌肉会从中指和示指间快速滑脱，发出"叭"的一声，如此反复进行，并连续发出"叭"的声响。同一部位应连续反复操作，直至局部皮下出现纵向条状红色或暗红色痧块。本法适用于皮肤张力较小的头面部、胸胁及腹部、颈项部以及上肢前面等处。

此法用于重症急救时，常用扯舌头法。令病人伸出舌头，施术者快速施扯痧术，扯 5～7 次，对于急痧症效佳。急痧症病人舌面下常有瘀血或呈紫黑色、花斑样，扯一两下病人即觉宽松，视物昏暗症状改善尤其明显，可使病人立刻睁眼。

3. 挤痧法 术者双手拇指与示指相对向上用力挤捏少许受术部位皮肤，以挤出一小块皮下瘀斑。主要适用于头部的太阳穴和两眉心等处，上肢前面也可使用。

4. 拍痧法 术者用虚掌或指尖拍打患者受术皮肤（一般为痛痒、胀麻的部位），使其出痧。本法具有疏经通络、行气活血的功效，可用于治疗痹痛、麻木。

5. 焠痧法 术者用灯心草蘸油点燃后，在患者皮肤表面上的红点处点灼。操作时手法要快，一接触到患者皮肤要立即离开，可听到清脆的灯火燃烧皮肤"噼、噼、噼"的爆痧声。本法具有温中散寒止痛的作用，适用于寒证，如见腹痛、手足发冷等症状。

6. 刮痧法 此为最常见的一种方法。术者一般右手持刮痧工具，刮具与皮肤之夹角一般以45°为宜。灵活运用臂力、腕力，用力均匀、适中，由轻渐重，力度以病人能耐受为度。刮拭的按压力要深透到深层组织。刮拭面要尽量拉长。刮痧时要顺一个方向刮，不要来回刮，以皮下出现轻微紫红或紫黑色痧点、斑块为度。

刮痧的一般顺序是：头颈部→脊柱及其两侧→胸、腹部→四肢部。

刮拭方向：通常为由上而下、由内到外、由左到右顺序刮拭。头部由上到下直刮，或从内到外横刮；肩胛部由上到下或从阴到阳横刮；背腰部、胸腹部由上到下、从内到外刮拭；上下肢由上而下刮拭（下肢浮肿应从下向上刮拭）；面部、胸胁部由内而外斜刮。

（二）防病保健常用刮痧法的操作

用于防病保健的刮痧法与治病疗疾的刮痧法既有联系，又有较大的区别。二者所采用的刮法操作要领相同，但在具体方法上多有不同。后者采用多种治痧方法，且部分方法独特，前者多用刮法；后者操作部位较多，前者多限于背部、头面部及部分保健要穴；后者手法较重，前者手法宜轻；后者大多治疗一次即可，尤其是急痧、重痧，前者宜坚持使用，直至体质改善。

1. 头面部刮痧 先清洁皮肤，再均匀涂抹介质，用玉石或其他刮痧板依次按照前额、眼周、面颊、口周、鼻部、下颌的顺序操作，刮时应沿肌肉纹理走向或顺应骨骼形态单方向刮拭，如觉刮痧板下有条索或粒状物宜采用压力稍大、速度稍慢的手法重点操作，刮至皮肤轻微发热或皮肤潮红即可，不要求出痧。头部有头发覆盖，不必涂介质，直接在头上刮拭，由头顶向四周、由上至下的方向刮拭，刮至头皮有发热感为宜。

2. 背部刮痧 先清洁皮肤，再均匀涂抹介质，用刮痧板于背部由上向下刮拭。一般先刮后背正中线的督脉，再刮两侧的膀胱经，肩背部由内向外呈"八"字刮拭。如发现有敏感压痛点，则重点刮拭或采用局部按揉法，以局部出痧为佳。刮拭时同样要求距离尽量拉长，力度由轻到重，至受术者最大耐受后保持均匀力度。背部保健刮痧还可采用拔罐疗法的走罐法操作。

七、适应证

刮痧疗法适用于内科、外科、妇科、皮肤科、眼科、耳鼻咽喉科、儿科等各科病证。还可用于养生保健及美容等。具体治疗的主要病证如下：

1. 中暑、感冒、外感发热等。

2. 恶心呕吐、食积、胃肠炎、便秘、腹泻等。

3. 头痛头昏、失眠、神经官能症、高血压病等。

4. 各种软组织疼痛、风湿性关节炎及骨关节痛病等。

5. 牙痛、耳鸣、鼻炎、鼻窦炎、咽喉肿痛、视力减退、弱视、青少年假性近视等。

6. 月经不调、乳腺增生、黄褐斑、女性围绝经期综合征、产后病等。

7. 皮肤瘙痒症、荨麻疹、痤疮、湿疹等。

8. 晕车、晕船、晕机、慢性疲劳综合征、轻度脏腑功能失调以及亚健康状态等。

八、禁忌证

1. 急性传染病、重症心脏病、高血压危象、中风等危重病证以及肾衰竭、肝硬化腹水或全身重度浮肿等患者。

2. 饱食后或饥饿时，以及对刮痧恐惧的患者。

3. 白血病、血友病、出血性紫癜和其他出血性或凝血异常性疾病患者。

4. 孕妇、小儿囟门未合者、精神异常者、过度疲劳者、醉酒者、久病年老者，以及恶病质、极度虚弱者，禁用刮痧疗法。

5. 人体眼睛、耳孔、鼻孔、舌、口唇等五官，以及乳头、前后阴、肚脐（神阙穴）等处禁刮。

6. 皮肤高度过敏、皮肤瘢痕、皮肤病（如皮肤破损、烧烫伤、溃疡、疮头、疖肿、痈疽）、新鲜或未愈合的伤口、外伤骨折处禁刮。

7. 大血管显现处禁用重刮。

九、可能出现的意外及处理

有些受术者在刮痧过程中会出现头晕或晕厥的现象，就像针刺晕针一样。轻者神疲倦怠、头晕目眩、恶心呕吐、心慌、出冷汗、四肢发凉及面色苍白；重者则出现血压下降甚至昏厥的症状。多见于体质虚弱及敏感体质者，或刮痧时间过长、手法过重，如出现上述情况，应该立即停止刮痧治疗，让受术者平卧，注意保暖，掐水沟、合谷及内关等穴，并给予温开水或者糖水。严重者应及时送医院急救治疗。

十、注意事项

1. 用于治疗急痧及重症痧症时，必须强调痧毒出尽，切不可因为病人怕痛或病人稍觉病情好转就中途停止治疗，如痧未出尽，会卷土重来，病情反复。若用于防病保健，如反复刮拭仍无痧出则不必强求。用于面部美容时则不要求出痧。

2. 刮痧出痧后的1～2天，皮肤可能出现轻度疼痛、发痒或有轻微灼热感，亦属正常现象，无须特殊处理。可嘱咐受术者注意保护刮痧面皮肤，衣着以棉质柔软宽松为主，避免衣物摩擦引起刮痧面创伤而感染。少数受术者因身体虚弱，可于刮痧后24小时出现疲劳反应或类似感冒样症状，此属正常反应，一般不需要处理。

3. 应注意防止传染性疾病的交叉感染。

4. 刮拭时遇关节部位不可强行重刮，皮肤感染、破溃、痣瘤及急性骨折、扭挫伤的局部应避开刮拭。

5. 一般第一次刮完痧斑消退后再刮第二次，头面部刮痧因不要求出痧则不必拘泥于此。用于防病保健时可 1 周 1 次。

6. 刮痧时应注意保持室内温暖，但夏季应保持室内空气流通。

7. 心脏病患者及经期女性慎用刮痧疗法。

8. 刮痧时间约 20 分钟，或以患者能耐受为度。

9. 刮痧后最好饮一杯温开水、姜汁或淡糖盐水；如为急痧，治疗后可在温开水中加入"十滴水"或"藿香正气水"。刮痧后宜休息 15～20 分钟。刮痧后 4 小时内忌洗冷水澡。

10. 对于急痧与重症痧症刮痧后，如闻及患者矢气及打嗝声，提示病情缓解，可继续治疗以巩固疗效；如病人出现不适或病情加重，应立即送医院诊治。

11. 刮痧前受术者需知情同意，并选择合适的体位。刮痧过程中需仔细观察和询问患者的反应，及时调整刮痧的操作。

12. 刮痧后嘱受术者生活规律，饮食清淡，忌生冷及肥甘食物。

第二节　热敷疗法

热敷疗法历史悠久，《五十二病方》和《内经》记载的"熨"法就是热敷法。古代的热敷方法很多，诸如药熨、汤熨、酒熨、葱熨、铁熨、盐熨、土熨等。热敷疗法具有热性和药性的双重效应。

热敷疗法为中医常用的外治法之一，是以中医基础理论为指导，通过热的刺激来治疗疾病的一种方法。《五十二病方》中就有"温熨""药熨""外洗"等外治方法用于"伤痉""婴儿索痉"等多种病证。马王堆汉墓出土的另一部医书《养生方》中也有"药巾"和用烤热的肥肉贴敷患处以治疗跌打损伤的记载。《内经》将熨法与导引行气、乔摩、灸、刺、饮药等疗法并称（《灵枢·病传》）；还记载了与药物结合的"药熨"（《灵枢·寿夭刚柔》）、与导引结合的"熨引"（《素问·血气形志篇》）。

热敷疗法可广泛应用于临床各科疾病，尤其对软组织损伤性疾病疗效较好，如在推拿后使用，可增强疗效，也可以减少手法刺激过重、过强而对机体局部所引起的不良反应。热敷往往与推拿配合应用，如内功推拿流派就将热敷法作为常用的辅助治疗方法。

一、作用原理

（一）中医学原理

热敷疗法具有温经散寒、活血止痛、疏通经络、调整脏腑、运行气血等作用。热敷疗法在中医理论的指导下，通过辨证选用中草药，并借用温热之力，热敷、烫熨患部，可使药性直达病所，从而更加充分地发挥中药所具有的补气血、祛风寒、活血通络、化瘀止痛等各种作用。热敷疗法还具有经络调整作用，在体表给药，通过经络系统的信息传递及不同药物之性味，由经络入脏腑，输布全身，直达病所，达到补虚泻实、调整阴阳、治疗疾病的目的。

（二）现代医学原理

热敷疗法综合了药物与热敷的双重作用。从现代医学上看，热敷能使局部皮肤温度升高，血管扩张，毛细血管内皮细胞间隙加宽，通透性增加，药物被有效吸收，从而更好地发挥药物的作用。热敷通过促进毛细血管、淋巴管的扩张，能改善局部血液循环及淋巴循环，促进新陈代谢，改善局部组织营养和全身机能，加速水肿和炎性物质的吸收，促使损伤组织的修复。热的刺激还可以解除肌紧张、肌痉挛，达到解痉止痛的目的。热敷能使紧张及痉挛的肌肉变得松弛，因此还可以消除疲劳。温热刺激还能够提升网状内皮系统的吞噬能力，促进机体各种物质的新陈代谢，安定情绪，调节植物神经功能。

二、热敷用具

根据不同的热敷方法，可选用毛巾、暖水袋及大小适宜的布袋等作为热敷用具。

三、热敷方药

临床根据不同疾病的病因病机，在中医理论的指导下，按照辨证论治的原则选用不同的中草药。多以祛风散寒除湿及活血化瘀的药物为主，适当配以行气、益气、养血、补肝肾的药物。临床中可根据病情选用下述药物：①活血化瘀类：当归、乳香、没药、川芎、鸡血藤、桃仁、红花、牛膝、降香、赤芍、苏木、血竭等；②祛风除湿类：独活、威灵仙、防己、秦艽、木瓜、徐长卿、海桐皮、透骨草、海风藤、千年健、松节、伸筋草、忍冬藤等；③散寒止痛类：桂枝、麻黄、生姜、防风、羌活、附子、干姜、肉桂、吴茱萸、花椒、丁香等；④行气通经类：木香、香附、沉香、檀香、橘皮、桑枝、路路通、冰片、地龙、丝瓜络等；⑤强筋壮骨类：补骨脂、自然铜、续断、天麻、鳖甲、杜仲等。热敷方组成时，可在以上各类药物中，每类选取2～4味，全方由12～14味药物组成，每味药用量10～30g。因热敷用药量较大且部分中药价格较贵，临床选用药物时除考虑病情因素外，还需要考虑中药资源的有限性及病人的经济承受能力。

介绍3个常用的推拿热敷方，以供临床参考使用。

1. 传统推拿热敷方　红花10g，桂枝15g，乳香10g，没药10g，苏木50g，香樟木50g，宣木瓜10g，老紫草15g，伸筋草15g，钻地风10g，路路通15g，千年健15g。主治扭伤、挫伤、风湿疼痛、局部怕冷、关节酸痛等。

2. 简化推拿热敷方　香樟木50g，豨莶草30g，桑枝50g，虎杖根50g。主治因扭挫伤而引起的疼痛肿胀，并治肢体酸楚等。

3. 海桐皮汤　海桐皮15g，透骨草15g，乳香15g，没药10g，当归10g（酒洗），川椒15g，川芎10g，红花10g，威灵仙10g，白芷10g，甘草5g，防风10g。主治因跌打损伤而引起的疼痛不适。

四、施术部位

热敷部位多为病变局部，或根据中医理论选择腧穴部位进行热敷，如阳痿可选肾俞、命门等。

五、操作方法

热敷应放在推拿治疗之后进行。热敷方法有干热敷和湿热敷两种。

1. 干热敷法　将盐、沙、黄豆、中药研成碎末或切成小块，放入锅中炒热（或加白酒、陈醋等佐料拌匀）或隔水蒸热后，放入一布袋中，取药袋趁热熨摩特定部位或患处。将60℃～70℃的热水灌满热水袋后装入布套或用布包好敷于患处的方法也是一种干热敷法。

2. 湿热敷法　通常有两种方法。

（1）**药巾湿热敷法**　将处方中草药置于布袋内，将袋口扎紧，放入锅中，加适量清水，煮沸数分钟，趁热将毛巾浸透后拧干，折成方形或长方形（根据治疗部位需要而定），敷于患处，待毛巾不太热时，即换另外一条热毛巾敷之。一般换3块左右即可。

（2）**药包熨烫法**　将处方中草药混合打碎成米粒大小，与米酒一同放入密封好的药缸内浸泡6个月后备用。使用时将药渣装入大小适宜的小布袋内，以不滴药液为宜，扎紧袋口，放入家用微波炉中的专用容器内，高温加热8～10分钟后取出，即可熨烫。熨烫开始时因温度较高，熨烫手法宜轻快地上下拍打，过一段时间后估计病人能耐受时即采用左右晃揉的方法熨烫，最后将药熨包按压在患部（俗称"压包"），直至病人觉得药熨包不热且无舒适感时，再更换另一个已经加热备用的药熨包。

这里还推荐一种简易的家庭湿热敷法，即用绞干的湿毛巾放入家用微波炉中加热约2分钟，使用时先在湿毛巾外面包裹一层干毛巾，以免烫伤受术者皮肤，待温度降低一点后，再撤掉干毛巾直接湿热敷。

六、适应证

软组织损伤所引起的颈肩腰腿痛，各种闭合性损伤及关节炎所引起的疼痛，某些慢性胃肠道疾病、阳痿、急性乳腺炎早期、痛经、早期尚未排脓的疖肿、淋巴结炎、麦粒肿、牙痛、尿潴留、术后腹胀等病证。

七、禁忌证

1. 关节扭伤初期（36小时以内）禁用热敷，因热敷可能加重出血和肿胀。

2. 怀疑内脏有出血或出血倾向时禁用热敷。

3. 当急腹症未确诊时，如急性阑尾炎禁用热敷。面部、口腔的感染化脓，以及合并伤口、皮肤湿疹者禁用热敷。

4. 孕妇腹部、腰骶部，局部无知觉处或反应迟钝处忌用热敷；麻醉未清醒者禁用热敷。

5. 昏迷患者及瘫痪、糖尿病、肾炎等血液循环较差或感觉迟钝的患者，以及不能明白指示者（如严重的老年痴呆症），都不宜使用。即使要使用热敷，也应随时检查局部皮肤的变化，如发红起疱应立即停止。年老体弱及有严重心脏病的患者慎用。

6. 皮肤炎症、血栓性静脉炎、外周血管病变、刚愈合的皮肤、过度肿胀或疼痛的情况，禁用热敷。

八、可能出现的意外及处理

1. 皮肤烫伤　多因操作不当，或因贪图疗效（因温度高病人觉得疗效更好），或因病人皮肤感觉迟钝所引起。出现皮肤烫伤后应停止热敷治疗，并涂上烫伤膏，防止感染。

2. 晕厥　多因过饱或过饥以及体质虚弱引起。因此，在进行烫熨治疗的过程中，应密切观察患者的反应，若患者感到头晕不适，应停止操作。万一发生晕厥，先让其平卧，注意保暖，掐水沟、合谷及内关等穴，并给予温开水或者糖水，必要时按常规抢救措施处理。

九、注意事项

1. 保持操作间内无风，冬天应保持室内温暖。治疗后注意避风保暖，年老体弱者在热敷后应休息一段时间后方可离开操作间。

2. 热敷期间，若病情加剧或有不适，应立即停止治疗，并密切观察病情。

3. 患者热敷后 2 小时内不要洗澡。

4. 治疗期间注意观察局部皮肤有无皮疹、瘙痒、水疱等。如有，则提示病人皮肤对该疗法或热敷方药物过敏，应停止使用该治疗方法。

5. 临证选方用药，应视具体情况而定，如头面、腰骶部及某些敏感部位，不宜选用刺激性太强的药物。

6. 湿热敷时，热敷巾必须折叠平整，使热量均匀透入，且不易烫伤皮肤。如温度较高，热敷巾则越干越好；温度不高，热敷巾可略带点湿。

7. 热敷时可隔着毛巾使用轻拍法，但切勿按揉。一般热敷后的局部不再使用其他手法，否则容易破皮，故热敷多在推拿治疗的最后使用。

【思考题】

1. 简述"痧症"的狭义理解。

2. 刮痧疗法中除"刮痧"外，还有哪些具体的操作方法？

3. 刮痧可能出现哪些意外情况？如何处理？

4. 湿热敷如何操作？

5. 湿热敷的禁忌证有哪些？

扫一扫，查阅本章数字资源，含PPT、音视频、图片等

【导学】

本章从推拿手法刺激强度的研究、以㨰法为代表的推拿手法生物力学和动力学研究、脊柱推拿手法生物力学和动力学研究，以及推拿手法的能量传递和转化学说、闸门控制学说、系统内能学说等推拿手法治疗机制和临床应用研究，概述了多年来在推拿手法基础与应用研究中取得的成果。强调推拿手法的现代研究对进一步理解推拿的作用机理以及改良推拿手法具有重要的意义。

第一节　推拿手法生物力学和动力学研究

一、研究的必要性

推拿从最初随意的本能动作发展到现在的手法定式，成为一种治疗疾病的规范化治疗手段，是在不断总结、归纳、提炼和升华中逐步发展和完善的。手法的评价标准是"持久、有力、均匀、柔和、深透"，这些高度概括的文字总结，没有提出各类手法刺激量具体规范化的参数，也没有客观的衡量标准与科学的表达，无法准确地指导临床医生的规范化操作。手法正确性的判别包括两个方面：一方面是运动学的正确性，涉及动作的姿态及关键部位的运动轨迹、频率和幅度等；另一方面是动力学的正确性，涉及施力的大小、方向和作用点等。这两方面相辅相成，只有正确的手法动作才能产生所必需的恰当的作用力。推拿是术者力作用的结果，而推拿作用的对象是人体，因此，推拿手法的操作及改良都必须符合人体的生物力学和动力学特征，以及人体的解剖生理结构特点。从生物力学的角度来讲，医师应用一个具有特定幅度、特定作用方向和特定作用时间的推拿力作用于患者的特定部位。有效的推拿手法取决于刺激强度、刺激时间、手法频率、手法作用的方向等。这些要素对推拿手法量化、规范化及标准化具有重要的意义。

研究推拿的方法主要集中在与推拿有关的力、载荷、位移、能和声响等几个方面。研究的手段从简单的解剖形态学和物理学分析到现代的影像学以及复杂的三维有限元分析等，研究手段逐渐多样化。测试手段包括推拿手法测力分析仪、传感器、Ergocheck检测系统、生物力学材料实验机（MTS）、指压力测量仪和软组织张力测试仪、计算机三维运动分析系统、光弹法、三维有限元模型以及各种分析软件等，如利用笛卡尔坐标系来描述各种推拿手法的作用力情况以及推拿

手法的运动学和动力学特征，新型的 Novel 系统可很好地显示手法操作的压力特征，是研究推拿手法较理想的量化依据和测试工具，为推拿手法的直观显示和标准化及量化提供了科学依据。随着研究的深入，以及对推拿手法作用的进一步了解，人们已经改变了许多推拿传统认识上的错误。这些研究对进一步理解推拿的作用机理以及改良推拿手法有重要的意义。

二、推拿手法刺激强度的研究

推拿手法的刺激强度主要取决于手法力，也与手法的着力面、受力方式以及操作时间的长短、手法的功力、所治疾病的性质、手法施术部位等手法刺激参数或因素有关。为测定推拿手法刺激量参数，1981 年，山东中医学院和山东工学院研制出 TDL-I 型推拿手法动态力测定器，为手法的运动生物力学研究提供了必要的手段。以后，上海中医药大学和复旦大学也研制了 FZ-I 型推拿手法测力分析仪。目前，还研制开发了推拿手法力学信息测录系统、推拿力学信息计算机处理系统、推拿手法测定仪等。推拿手法测力分析仪是利用手法操作时作用力三维显示的实时描述对手法的技术特征从力学的角度进行描述。有的手法测定仪可直观地看到手法电信号的强弱波形图谱，可对手法的力量、速度、频率的变化，通过波形的特征加以分析。在体手法测量系统是由测力平台与测力手套构成，使得测量精确度更高，能在手法治疗的同时对手法施力不同部位的力的大小和形态做出记录，并可真实、客观地应用数字及图形表示，同时可对治疗过程进行累计定量，还可得到一定时间内各点作用力的时序、频率及能量累积量。推拿手法测定仪的研制成功，使推拿手法从单纯被感知发展到具体可视的不同维度的力的动态波形描述，从而实现了手法操作过程的客观监测和手法质量优劣的客观评价，为探索推拿手法标准化提供了新的研究方法和途径。

应用电阻应变技术制作的传感器进行㨰法动力形式的实验研究，研制开发了推拿手法力学信息测录系统，用于测定、显示并记录推拿手法在垂、纵、横 3 个方向上的力及旋转力矩的大小、频率、动态波形等动力学参数。利用这一仪器对上海、浙江和山东等地不少推拿名家的手法进行了测试和描记记录，对推拿手法做了初步的较为客观的分析。例如，对丁季峰㨰法用测试仪记录，其㨰法曲线特点是手法周期长、频率适中、垂直波振幅高、上升支陡峭、上升角大、波峰尖锐、下降支的回摆波振幅可高达主波（前摆波）的 1/3 至 1/2。通过记录分析，不仅可以提示被测手法特定形式的动力学参数，而且可以帮助了解产生这种动力形式的手法动作结构，使手法动力学研究从定性向定量化迈进了一大步。此后，建立了推拿力学信息计算机处理系统，并应用该系统对推拿名家手法的力学信息再次进行测量、记录和分析。收集测录了全国 70 多位著名推拿专家的 16 种手法 360 余条，建立了我国第一个"推拿手法力学信息数据库"，对包括㨰法在内的推拿手法进行动力学研究及评价手法规范与否提供了一种客观、量化的研究方法。

不同的手法，其频率范围不同，即使相同的手法，由于操作者的不同，其对频率的要求也不一样。对手法频率范围的研究需要考虑手法刺激量，有研究显示，频率与手法的刺激量成正比。影响推拿手法频率范围的因素有手法运动的特异性、手法力量的大小、操作者的生理条件及治疗目的和时间等。手法作为一种力学运动，必然要遵循运动生物力学的基本规律。手法是以力的作用为本质特征，其运动时产生的动态力学信号作用于研究对象的各种感受器，引发传向神经中枢的神经冲动而发挥其对人体的调节作用。不同的手法运动各有其特点，表现在动用的肌肉关节多少、操作的方向和部位等方面。如果完整的手法动作需要动用的肌肉关节较多、运动幅度较大，则完成这一动作需要的时间也会较长，频率就会较慢。从运动生物力学的基本规律得知，功率相同时，肌肉收缩速度与肌肉收缩力存在反比关系。当肌肉以最大力量收缩时，其收缩速度趋向于零；反之，以最大速度收缩时，力量最小。手法频率的快慢与肌肉收缩速度成正比。因此，同一手法在频率较快时，产生的力量较小；频率较慢时，产生的力量较大。不同的手法频率可产生不同的生物学效应，如深度推拿不宜过快，低频振动的手法力度更有利于渗透到较深的组织。同时，这也与软组织这一黏弹性物质的生物力学特性有关。而擦法热量的渗透也与频率密切相关。擦法要求使局部达到较高的温度，频率过快，皮肤温度很快升高，深层组织温度却未升高，患者难以接受；频率太慢，则热量不易积聚，温度达不到要求。从人体运动学的角度看，推拿常用手法均为一种周期性运动，即反复连续进行同样的单一动作。通常所说的推拿手法频率就是指单位时间内同一手法重复的次数。频率作为手法特征或者物理特性的一个组成部分，参与了推拿治疗的整个过程。然而，手法频率与力量的最佳结合点更多的是各临床医师摸索的经验值，并没有统一的标准值。

三、以滚法为代表的推拿手法生物力学和动力学研究

滚法是近年来研究较为深入的推拿手法。滚法研究主要集中于运动学以及由测力装置（测力台和力传感器等）所得到的动力学参数及其动力形式。

（一）滚法力的研究

滚法力的大小是决定其刺激量的关键因素，是其动力学研究的主要对象。2003 年，开始利用视频资料细致分析描述了滚法的操作步骤和施力曲线。随后，利用测力台和测力指套，在体测量了滚法的作用力及在手掌上的分布力。利用信号处理、统计分析和小波分析等方法，从运动学、信号能量、作用力波形相似性等方面对滚法进行了一系列研究。初步测试表明，这套由三维测力平台、测力手套、连接电路和电脑等组成的在体手法测量系统，可准确实时地记录手法操作过程中三维共 6 个自由度内力的大小及相关特征，可为临床医疗、教学及科研提供科学的手法定量手段。进入 21 世纪后，手法测试手段逐步增多，仪器设备也比以前有了较大的改进。

运用推拿手法测试仪进行滚法测试发现，滚法为一种 6 峰 6 谷的随机周期脉冲式信号，专家组前滚与回滚的手法力波谷、波峰均明显且伴峰数较多。提示人手尺寸虽有差别而致手法周期有长有短，但都应保证滚法的频率。手法力的力幅应与最佳受力层次相对应，峰谷值不宜过高或过低，否则手法力会过猛或太分散而使有用功减少，难以做到手法的深透。将三维测力平台和由 5 个压力传感器构成的测力手套，通过 A/D 转换，经计算机实时数据采集与处理进行滚法测试。从能量角度计算手套传感器对测力平台的作用效果，得到总体比重分别为鱼际点 31.7%、小鱼际点 13.9%、小指点 30.1%、无名指点 8.2%、中指点 16.1%。运用 Ergocheck 压力检测系统研究发现，滚法外展和内收阶段单位面积上的作用力系数相等，内收阶段最大压强是手法初始外展阶段最大压强的 3 倍，外展和内收的转折点仍保持较大的作用力。当有拖动或跳动时，单位面积上的作用力系数就不一定相等。故临床教学中可测定初学者的推拿力，经力的测定分析可及时调整初学者的手法姿势。不同等级、不同层次的操作者进行滚法操作，其操作轨迹也不相同：其中最好的操作轨迹为"心形"，即操作者以第五掌指关节及小鱼际吸定于施治部位，通过前臂主动摆动来带动手背进行反复滚动时所产生的操作轨迹；若操作时产生的轨迹为"葫芦形"，说明操作者腕部摆动的幅度过大；若出现"8 字形"操作轨迹，说明来回摆动时力量不足；若出现的滚法的操作轨迹为"棒槌形"，说明以掌指关节着力滚动。其中，"心形"和"葫芦形"操作基本符合滚

法操作轨迹的形式。

　　运用摄像机和推拿手法测定仪实测了推拿专家滚法推拿的运动学和力信号。现已建立了含手部及桡骨、尺骨的简化生物力学模型和方程，然后求解手部桡骨和尺骨远端点处的受力情况。结果表明，滚法前滚时，手部桡骨和尺骨远端点处 X 方向（滚动方向）受力方向不变，出现两个峰值，近前结束时受力最大；回滚时两处受力大小和方向出现波动。手部桡骨和尺骨远端点处，Y 方向和 Z 方向受力趋势相同，在逐步上升后出现了一个平缓变化的阶段，之后急剧下降。研究所建立的简化生物力学模型可对滚法推拿手部受力进行较好的定量学分析。引入 Novel 动态压力分布测量系统来研究滚法，以阐明滚法的动态压力特征。结果证明，本系统可很好地显示滚法操作的压力特征，是研究滚法较理想的量化依据和测试工具，也为手法的直观显示和规范化、量化提供了科学依据。

（二）滚法频率的研究

　　动力学研究证实，多数推拿手法信号是一种周期性随机振动信号，滚法也不例外。这种振动信号在单位时间内重复的次数即频率，作为手法特征的一个组成部分，参与了滚法的整个过程。如果不考虑振幅、时间、加速度等因素，人体对 4～8Hz 的振动最敏感，而 2Hz 的振动对人体损伤最小，手法治疗应该减少对病人和自身的损伤。因此，常用手法的频率在 2Hz 左右应该是合理的，即频率在每分钟 120～160 次是符合人体固有频率的。从临床实际观察也可看到，治疗时手法频率并非是特定力量下的最快频率，而是以手法的中等频率来进行操作的。另有研究对滚法各方向的分力进行频率分析之后发现，所有分力的主要成分集中在 2～15Hz 上，说明在滚法施力过程中以低频作用力为主要成分，使被推拿者不会感到过度的冲击。低频振动的手法力更有利于渗透到较深的组织。

　　利用生物流体力学的基本原理观察软组织松解手法对血管中血液运动情况的影响。研究设血液为牛顿流体，血管壁为线性黏弹体，建立具有局部轴向运动狭窄的黏弹性血管中脉动血流模型。用数值求解线化的 Navier–Stokes 方程研究滚法形成运动狭窄血管内的血流动力学。讨论不同作用力水平的渗透系数、不同最大狭窄度以及不同手法频率对血流量的影响。发现黏弹性血管在滚法作用下距离血管入口 Z=31cm 处的平均切应力、最大切应力和瞬时切应力以及最大狭窄下游血管段最大切应力随着血管黏性系数和手法频率的改变而有较大的变化。在较大的水平渗透系数和较小的最大狭窄度以及高频率手法情况下，有利于血管中血流量增加。在上述基础上建立了组织压随摆动类手法作用力发生动态变化时的毛细血管–组织血流动力学模型，可解释摆动类手法的血流动力学机制。手法频率、血管最大狭窄度和作用力水平渗透系数是滚法的重要参数。有研究把毛细血管内的血液看作低雷诺数流动，血浆渗出毛细血管壁遵循 Starllng 定律，组织压随实测的滚法力发生线性变化。

　　有关推拿活血化瘀、疏经通脉的机理研究一直是学术界的热点。为优化滚法行气活血效应的动力学参数，有研究对滚法动力学参数——力量、频率、时间进行三因素三水平的正交试验。于健康男性左下肢腓肠肌处施以滚法，手法前后采用彩色超声多普勒诊断系统测量腘动脉血流量。统计发现，滚法操作中力量、频率、时间之间存在显著的交互作用；力量 4kg、频率 120 次 / 分钟、时间 10 分钟的组合模式提高腘动脉平均血流量增益率的效果最显著，说明这种参数匹配关系是促进血流动力学较佳的参数模型。提示推拿手法作用并非力量越大、操作时间越长，疗效就越好。滚法是以在维持一定压力前提下，持续、有节律地刺激体表为特点，力度适中而疗效显著。手法的治疗时间过长，刺激量过大，反而会给病人带来一些负面影响，甚至加重病情。

（三）其他手法研究

推拿所用之力，除了大小、方向、作用点等三要素之外，还包括力的操作时间、幅度、速度及疗效等方面。其中，手法用力的大小、操作时间能够决定手法的刺激量，施治部位的大小及具体手法取决于手法的幅度大小。有研究者将振法分为用力振法和放松振法两类，对其进行动力学特征的分析，建立由 X 轴、Y 轴、Z 轴组成的空间坐标系，其中 X 轴为治疗的体表方向，和 Y 轴相同平行于治疗表面，Z 轴垂直于治疗表面。该手法操作完成需要沿 X、Y、Z 轴 3 个方向进行移动，其中沿 X 轴和 Y 轴方向移动为空载换位，沿 Z 轴方向为施力方向，振动频率在 400 ～ 600 次 / 分钟之间，振动幅度要小而均匀。用压力检测系统研究了拇指指端、指腹、单手全掌、双手全掌重叠按压的压强情况。发现拇指指端按法压强值最大，指腹按法压强值次之，双掌按法及单掌揉法的最大压强最小。手法热效应的机理为治疗时间提供了依据。有实验显示：推拿后局部组织开始升温。2 分钟后，表层和深层组织温度明显上升，推拿到 5 分钟时，升温基本稳定，推拿 10 分钟时升温较 5 分钟时有明显差异。这为推拿治疗时间提供了一个较为客观的依据。但仍然存在许多值得探讨的问题，如什么样的刺激量能达到以上时间所要达到的温度，需要达到多少温度手法操作可以停止等，即如何来衡量温度以及手法频率对温度的影响等问题。这些都是有待探索的问题，需要进行更多、更深层次的研究。

无论是运动学参数（时间、频率、速度、轨迹等）还是动力学参数（力、力矩、动量等）都与推拿手法密切相关，手法操作时，根据操作时间的长短、频率的快慢、力量的大小及操作的运行轨迹对某种推拿手法进行剖析，掌握手法的各动力学及运动学参数，做到"机触于外，巧生于内，手随心转，法从手出"。操作之前，心中应根据各参数制定一个明确的诊疗方案，以提高临床疗效。对于初学者而言，才能将这种经验型的手法领悟，更好地应用于临床，促使推拿手法传承、创新。

四、脊柱推拿手法生物力学和动力学研究

脊柱推拿是治疗颈腰腿痛的关键疗法之一。手法操作无不涉及生物力学问题，对生物力学的研究有利于进一步提高手法疗效，预防手法不当导致的医源性损伤。手法的生物力学研究多采用尸体的新鲜脊柱标本或在体模拟各种手法进行相关研究。脊柱推拿手法生物力学研究是以颈椎和腰椎的拔伸、旋转和扳法为主。分在体实验、离体实验、数学模型以及三维重建和有限元分析等，分别针对手法作用下的椎间盘、小关节、神经根及神经根管和椎间孔等组织结构进行相应的研究。

应用动态捕捉系统和测力台采集动力学和运动学数据，对颈椎侧扳法进行客观化描述，颈椎侧扳法的侧扳定位角度约 34.60°，侧扳极限角度约 39.13°，侧扳瞬间角度差约 4.51°，扳动时间约 0.22 秒，角速度约每秒 21.15°；在侧扳瞬间，施术者足底合力减少了约 11.67kg，受试者足底合力增加了约 10.10kg。运用 MTS 研究颈椎部不同手法组合对髓核内压力的影响，发现在旋转手法作用下，髓核内压力升高；但在牵引下旋转，髓核内压力略有下降。近年来，对颈椎旋转手法的亚生理区进行了研究。"喀哒"声是脊柱推拿手法成功的标志之一。有研究发现，颈椎旋转手法作用时旋转侧出现的"喀哒"声响要明显多于旋转的对侧。端提手法作用节段较多，而定点旋转手法的作用节段较少。采用加速度传感器测量不同模拟加载的加速度，观察多节段颈椎间盘髓

核内压力的变化情况，发现牵引可有效降低颈椎髓核内压力，但快速提扳超过一定加载可对颈椎造成损伤。研究发现，旋转手法可降低颈椎间盘的蠕变与应力松弛速率，调整颈椎间盘的黏弹性与应力分布，椎间盘蠕变趋向平衡的时间一般为 10～15 分钟并达到饱和。因此，手法可提高颈椎的稳定性，理筋手法时间可掌握在 15 分钟左右。旋转手法对椎管内截面积、椎管矢状径、神经根袖等具有较明显的作用。旋转时，对侧神经根袖位移明显，这有助于解除神经根袖处的某些粘连。旋转时，突出的髓核无明显增大。突出的髓核随颈椎的旋转而位移，这从另一侧面说明旋转手法的治疗机制可能是使突出的髓核移位，减少对神经根的刺激，从而达到治疗目的。病理状态下，非定位旋转手法对 $C_{5\sim6}$ 节段椎间盘髓核内压改变量均高于正常模型，而定位旋转扳法对 $C_{2\sim6}$ 节段的椎间盘髓核内压改变量均小于非定位旋转手法；病理状态下，非定位旋转手法向右侧旋转产生的角位移高于向左旋转，但均高于正常模型。然而，定位旋转扳法对 $C_{5\sim6}$、$C_{6\sim7}$ 角位移高于非定位旋转手法，其余节段均小于后者。当定位旋转扳法向右旋转时，虽然 $C_{5\sim6}$ 左侧关节突关节合力也小于 $C_{5\sim6}$ 左侧关节突关节合力，但在 $C_{6\sim7}$、$C_7\sim T_1$ 节段均高于非定位旋转手法和正常模型。相对颈椎和腰椎来讲，胸椎脊柱推拿手法的研究相对较少，有研究比较了 3 种呼吸状态对胸椎掌压法施力的影响，并建立了人体及胸廓的三维有限元模型，用于分析胸椎脊柱推拿手法的作用力。

一直以来，对斜扳法治疗腰椎间盘突出症的治疗机制，存在回纳学说和髓核与神经根相对位置改变学说的争论。研究显示，斜扳是一种复杂的包括腰椎旋转及前屈和侧弯的运动，是三维六自由运动的手法，是脊柱几个方向上联合作用的结果。斜扳手法使椎间盘与相邻神经根之间有一相对位移，这可能是其治疗的机制。腰椎斜扳手法中，由于小关节突定向位移及对后关节囊、黄韧带的牵拉，使得对侧的神经根管扩大，从而改善受压神经根的内环境。扳法临床应用得当，可解除肌肉的痉挛，并使髓核发生位移，改变了神经根和突出物的位置关系；也可调节神经根管容积，松动上、下关节突，松解神经根管和小关节处的粘连，减轻神经根受压或刺激，改善局部循环，有利于症状缓解。

腰椎旋转手法使后纵韧带紧张，给突出的髓核一种挤压力，促使其回纳。但有研究者在尸体上动态测量了手法过程中髓核内压的变化，发现单纯旋转手法使髓核内压力增高，且在手法成功时髓核内压最高，研究不支持回纳学说。研究表明，斜扳手法和坐位旋转手法时腰椎髓核内压明显升高，牵扳手法髓核内压降低或轻度升高，神经根与椎间盘之间有一位移。研究发现，腰椎向左侧旋转，椎间盘左后外侧内压增高，同时右后外侧压力减低，右旋时反之。在手法结束瞬间，出现负压。这种正负压的多次反复变化，可使突出的髓核变形变位。旋转手法有可能使一部分外层纤维环完整、髓核尚未退化的突出髓核还纳或部分还纳，但由于手法治疗结束后脊柱又回到原来的形态，这样一来，腰椎小关节突的反复活动、关节囊的伸缩改变了椎间孔的形态和大小，可松解神经根周围的粘连。利用腰椎有限元模型分析，及时显示手法作用时椎间盘的位移和内在应力的变化，发现行坐位腰椎旋转手法时，椎间盘在旋转侧的前部为应力主要集中区，同时，在旋转对侧的后部为张力集中区，椎间盘的最大位移在旋转侧的前部上缘，旋转对侧的后部受到张力时也相应地出现拉伸。坐位旋转时退变腰椎最大应力集中点分布于峡部、椎弓根、上位椎体、小关节面的下端；椎间盘的应力集中分布于纤维环前外侧部，最大位移出现在上位椎体的上关节。在构建的 $L_{4\sim5}$ 节段腰椎模型上模拟加载提拉旋转斜扳手法，通过有限元分析方法，观察手法作用过程中椎间盘应力的分布及变化，髓核及纤维环的位移及应变，椎间盘应力变化从右后方开始出现，以弧形向周围传递扩散，应力的变化呈递减分布。椎间盘应变最小的位置在髓核偏后，以此为中心呈圆弧状向周围递增。应变最大的位置主要发生于纤维环，特别是椎间盘右侧外缘。说明提拉旋转斜扳手法操作中应力主要集中于后侧关节突关节，椎间盘的应力变化相对较小，纤维环后外侧在操作中有较明显的应变，局部的位移变化可能是手法疗效的机制之一。

椎间孔的截面积在屈曲时增大，背伸时减小。侧屈时，凹侧椎间孔高度、宽度都相应减小，而对侧椎间孔的高度、宽度都增大。轴向转动中，椎间孔的形态改变机制相对来说比较复杂。在主动侧，椎间孔前壁的上部缩小；同时，椎间孔后壁的上半部分向后移动，最终使椎间孔的截面积减少。在对侧则发生相反的变化。研究证实，腰椎退变的节段比无退变的节段在运动时有更大的活动范围，椎间孔面积也有更大的变化。有研究模拟踩蹻加压时腰部解剖结构的变化情况，分析踩蹻对椎间孔及椎管的力学效应。结果显示，应力大小对 $L_4 \sim L_5$ 双侧椎间孔最大横径变化有显著影响，对侧面和高度影响不显著，对椎管容积有影响。腰椎在前屈 30°时，椎间盘组织的位移应变和应力变化最明显。腰椎牵引力与髓核应力之间变化关系的数学模型研究表明，以体重的 30%～80% 牵引是相对安全的牵引范围。牵引时，突出椎间盘各部，特别是后部受到应力的牵拉而发生应变。根据应力应变关系，若椎间盘所受拉力增加，则发生的形变大，椎间隙则增宽，产生负压，有利于髓核的回纳。

在体研究显示，手法能使椎体瞬间移动，可刺激脊神经根，脊旁肌梭对速度的敏感性强于手法作用时间。腰椎小关节完整时，施加扭力的 10%～40% 通过小关节传送。腰椎退变后，腰椎小关节的承载大大增加，特别是在前屈和旋转状态下，小关节面上各点的应力值增长迅速。在这种情况下，旋转时就要避免大力和暴力，以减少小关节损伤的概率。腰椎小关节内压力在手法过程中呈波状变化，其下关节突出现全方位移动。

五、存在的问题

目前，研究手法刺激量参数的规律只局限于少数几种手法，所采集的数据和分析处理的结果，并不能十分全面地说明问题；无论是对推拿手法基本要求的电信号解释，还是以波形图谱的方式对手法的各要素进行的综合测评，至今都没有一个统一、权威的标准电信号和波形图谱。今后，推拿手法参数规范化的研究要弥补以上的缺陷与不足，从对单个手法的研究扩展到对多个手法的研究。制定出各个手法统一、标准的电信号和波形图谱，从而探索建立可量化和规范化的推拿手法。

脊柱推拿的生物力学研究有 3 种模型：动物模型、物理模型和尸体模型。每一种模型都与人体脊柱结构近似，但都存在一定的局限性。比如，动物模型可监测生理反应，但多为四足动物，结构功能与人类不同；物理模型缺乏几何和材料的生物逼真性，只限于能够应用此法的研究种类，且结果往往欠缺说服力；尸体模型在几何、结构和材料特性方面虽具有优势，但大量的实验致模型生物学易变和标本来源较难，且损伤模型分析均未考虑肌肉作用。因此，对脊柱模型及损伤仿真模型的建立仍需进一步研究。

随着生物力学现代学科和科学思维方法的发展及新型电子传感材料、仪器设备、测试手段的不断更新及完善，从离体实验到在活体上进行更加精细的、无损伤性的实时监测研究将会有所突破，将会使脊柱推拿走向规范化和科学化的难题迎刃而解。

第二节　推拿手法治疗机制和临床应用研究

一、治疗机制研究

（一）能量的传递和转化学说

中医推拿手法的种类很多。每一种手法在形态、轨迹、接触面积与作用形式方面，以及在体位的要求和患者的感受性等方面都可能不同。但透过形态多样的手法可以发现，其实最简单、最普遍的共同特征是医生在患者一定的部位上都施了力。如㨰、揉、按、点、一指禅推等是压力；推、擦、抹、搓等是摩擦力；拿与拨等是弹力；振、抖等是振动力；扳、摇等运用了离心力和向心力。任何手法都离不开力，手法成了力的载体。

医生所施之力作用于患者体表，必然使其体表被压缩、被牵张，或产生被动的肢体运动，从而引发接触面上的形变和位移，有形变和位移就是对物体做功，做功就必然伴随着能量的传达和转变。所以，"力—功—能量"是推拿的基本原理轴线。而这条轴线完全符合牛顿力学原理，它决定了推拿医学的力学特征。

据此，运用力学的原理和研究力学的方法来研究手法是现代手法研究的趋势之一。如山东、上海中医药大学关于手法测定仪的研制，上海、成都中医药大学对㨰法、振法和踩跷法的研究等。理论上，任何一种手法的外部特征都可能通过一定的仪器而被进行定量与定性的分析。研究发现手法操作频率与手法的刺激量成正比关系，同时刺激强度也和压力、速度乘积呈正比。有学者使用物理学上的受迫振动和共振效应的原理来解释手法渗透性的问题，认为当手法操作的频率与局部施治部位的固有频率接近时，两者会发生共振，这样产生的能量也最强，所以能将手法力效应传递到深部组织。由此，运用力学的原理和研究力学的方法来研究手法是现代手法研究的趋势之一。

（二）闸门控制学说

闸门控制理论，最初由 Malzack 和 Wall 于 1965 年提出。该学说认为，在脊髓后角存在疼痛的闸门控制系统。粗感觉神经纤维和细感觉神经纤维同时与上行传递细胞（T 细胞）和后角 II 层细胞（SG 细胞）形成突触联系。当粗纤维兴奋后，激活 SG 细胞，进而对 T 细胞产生突触前抑制，闸门关闭；细纤维兴奋后，抑制 SG 细胞，失去对 T 细胞的突触前抑制，闸门开放，痛觉信息上传。SG 对传入纤维末梢的抑制效应因粗纤维的活动而加强，并因细纤维的活动而减弱。疼痛的缓解归因于选择性刺激粗纤维关闭闸门控制通道，疼痛的再现则归因于在周围神经损伤时，持续的、不太激烈的细纤维活动情况下逐步重开闸门控制通道。细神经纤维兴奋能打开"闸门"，让疼痛信息通过；粗神经纤维兴奋可关闭"闸门"，阻止疼痛信息通过。粗纤维的活动可以抑制细纤维的活动已成为神经生理学的一般原则。按照这一学说，推拿的镇痛原理可能在于手法刺激激发了大量外周粗神经纤维所传导的兴奋信号的传递，关闭了"闸门"，阻止了疼痛信号的经过，从而达到镇痛的目的。这已为推拿的基础实验和大量临床实践所证明。

（三）系统内能学说

人体是有机的大系统，这个大系统又包含着许多小系统，每个小系统都需要一定的能量，才能完成它在整个机体和总的生命过程中所担负的特定任务，从而使大系统保持着内外上下的统一与平衡，使人体进行着正常的生命活动。如果某一小系统的能量失调，就可导致该系统出现病变，而某一小系统发生病变也必然引起该系统能量的异常。而推拿手法本身就是一种机械能，以其所产生的机械波传递、深透到受术者体内，进而转换成能被人体吸收、利用的动能或生理电能等各种能量形式，以补充、激发人体有关的系统内能，从而起到治疗作用。如肌肉痉挛者，通过手法使有关肌肉系统内能得到调整，则肌肉痉挛就得到解除；气滞血瘀者，通过手法使气血系统内能增加，加速气血循环，从而起到行气活血的作用，解除了因气滞血瘀而引起的各种病证。由于胃肠功能亢进或低下导致的一系列胃肠疾病，通过按腹、揉腹、运腹、推腹；摩、揉中脘、脐中、气海、关元等腧穴，可明显增强或减弱其胃肠功能，调节胃肠系统能量平衡，从而达到治疗胃肠疾病的效果。

（四）生物信息学说

人是一个生物体，每个人的身上都具备一定的生物信息。近代生理学研究证明，人体的各个脏器都有其特定的生物信息（各脏器的固有频率及生物电等），当脏器发生病变时，有关的生物信息就会发生变化，而脏器生物信息的改变可影响整个系统乃至全身的机能平衡。这一信息学说是推拿治病的理论依据之一。推拿就是在人体体表特定的部位、腧穴上视病情而进行各种手法刺激，推拿手法的操作不仅有能量的传递和转化，同时也会发出一定的生物信息。信息传递系统输入到有关脏器，对失常脏器的生物信息加以调整，从而调整病变脏器，以起到改善血压、改变睡眠、增进饮食、通调二便、调控情绪等作用。

目前从理论上推测，手法刺激产生的信息输送到人体内，可引起人体神经生物电、神经介质、激素及酶系统信息活动的系列变化及增强人体对病痛信息的自我调整能力。中医学在信息疗法方面积累了许多经验，如对腰椎间盘突出症患者进行局部手法推拿治疗，输入调整信息，降低5-羟色胺、去甲肾上腺素等外周致痛物质，升高 β-内啡肽等内源性镇痛物质，从而起到镇痛作用。

（五）生物全息学说

生物全息学说认为，人体中局部与整体间的信息传导有一定的规律，即任意选取人体某一局部，它都完整地排列着全身相关的反应点，是全身各器官的缩影。近年来，随着生物全息学说的提出，医学上又兴起了一种新的诊疗疾病的方法——生物全息诊疗法。眼针、耳针、耳压、腕踝针、第2掌骨诊疗法、足部反射区按摩等，都是根据生物全息理论而出现的具体的生物全息诊疗方法。在中国古代医籍中已有生物全息现象的影子，如中医学认为人体以五脏为中心，通过经络把六腑、五体、五官、九窍和四肢百骸等全身的局部组织器官有机地联系在一起。某一局部的生理、病理变化往往能反映全身脏腑的功能情况，即通过相对独立部分的外在变化可了解和判断内在脏腑的病变。人体的耳、眼、舌、鼻、口五官均是功能和结构上的相对独立部分，藏象学说认为，肝在窍为目，肾在窍为耳，心在窍为舌，肺在窍为鼻，脾在窍为口，五官的生理病理变化反映着五脏功能的盛衰，这都是生物全息律中局部与整体的关系。近年来的医学实践证实，耳部、足部、第 2 掌骨等处是比较优越的生物全息诊疗部位。因此，中国传统推拿术中的特殊推拿疗法，如手部推拿疗法、足部推拿疗法、耳部推拿疗法等，不仅积累了丰富的经验，而且作为古法新用，越来越受到医学界的公认和重视。

二、临床应用研究

（一）推拿临床病谱研究

由王之虹、严隽陶主编的《中国推拿大成》一书，收录了自《内经》时代起至新中国成立前各个历史时期具有代表性的古医籍 70 余部，还具体介绍了 1950～1991 年底国内正式出版发行的现代推拿著作 188 种。该书共列举了 6 大类型 140 种适应证，其中包括伤科疾病 8 类 58 种；对推拿的适应证进行了系统介绍。夏治平主编的《中国推拿全书》，在治疗各论中介绍了 15 大类 239 种病证。而附录的 1950～1997 年推拿期刊论文题录索引，收集的推拿治疗疾病谱包括 12 大类 252 种以上病证。邵铭熙主编的《实用推拿学》提及病证共 147 种。有研究查阅了历代推拿相关书籍、文献，总结推拿在骨伤科的应用概况，同时检索《中国生物医学文献数据库》（CBM）获取有关肌肉骨骼系统文献资料，运用文献计量学手段总结现代肌肉骨骼系统推拿临床病谱。以 2004～2008 年的文献为例，推拿相关文献占 46.65%，肌肉骨骼系统推拿文献占 41.25%。表明历代医家运用推拿手法治疗骨伤科疾病居多，推拿相关论文以及肌肉骨骼系统推拿文献均呈逐年递增趋势，说明推拿在肌肉骨骼系统疾病治疗方面具有较好的优势，值得深入研究。近年来，随着人们对推拿手法的认识越来越深入，推拿手法也得到不断的创新和发展，人们开始用推拿治疗越来越多的疾病，临床上已有使用推拿手法治疗内、外、妇、儿科疾病以及老年病等的报道，并且在一定程度上取得了良好的效果。随着研究的深入，推拿手法治疗疾病的优势会逐渐显露，所治疗的疾病也会逐渐增多。

（二）推拿刺激量的研究

临床实践证实，引发推拿效应的关键因素之一是手法刺激量，有目的地改变手法力量、频率和时间中任一操作要素，手法刺激量亦随之改变，从而产生不同特点的手法作用效应。如对推拿力只是要求要有一定的力度，即手法要"有力"，这很容易被理解为"有劲"。实际上，"有力"应该是指手法在操作过程中必须具备一定的力度和功力，具有一定的刺激量。其中，"功力"是指所用"力"必须具备一定技巧，是特定的技巧力，并非"有劲"就行。手法刺激量与手法的压力成正比关系，但并非刺激量越大，疗效就越好。从手法力对神经内脏功能的影响来看，力度轻微则中枢神经抑制而周围神经兴奋，力度大则相反。从促进组织细胞的生长、分化和功能的维持来看，也需要适当的机械刺激，而过度或持续时间过长的机械刺激，会对组织细胞造成损害，容易引起患者皮肤破损、皮下瘀血，甚至晕厥等不良反应。手法频率的变化能影响人体某些系统的功能状态，如神经系统、血液循环系统、运动系统、免疫系统、消化系统、内分泌系统等。而且某一特定的手法，其频率变化也会导致不同的作用效果。手法频率变化对各系统作用机制研究涉及生理、生化、电生理、生物力学等多方面的学科，作用途径十分复杂，现有的研究并不能完全解释手法频率对这些系统所产生的生物学效应。要揭示手法动作发生的机制和变化，就必须研究其动力学特征，即"动力型式"。所谓动力型式，是指在规范的动作结构下，手法的动作保持相对稳定的动力定型，其作用力大小、操作的频率及时间等各要素组成的动力学参数保持相对稳定，从而形成一个动力形式的"构型"。至于手法治疗时间的研究，多为主观理论性的论述。临床上一般根据患者的耐受力和医者的手下感觉来确定，但并非治疗时间越长效果越好。

（三）推拿对心理和精神方面的影响

推拿通过神经系统的反射和经络系统的调节作用而获得临床疗效。轻柔缓和的推拿手法是一种良性的物理刺激，如腹部推拿有镇静作用，可放松患者的紧张状态。推拿最迅速、最直接的结果是放松肌肉，达到放松、稳定情绪的作用。研究表明，背部按摩可减轻长期住院中老年患者的焦虑状态。抑郁症儿童接受按摩后，其焦虑感、焦虑行为有所减少，而积极情感则有所增加。按摩能有效改善患者术前和运动员赛前的紧张状态。接受抚触按摩的新生儿情绪较稳定，哭泣时间减少，而睡眠时间增加。抚触可刺激新生儿神经系统的发育，促进其心理健康的发展。

（四）推拿对神经系统的影响

推拿对神经系统有一定的调节作用。手法刺激可通过反射传导途径来调节中枢神经系统的兴奋和抑制过程。推拿手法可直接或间接地刺激神经出现抑制或兴奋作用，通过反射传导通路对相应的器官或组织产生影响。研究表明，轻柔和缓有节律的刺激使交感神经受到抑制，使副交感神经兴奋，具有抑制和镇静作用；急速而较重的手法刺激使交感神经兴奋，而使副交感神经抑制。如在缺盆穴处的交感神经星状结处按压，可使瞳孔扩大、血管舒张、肢体皮肤温度升高；按压下腹部和捏拿大腿内侧，可引起膀胱收缩而排尿等。应用功能磁共振成像观察发现，按揉委中穴可兴奋脑内愉悦回路的核团，从而产生愉悦效应，由此推测可能是推拿改善心境的中枢机制之一。推拿可引发中枢神经环路的联系，促使机体出现运动或肌肉收缩，早期推拿能利用残余的肌肉随意收缩兴奋运动神经细胞，使中枢神经与周围神经保持正常的兴奋或抑制活动过程。此外，推拿可促进局部血液循环，防止肌肉萎缩，促进瘫痪肢体功能恢复，因而可用于中风后遗症的治疗。

（五）推拿对心血管系统的影响

推拿促进血液循环的机制之一是使肌肉放松，肌肉放松状态下其血液流量要比紧张时提高。推拿也可使毛细血管扩张，促进血液流动，改变血液高凝、高黏、浓聚状态。实验证明，推拿可引起一部分细胞内的蛋白质分解，产生组织胺和类组织胺物质，使毛细血管扩张开放，同时，毛细血管的渗透性能增强，可改善局部组织的供氧和营养。推拿有助于静脉回流。有研究发现，推桥弓对原发性高血压即时降压效果明显，其中，降低收缩压和平均血压较明显，而降低舒张压效果不明显，心率也无明显变化。降低收缩压和平均血压的效应在30分钟后逐渐减弱。此外，通过推拿背部腧穴，产生躯体—内脏反射，从而改善心血管功能而降压。

（六）推拿对消化系统的影响

推拿的直接作用力，可促使胃肠管腔发生形态改变和运动，调节平滑肌的张力和收缩能力，调节胃肠蠕动，加快（或延缓）胃肠内容物的运动排泄，用于治疗不完全性肠梗阻（腹泻）。此外，推拿可促进胆汁排泄，降低胆囊张力，抑制胆囊平滑肌痉挛，有缓解胆绞痛的作用。推拿通过反射使胆囊交感中枢兴奋，抑制胆囊收缩，减少胆汁的分泌。同时，按、点胆囊穴可使 Oddi

括约肌松弛，有利于胆汁顺利排出，从而缓解胆绞痛。推拿对消化系统的良性作用可用于治疗小儿厌食症、小儿腹泻和便秘等病证。

（七）推拿对运动系统的影响

推拿可放松肌肉，通过促进血液循环，改善肌肉等组织的营养代谢，促进炎症水肿的消退和吸收，因而广泛地用于治疗肌肉、肌腱、筋膜、韧带等软组织损伤。另外，推拿手法可分离、松解粘连，用于治疗软组织损伤后瘢痕组织增生、粘连，各种神经血管束卡压综合征等。有研究表明，非周期性大强度运动训练可造成韧带松弛，推拿可明显防止韧带的松弛。随着年龄的增长，肌肉体积不断减小，肌力逐渐下降，造成人体结构和功能的下降。推拿功法易筋经能有效提高老年骨骼肌减少症患者下肢慢性向心运动时伸肌群肌力，并增强膝关节稳定性，值得推荐。但易筋经锻炼的适宜运动强度、优化处方、作用机制等问题有待深入研究。有研究证实，推拿可改善颈椎病患者颈部肌群收缩力量、做功效率，改善颈部屈肌群和伸肌群的协调能力，从而有利于恢复颈椎病患者颈部经筋的生物力学性能，达到"束骨"和"滑利关节"的效果。脊柱推拿可能的作用机制：①解除滑膜嵌顿，拔伸法、扳法或旋转手法可使嵌顿的滑膜或滑膜皱襞得到解除，恢复正常解剖关系，从而缓解疼痛；②解除肌肉痉挛，调整椎间盘内压力；③松解粘连，关节和关节囊、神经根周围以及椎管内的某些粘连是关节疾病、脊柱疾病常见的病因，推拿可使粘连得到一定程度的松解，从而缓解疼痛和活动受限；④纠正关节错位，调整椎间盘与神经根的位置。脊柱推拿可恢复正常的脊椎关节解剖序列，有利于椎间盘、韧带和关节囊等处组织水肿的消退，有利于静脉回流的改善，促使神经根周围炎症减退。因此，脊柱推拿广泛应用于颈椎病、胸椎小关节紊乱、肌筋膜炎、腰椎间盘突出症、腰椎滑脱、腰椎管狭窄症、急性腰扭伤等脊椎疾病的治疗。

（八）推拿的镇痛作用

推拿的直接放松作用即可缓解疼痛，特别是肌肉劳损性疼痛。研究表明，推拿手法可促使体内止痛物质内啡肽增加，体内致痛物质的含量减少，恢复细胞膜巯基及钾离子通道结构的稳定性。推拿对神经系统产生的抑制调节作用可影响体内与疼痛相关的神经介质、激素的分泌代谢和化学物质的衍化释放过程，从而起到镇痛作用。因此，推拿手法可用于治疗诸多疼痛性病证及某些疾病引起的疼痛。对感冒患者进行的推拿研究证实，推拿具有阿司匹林的解热、镇痛、消炎和预防血栓形成等功效，且作用原理也相似，这提示推拿可能是通过刺激机体产生类似于阿司匹林的物质而起作用的。脊柱推拿有中枢易化、提高中枢性疼痛耐受和抑制疼痛传递的作用，从而可治疗脊柱退行性疾患的主要症状之一——疼痛。

（九）推拿可改善亚健康状态

推拿可以疏通全身经络，使经脉充盈、气血调和，从而调整失衡的脏腑功能，达到平衡阴阳、调理脏腑的目的。推拿还可提高机体的免疫机能，增强机体的抗病能力，加速血液循环，促进代谢产物的清除，从而可改善患者的亚健康状态。人体背部有很多腧穴与五脏六腑相通。同时，人体有许多保健强壮穴，如推拿涌泉穴可使肾精充足，耳聪目明，精力充沛，腰膝壮实不软；推拿足三里可健脾壮胃，扩张血管，降低血黏度，促进饮食的消化吸收，提高人体的免疫力，消除疲劳，恢复体力；推拿安眠穴可以促进睡眠。通过对背部相关部位或腧穴的推拿，结合人体保健强壮腧穴的点按，可以使亚健康状态者的症状得到明显的改善。

（十）推拿的保健作用

如掌振神阙可使皮肤热感增加，使肠鸣音增多，可提高肝、胆、胰脏对血糖的调节功能。掌振百会能有效加强受损脑组织的电生理活动，改善脑部的血液循环；振法能明显改善脑卒中后偏瘫的运动功能及日常生活能力。适当振动能使骨折断端受到机械的刺激而产生应变，促进骨痂形成。振法对缓解痛经、月经不调、焦虑、女性围绝经期综合征及伴随症状方面都有很大的帮助，尤其对改善女性围绝经期的骨质疏松研究较多，可见，振法有成骨效应。振法也可提高下肢肌力和增加膝关节的稳定性。有益的"振动"具有保健养生功能，如"叩齿"动作能使牙龈中的血管扩张，牙床局部血液循环得到改善，从而达到固齿效果。又如，"捶背"是一种有益健康的"振动疗法"。振腹法为脏腑推拿独特的治疗形式，广泛用于临床各科，已发展成为脏腑推拿流派的一个分支。

【思考题】

1. 试述推拿手法生物力学和动力学研究进展。
2. 试述推拿镇痛作用的途径。
3. 推拿对神经系统有什么影响？

全国中医药行业高等教育"十四五"规划教材

全国高等中医药院校规划教材（第十一版）

教材目录（第一批）

注：凡标☆号者为"核心示范教材"。

（一）中医学类专业

序号	书名	主编		主编所在单位	
1	中国医学史	郭宏伟	徐江雁	黑龙江中医药大学	河南中医药大学
2	医古文	王育林	李亚军	北京中医药大学	陕西中医药大学
3	大学语文	黄作阵		北京中医药大学	
4	中医基础理论☆	郑洪新	杨柱	辽宁中医药大学	贵州中医药大学
5	中医诊断学☆	李灿东	方朝义	福建中医药大学	河北中医学院
6	中药学☆	钟赣生	杨柏灿	北京中医药大学	上海中医药大学
7	方剂学☆	李冀	左铮云	黑龙江中医药大学	江西中医药大学
8	内经选读☆	翟双庆	黎敬波	北京中医药大学	广州中医药大学
9	伤寒论选读☆	王庆国	周春祥	北京中医药大学	南京中医药大学
10	金匮要略☆	范永升	姜德友	浙江中医药大学	黑龙江中医药大学
11	温病学☆	谷晓红	马健	北京中医药大学	南京中医药大学
12	中医内科学☆	吴勉华	石岩	南京中医药大学	辽宁中医药大学
13	中医外科学☆	陈红风		上海中医药大学	
14	中医妇科学☆	冯晓玲	张婷婷	黑龙江中医药大学	上海中医药大学
15	中医儿科学☆	赵霞	李新民	南京中医药大学	天津中医药大学
16	中医骨伤科学☆	黄桂成	王拥军	南京中医药大学	上海中医药大学
17	中医眼科学	彭清华		湖南中医药大学	
18	中医耳鼻咽喉科学	刘蓬		广州中医药大学	
19	中医急诊学☆	刘清泉	方邦江	首都医科大学	上海中医药大学
20	中医各家学说☆	尚力	戴铭	上海中医药大学	广西中医药大学
21	针灸学☆	梁繁荣	王华	成都中医药大学	湖北中医药大学
22	推拿学☆	房敏	王金贵	上海中医药大学	天津中医药大学
23	中医养生学	马烈光	章德林	成都中医药大学	江西中医药大学
24	中医药膳学	谢梦洲	朱天民	湖南中医药大学	成都中医药大学
25	中医食疗学	施洪飞	方泓	南京中医药大学	上海中医药大学
26	中医气功学	章文春	魏玉龙	江西中医药大学	北京中医药大学
27	细胞生物学	赵宗江	高碧珍	北京中医药大学	福建中医药大学

序号	书 名	主 编		主编所在单位	
28	人体解剖学	邵水金		上海中医药大学	
29	组织学与胚胎学	周忠光	汪 涛	黑龙江中医药大学	天津中医药大学
30	生物化学	唐炳华		北京中医药大学	
31	生理学	赵铁建	朱大诚	广西中医药大学	江西中医药大学
32	病理学	刘春英	高维娟	辽宁中医药大学	河北中医学院
33	免疫学基础与病原生物学	袁嘉丽	刘永琦	云南中医药大学	甘肃中医药大学
34	预防医学	史周华		山东中医药大学	
35	药理学	张硕峰	方晓艳	北京中医药大学	河南中医药大学
36	诊断学	詹华奎		成都中医药大学	
37	医学影像学	侯 键	许茂盛	成都中医药大学	浙江中医药大学
38	内科学	潘 涛	戴爱国	南京中医药大学	湖南中医药大学
39	外科学	谢建兴		广州中医药大学	
40	中西医文献检索	林丹红	孙 玲	福建中医药大学	湖北中医药大学
41	中医疫病学	张伯礼	吕文亮	天津中医药大学	湖北中医药大学
42	中医文化学	张其成	臧守虎	北京中医药大学	山东中医药大学

（二）针灸推拿学专业

序号	书 名	主 编		主编所在单位	
43	局部解剖学	姜国华	李义凯	黑龙江中医药大学	南方医科大学
44	经络腧穴学☆	沈雪勇	刘存志	上海中医药大学	北京中医药大学
45	刺法灸法学☆	王富春	岳增辉	长春中医药大学	湖南中医药大学
46	针灸治疗学☆	高树中	冀来喜	山东中医药大学	山西中医药大学
47	各家针灸学说	高希言	王 威	河南中医药大学	辽宁中医药大学
48	针灸医籍选读	常小荣	张建斌	湖南中医药大学	南京中医药大学
49	实验针灸学	郭 义		天津中医药大学	
50	推拿手法学☆	周运峰		河南中医药大学	
51	推拿功法学☆	吕立江		浙江中医药大学	
52	推拿治疗学☆	井夫杰	杨永刚	山东中医药大学	长春中医药大学
53	小儿推拿学	刘明军	邰先桃	长春中医药大学	云南中医药大学

（三）中西医临床医学专业

序号	书 名	主 编		主编所在单位	
54	中外医学史	王振国	徐建云	山东中医药大学	南京中医药大学
55	中西医结合内科学	陈志强	杨文明	河北中医学院	安徽中医药大学
56	中西医结合外科学	何清湖		湖南中医药大学	
57	中西医结合妇产科学	杜惠兰		河北中医学院	
58	中西医结合儿科学	王雪峰	郑 健	辽宁中医药大学	福建中医药大学
59	中西医结合骨伤科学	詹红生	刘 军	上海中医药大学	广州中医药大学
60	中西医结合眼科学	段俊国	毕宏生	成都中医药大学	山东中医药大学
61	中西医结合耳鼻咽喉科学	张勤修	陈文勇	成都中医药大学	广州中医药大学
62	中西医结合口腔科学	谭 劲		湖南中医药大学	

（四）中药学类专业

序号	书名	主编		主编所在单位	
63	中医学基础	陈晶	程海波	黑龙江中医药大学	南京中医药大学
64	高等数学	李秀昌	邵建华	长春中医药大学	上海中医药大学
65	中医药统计学	何雁		江西中医药大学	
66	物理学	章新友	侯俊玲	江西中医药大学	北京中医药大学
67	无机化学	杨怀霞	吴培云	河南中医药大学	安徽中医药大学
68	有机化学	林辉		广州中医药大学	
69	分析化学（上）（化学分析）	张凌		江西中医药大学	
70	分析化学（下）（仪器分析）	王淑美		广东药科大学	
71	物理化学	刘雄	王颖莉	甘肃中医药大学	山西中医药大学
72	临床中药学☆	周祯祥	唐德才	湖北中医药大学	南京中医药大学
73	方剂学	贾波	许二平	成都中医药大学	河南中医药大学
74	中药药剂学☆	杨明		江西中医药大学	
75	中药鉴定学☆	康廷国	闫永红	辽宁中医药大学	北京中医药大学
76	中药药理学☆	彭成		成都中医药大学	
77	中药拉丁语	李峰	马琳	山东中医药大学	天津中医药大学
78	药用植物学☆	刘春生	谷巍	北京中医药大学	南京中医药大学
79	中药炮制学☆	钟凌云		江西中医药大学	
80	中药分析学☆	梁生旺	张彤	广东药科大学	上海中医药大学
81	中药化学☆	匡海学	冯卫生	黑龙江中医药大学	河南中医药大学
82	中药制药工程原理与设备	周长征		山东中医药大学	
83	药事管理学☆	刘红宁		江西中医药大学	
84	本草典籍选读	彭代银	陈仁寿	安徽中医药大学	南京中医药大学
85	中药制药分离工程	朱卫丰		江西中医药大学	
86	中药制药设备与车间设计	李正		天津中医药大学	
87	药用植物栽培学	张永清		山东中医药大学	
88	中药资源学	马云桐		成都中医药大学	
89	中药产品与开发	孟宪生		辽宁中医药大学	
90	中药加工与炮制学	王秋红		广东药科大学	
91	人体形态学	武煜明	游言文	云南中医药大学	河南中医药大学
92	生理学基础	于远望		陕西中医药大学	
93	病理学基础	王谦		北京中医药大学	

（五）护理学专业

序号	书名	主编		主编所在单位	
94	中医护理学基础	徐桂华	胡慧	南京中医药大学	湖北中医药大学
95	护理学导论	穆欣	马小琴	黑龙江中医药大学	浙江中医药大学
96	护理学基础	杨巧菊		河南中医药大学	
97	护理专业英语	刘红霞	刘娅	北京中医药大学	湖北中医药大学
98	护理美学	余雨枫		成都中医药大学	
99	健康评估	阚丽君	张玉芳	黑龙江中医药大学	山东中医药大学

序号	书 名	主 编		主编所在单位	
100	护理心理学	郝玉芳		北京中医药大学	
101	护理伦理学	崔瑞兰		山东中医药大学	
102	内科护理学	陈 燕	孙志岭	湖南中医药大学	南京中医药大学
103	外科护理学	陆静波	蔡恩丽	上海中医药大学	云南中医药大学
104	妇产科护理学	冯 进	王丽芹	湖南中医药大学	黑龙江中医药大学
105	儿科护理学	肖洪玲	陈偶英	安徽中医药大学	湖南中医药大学
106	五官科护理学	喻京生		湖南中医药大学	
107	老年护理学	王 燕	高 静	天津中医药大学	成都中医药大学
108	急救护理学	吕 静	卢根娣	长春中医药大学	上海中医药大学
109	康复护理学	陈锦秀	汤继芹	福建中医药大学	山东中医药大学
110	社区护理学	沈翠珍	王诗源	浙江中医药大学	山东中医药大学
111	中医临床护理学	裘秀月	刘建军	浙江中医药大学	江西中医药大学
112	护理管理学	全小明	柏亚妹	广州中医药大学	南京中医药大学
113	医学营养学	聂 宏	李艳玲	黑龙江中医药大学	天津中医药大学

（六）公共课

序号	书 名	主 编		主编所在单位	
114	中医学概论	储全根	胡志希	安徽中医药大学	湖南中医药大学
115	传统体育	吴志坤	邵玉萍	上海中医药大学	湖北中医药大学
116	科研思路与方法	刘 涛	商洪才	南京中医药大学	北京中医药大学

（七）中医骨伤科学专业

序号	书 名	主 编		主编所在单位	
117	中医骨伤科学基础	李 楠	李 刚	福建中医药大学	山东中医药大学
118	骨伤解剖学	侯德才	姜国华	辽宁中医药大学	黑龙江中医药大学
119	骨伤影像学	栾金红	郭会利	黑龙江中医药大学	河南中医药大学洛阳平乐正骨学院
120	中医正骨学	冷向阳	马 勇	长春中医药大学	南京中医药大学
121	中医筋伤学	周红海	于 栋	广西中医药大学	北京中医药大学
122	中医骨病学	徐展望	郑福增	山东中医药大学	河南中医药大学
123	创伤急救学	毕荣修	李无阴	山东中医药大学	河南中医药大学洛阳平乐正骨学院
124	骨伤手术学	童培建	曾意荣	浙江中医药大学	广州中医药大学

（八）中医养生学专业

序号	书 名	主 编		主编所在单位	
125	中医养生文献学	蒋力生	王 平	江西中医药大学	湖北中医药大学
126	中医治未病学概论	陈涤平		南京中医药大学	